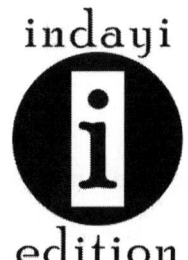

Besuche uns im Internet:

www.indayi.de

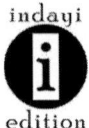

Bibliografische Information der Deutschen Nationalbibliothek:

Die Deutsche Nationalbibliothek verzeichnet diese Publikation in der Deutschen Nationalbibliografie; detaillierte bibliografische Daten sind im Internet über http://dnb.d-nb.de abrufbar.

3. Auflage Januar 2016 © indayi edition

Alle Rechte vorbehalten. Das Werk darf – auch teilweise – nur mit Genehmigung des Verlages wiedergegeben werden.

Umschlagbild: Obst und Gemüse – Fotolia © Valeria Tarleva,
Moringa – © amazingwellnessmag.com, Ölflasche – Pixelio © Uwe Wagschal
Bildnachweise: Palmöl (S. 210) © oneVillage Initiative, via Wikimedia Commons, Zwiebel (S. 228) © Amada44, via Wikimedia Commons, Ingwer (S. 228) © Mgmoscatello, via Wikimedia Commons, Knoblauch (S. 228) © Dubravko Sorić Sora, via Wikimedia Commons

Umschlaggestaltung, Satz und Lektorat: Birgit Pretzsch

Printed in Germany

ISBN-13: 978-3-946551-86-7

Dantse Dantse

Gesund & geheilt mit der Lebensmittelapotheke

Das komplette Selbsthilfe-Handbuch

afrikanisch inspiriert – wissenschaftlich fundiert

Über den Autor

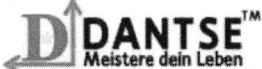

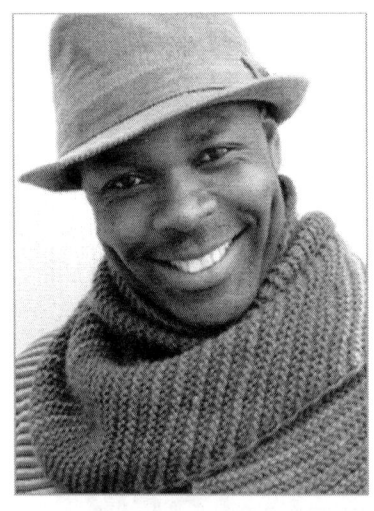

Dantse Dantse ist gebürtiger Kameruner und Vater von fünf Kindern. Er hat in Deutschland studiert und lebt seit über 25 Jahren in Darmstadt. Seit Jahren beschäftigt er sich mit dem Zusammenhang zwischen Gesundheit, Natur und Lebensmitteln. Inspiriert von seinen Erkenntnissen und Kenntnissen aus Afrika, die er in vielen Lehren gelernt hat, von seinen eigenen Erfahrungen und Experimenten, von wissenschaftlichen Studien und Forschungen und von Erfahrungen aus anderen Teilen der Welt hilft er durch sein Coaching Frauen, Männern und Kindern in den Bereichen Ernährung, Gesundheit, Karriere, Stress, Burnout, Spiritualität, Körper, Familie und Liebe. Aufgrund der Einzigartigkeit und dem Erfolg seines Coachings, hat er seine Methoden zur Marke gemacht: **DANTSE**^{TM} **– Meistere dein Leben.**

Als unkonventioneller Autor schreibt er gerne Bücher, die seine interkulturellen Erfahrungen widerspiegeln. Er schreibt über alles, was Menschen betrifft, berührt und bewegt, unabhängig von kulturellem Hintergrund und Herkunft. Er schreibt über Werte und über Themen, die die Gesellschaft nicht gerne anspricht und am liebsten unter den Teppich kehrt, unter denen aber Millionen von Menschen leiden. Er schreibt Bücher, die das Ziel haben, etwas zu erklären, zu verändern und zu verbessern – seien es Ratgeber, Sachbücher, Romane oder Kinderbücher.

Sein unverwechselbarer Schreibstil, geprägt von seiner afrikanischen und französischen Muttersprache, ist sein Erkennungsmerkmal und wurde im Text erhalten und nur behutsam lektoriert.

DantseLOGIK™
Meistere dein Leben

DantseLOGIK™
Meistere deine Beziehung

DantseLOGIK™
Meistere deine Familie

DantseLOGIK™
Meistere dein Gewicht

DantseLOGIK™
Meistere deine Gesundheit

DantseLOGIK™
Meistere deine Karriere

DantseLOGIK™
Meistere deine Kommunikation

DantseLOGIK™
Meistere deine Krise

DantseLOGIK™
Meistere deinen Stress

DantseLOGIK™
Meistere deine Männlichkeit

DantseLOGIK™
Meistere deine Weiblichkeit

Alle Marken von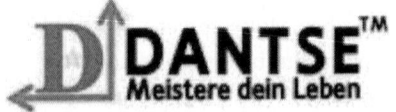

Coaching, das wie Magie wirkt – das ist das Motto der

DantseLOGIK™
Meistere dein Leben

- DantseLOGIK™. Logik, die Wunder wirkt.
- DantseLOGIK™. Logik, die bewegt.
- DantseLOGIK™. Logik, die glücklich macht.
- DantseLOGIK™. Die Kraft zum Erfolg.
- DantseLOGIK™. Heilt. Wirkt. Garantiert.

Vorwort

Gesunde Ernährung, gesunder Körper, aber mit welchen natürlichen Lebensmitteln?

Seit Jahren beschäftige ich mich mit dem Zusammenhang zwischen Gesundheit, Natur und Lebensmitteln. Inspiriert von meinen Erkenntnissen und Kenntnissen aus Afrika, die ich in vielen Lehren gelernt habe, von meinen eigenen Erfahrungen und Experimenten, von wissenschaftlichen Studien und Forschungen und von Erfahrungen aus anderen Teilen der Welt helfe ich als Ernährungsberater durch mein Coaching Frauen, Männern und Kindern, gesünder zu werden. Um diese tollen Erkenntnisse an mehr Menschen zu bringen und mehr Menschen zu helfen, habe ich mich entschieden, dieses Buch zu schreiben.

Dieses Buch ist fast ein Selbsterfahrungsbericht, denn der Autor muss mit gutem Beispiel voran gehen. In den letzten 20 Jahren war ich nur ca. 5 Mal beim Arzt und fast jedes Mal ging es nur um meine Leiste. Ich habe in dieser Zeit auch nicht eine einzige Tablette genommen. Ich bin Ende vierzig und fühle mich wie ein 25jähriger, starker Mann.

Ich lasse mich regelmäßig untersuchen, einfach um zu wissen, wie es bei mir steht und in welchen Bereichen ich mich verbessern sollte. Bei meinem letzten Check war mein Arzt über meine Werte erstaunt. Alles im grünen Bereich. Er meinte ich hätte die Gesundheit eines Mittzwanzigers: Muskeln und Nervenfunktionen waren hervorragend. Er selbst ist 10 Jahre jünger als ich, sieht aber 5 Jahre älter aus. Dies ist bis jetzt allein durch die Natur möglich und Lebensmittel sind unsere besten Freunde aus der Natur. Viele Menschen, die ich ganzheitlich berate (denn die psychische Hygiene spielt auch eine Rolle), konnten ihre chronischen Krankheiten verschwinden sehen.

Du wirst erstaunt sein, wie eine Ernährungsumstellung viele deiner Beschwerden beseitigt, dich gesund macht, und du wirst staunen, wieviel du dabei abnimmst, wie viele Muskeln du aufbaust und wie viel vitaler und glücklicher du bist. Das ist fast magisch.

Ein Ernährungs- und Gesundheitshandbuch zur Selbsthilfe. Das Buch ist eine super Orientierung und ein Ideengeber. Viele Lebensmittel haben vorbeugende und vor allem nachhaltige Wirkung. Wichtig ist es, verschiedene Lebensmittel gleichzeitig zu sich zu nehmen und eine gesunde Ernährung als Grundbasis der Essgewohnheit zu übernehmen.

Wenn du auch nur einen Teil der Hinweise (zum Beispiel nur die drastische Reduzierung von Milchprodukten in deiner Ernährung) in diesem Buch befolgst, wirst du sehen, wie schnell es dir besser gehen wird. Du wirst erfreut feststellen, dass viele deiner Beschwerden rasch verschwinden. Ich bin mir sehr sicher. Wenn nicht, nimm Kontakt mit mir auf und gemeinsam werden wir sehen, warum es nicht klappt.

In diesem Handbuch erhältst du Hinweise zu Selbsthilfemaßnahmen, um deine Gesundheit ganzheitlich mit natürlichen Lebensmitteln zu stärken, zu schützen, zu erhalten oder wieder zu erlangen. Dieses Buch ersetzt überhaupt nicht ärztliche Konsultationen und Arztbesuche, aber es hilft dir deine Gesundheit zu stärken, Krankheiten vorzubeugen, medizinische Therapie zu unterstützen. Es gibt dir wieder ein schönes Gefühl und stärkt dein Selbstvertrauen und fördert einen besseren Kontakt zu dir. Denn die Natur bist du und du bist die Natur. Sich mit natürlichen Lebensmitteln und anderen natürlichen Mitteln auseinanderzusetzen, heißt, sich besser zu verstehen. Wer sich gut kennt und sich gut versteht, lebt gesünder, glücklicher und friedlicher, so sagt ein afrikanisches Sprichwort.

In der modernen Schulmedizin und in der Fachwelt werden Krankheiten, deren Ursachen und deren Behandlung oft anders erklärt und behandelt, als man dies aus ganzheitlicher Sicht tut. Die Fachwelt versucht, Krankheiten lokal aufzufassen. Aus ganzheitlicher und natürlicher Sicht betrachtet man den gesamten Organismus und selten nur einzelne Symptome. Während zum Beispiel die Schulmedizin die schwache Potenz mit Medikamenten (die noch weitere Nebenwirkungen mit sich bringen) zu stärken versucht, ohne dem Patienten abzuraten sich weiterhin schlecht zu ernähren und ungesund zu leben (Alkohol, Milchprodukte, Fertigprodukte, Limonaden, Zigaretten, Sportmangel usw.), zielt die natürliche Methode darauf ab, den gesamten Organismus wieder in sein gesundes Gleichgewicht zu bringen. Im

Fall dieser Person, die an schwacher Potenz leidet, würde nicht nur die Potenz angeschaut werden, sondern auch die ganze Lebensführung. Vielleicht würde nur das Abstellen der schlechten Ernährung ausreichen. Den Menschen kann man nicht trennen, nicht in seine einzelnen Teilen, nicht von der Gesellschaft, in der er lebt, nicht von der Natur, denn er ist ein Teil von ihr und das bedeutet, man kann ihn nicht trennen von dem wo er lebt, was er denkt, isst, trinkt und atmet. Daher wirken viele natürliche Methoden manchmal schon lange, obwohl die Schulmedizin erst jetzt gewisse Zusammenhänge herausfindet.

Ich erweitere dein Wissen und bereichere dich mit sehr vielen neuen Informationen und mit exklusiven Erkenntnissen über neue Stoffe und Lebensmittel, wie selten ein Autor zuvor. Dies ist nur möglich, weil ich vieles aus Afrika mitbringe, neue Lebensmittel mit erstaunlichen Heilkräften, die zwar Forschern und Wissenschaft, aber noch nicht dem normalen Menschen bekannt sind.

Dieses Buch ist einfach geschrieben und für jeden leicht zu verstehen; hier findest du viele nützliche und ausführliche Informationen an einem Ort versammelt:

- ☺ Vitamine und Mineralstoffe: wo sie vorkommen, ihre Funktion, was ein Mangel verursacht
- ☺ Zusatzstoffe (Konservierungsstoffe, Farbstoffe usw.) in Lebensmitteln, sortiert danach, wo man sie findet und was sie verursachen
- ☺ Gifte und Chemikalien in Lebensmitteln und Gegenmaßnahme
- ☺ Lebensmittel, die die Muttermilch vergiften und welche, die sie verbessern

- ☺ Basische, bittere, säuerliche Lebensmittel
- ☺ Freie Radikale
- ☺ Warum Milchprodukte, Zucker und Weizen Feinde unserer Gesundheit sind
- ☺ Natürliche Antibiotika
- ☺ Potenz- und luststeigernde Lebensmittel für Mann und Frau
- ☺ Zwei Programme zum Fett- und Gewichtsabbau
- ☺ Und vieles mehr

Das Buch ist absichtlich frei von komplizierten Fachwörter und Fachdefinitionen, die sowieso niemand richtig versteht, damit du direkt, ohne viel zu überlegen, handeln kannst und verstehst, was dir schadet und was dir guttut. Die Ernährungs- und Gesundheitstagebuch-Tabelle hilft dir und motiviert dich, deine Ziele zu erreichen indem du die Ergebnisse messen kannst.

Ein Handbuch für jede Frau und jeden Mann, damit du selbst weitersuchst und verstehst, wie sehr das, was du isst, deine Gesundheit bestimmt.

Diese Mischung aus eigener Erfahrung, Wissenschaft und Kenntnisse aus Afrika macht dieses Buch ein Wissensschatz für ein gesundes Leben

Inhaltsverzeichnis

Vorwort 9
Einführung 25
    Afrikanisch inspirierte Tipps und Tricks für einen gesunden Körper und eine gesunde Seele 33
Ernährungs- und Gesundheitstagebuch-Tabelle: So fängst du an, damit du deine Erfolge messen kannst 34
Eine neue Esskultur für ein neues Körpergefühl: Essen und gesund werden, essen und sich heilen 38

1. Die häufigsten Ursachen von Krankheiten finden sich in schlechter Ernährung 43

1.1   **Zusammenhang zwischen Krankheit und Ernährung: Was ist Krankheit und warum werden wir krank?** 48

1.2   **Darmstörung: Eine ungesunde Darmflora verhindert das Abnehmen und verursacht Krankheiten** 50

1.3   **Welche Lebensmittel schaden der Gesundheit?** 56

      1.3.1   Milch und Milchprodukte: Eine Gefahr für die Gesundheit 57

      1.3.2   Weizen 65

             Krebserregende Stoffe in Getreiden und Mehl 67

      1.3.3   Obst ist gut und gesund, aber zu viel Obst kann auch krank und dick machen 68

      1.3.4   Raffinierte und künstliche Zucker 69

1.3.5	Diät Lebensmittel, Light-Produkte und Nahrungsergänzungsmittel	72
1.3.6	Schlechtes Öl, Transfette	74
1.3.7	Übergewicht	76
1.3.8	Fettmangel: Zu wenig gutes Öl und pflanzliche Fette	77
1.3.9	Fertiggerichte und Tiefkühlessen	78
	Krebserregende Stoffe in Pommes, Chips, Popcorn, Donuts und Co.	79
1.3.10	Säuerliche Lebensmittel machen dick und krank: Übersäuerung des Körpers ist Ursache vieler chronischer Krankheiten und Beschwerden	83
1.3.11	Liste säuerlicher Lebensmittel	86
1.3.12	Wasser und Mineralwasser	88
1.3.13	Tee	91
1.3.14	Kaffee	93
1.3.15	Reine Säfte	95
1.3.16	Alkohol	97
1.3.17	Kohlensäurehaltige Süßgetränke wie Cola und Limonaden	100
1.4	**Plastikverpackungen: Kunststoffteile im Essen**	106
1.5	**Chemikalien und Gift in der biologischen Landwirtschaft**	110
1.6	**Entzündungen werden auch durch ungesunde Ernährung ausgelöst**	114
1.7	**Freie Radikale**	116

1.8 **Tabellen krankmachender und gefährlicher Zusatzstoffe in Lebensmitteln: Inklusive Tabellen der wichtigsten giftigen und krebserregenden Chemikalien in Lebensmitteln** 120

    1.8.1 Tabelle gefährlicher Farbstoffe (E 100-180) 122

    1.8.2 Tabelle gefährlicher Konservierungsstoffe in Lebensmitteln (E 200-298) 127

    1.8.3 Tabelle gefährlicher Antioxidationsmittel in Lebensmitteln (E 300-321) 132

    1.8.4 Tabelle gefährlicher Emulgatoren, Stabilisatoren, Verdickungsmittel und Geliermittel in Lebensmitteln (E 322-495) 134

    1.8.5 Tabelle der Rieselhilfen und Säureregulatoren in Lebensmitteln (E500-586) 139

    1.8.6 Tabelle gefährlicher Geschmacksverstärker und Glutamate in Lebensmitteln (E 620-650) 141

    1.8.7 Tabelle gefährlicher Süßstoffe in Lebensmitteln (E420, E 900-1520) 143

    1.8.8 Tabelle der Schadstoffe, Gifte und krebserregenden Substanzen in Lebensmitteln: wo kommen sie vor und welche Krankheiten verursachen sie? 145

    1.8.9 Weitere Schadstoffe Nitrat, Nitrit, Dioxine, PCB und Metalle 158

1.9 **Liste der häufigsten, durch schlechte Ernährung bedingten Krankheiten** 160

1.10 **Welche Lebensmittel fördern welche Krankheiten?** 162

    1.10.1 Welche Lebensmittel fördern Erkältung und Schnupfen? 163

    1.10.2 Welche Lebensmittel fördern Bluthochdruck? 164

1.10.3 Welche Lebensmittel fördern das Übergewicht? 166
1.10.4 Welche Lebensmittel fördern Fettstoffwechselstörungen? 166
1.10.5 Welche Lebensmittel fördern Diabetes? 166
1.10.6 Welche Lebensmittel fördern Karies und Zahnschmerzen? 168
1.10.7 Welche Lebensmittel fördern Erektionsstörungen? 169
1.10.8 Welche Lebensmittel fördern Migräne? 170
1.10.9 Welche Lebensmittel fördern Alzheimer? 172
1.10.10 Welche Lebensmittel fördern Herzkrankheiten? 174
1.10.11 Welche Lebensmittel fördern Asthma? 176
1.10.12 Welche Lebensmittel fördern Krebs? 177
1.10.13 Welche Lebensmittel fördern Depressionen und psychische Krankheiten? 180
1.10.14 Welche Lebensmittel fördern Mundgeruch? 182

1.11 Welche Lebensmittel hemmen die Muttermilchbildung oder zerstören ihre Qualität? 184

1.12 Krebserregende Stoffe in der Muttermilch 186

1.13 Welche Lebensmittel sind nicht gut für Schwangere und ihre ungeborenen Babys? 188

1.14 Krebserregende Stoffe in Babynahrungsmitteln 190

1.15 Welche Lebensmittel sind nicht gut für die Fruchtbarkeit? 194

2. Ernährung und gute Lebensmittel beugen chronischenKrankheiten vor 199

2.1 Grundvoraussetzung für eine Ernährungsart die heilt 200

2.2 Gesunde Darmflora: Erste Voraussetzung für ein gesundes Abnehmen und erfolgreiche Krankheitsvorbeugung 202

2.3 Tabelle wichtiger Vitamine mit ihren Funktionen und eine Liste mit Lebensmitteln, in denen sie zu finden sind 206

2.4 Tabelle wichtiger Mineralien und Spurenelemente und in welchen natürlichen Lebensmittel sie enthalten sind 214

2.5 Antioxidantien 222

2.6 Omega-3-Fettsäuren – wichtige Bestandteile der Nahrung: Welche Lebensmittel enthalten die mehrfach ungesättigten Fettsäuren? 228

2.7 Einige Tropenlebensmittel mit starker Heilkraft 230

    2.7.1 Moringabaum (Moringa Oleifera) – die nährstoffreichste Pflanze der Welt, in Kamerun als „mother's best friend" oder „Baum des Lebens" bekannt, heilt viele Krankheiten 231

    2.7.2 Okra, ein weiteres Wunder (Heil-) Lebensmittel, Quelle vieler Vitamine und Mineralstoffe 234

    2.7.3 Djansang, Heilkraut aus Kamerun 236

    2.7.4 Palmöl 238

    2.7.5 Kokosnuss und Kokosöl 238

2.7.6 Ananas Gute-Laune-Frucht, Ideal für Gehirn, Psyche und bei Übersäuerung und zur Bekämpfung viele Krankheiten 239

2.7.7 Papaya, die Alleskönnerin 241

2.7.8 Avocado gegen das Cholesterin und Leukämie 243

2.8 Natürliche Antibiotika: Natürliche Lebensmittel, die antibakteriell und wie Antibiotika wirken 246

2.9 Reichlich pflanzliches Öl ist sehr gesund: Eine gute Balance aus gesättigten und ungesättigten Ölen tut dem Körper sehr gut 250

2.10 Ingwer, Zwiebel, Knoblauch: Drei magische, unterirdische, geheime Waffen für die Gesundheit und gegen das Übergewicht 256

2.10.1 Makossa hot rotic, die magische scharfe Sauce mit Ingwer, Knoblauch, Zwiebel und mehr. So lecker hat dir noch keine Sauce geschmeckt. Einmal essen und süchtig werden. Stärkt den Körper gegen viele Beschwerden und hilft beim Abnehmen 258

2.11 SEX und Bewegung: Keine Lebensmittel, aber als natürliche Mittel helfen sie auch gegen psychische und körperliche Krankheiten 260

2.12 Bittere Lebensmittel und Stoffe sind gut für unsere Gesundheit und helfen beim Abnehmen, bitter macht fit und schlank 262

2.13 Basische Lebensmittel: Basische Ernährung ist die Basis für einen gesunden, ausgeglichenen und starken Körper und für die Beseitigung von Krankheiten 266

2.14 Tabellen basischer Lebensmittel und guter säurebildender Lebensmittel 268

    2.14.1   Tabelle basenbildenden Obstes 269

    2.14.2   Tabelle basischer Kräuter und Salate 270

    2.14.3   Tabelle basischer Sprossen und Keime 271

    2.14.4   Tabelle basischer Nüsse und basischer Samen 271

    2.14.5   Tabelle basischen Eiweiß und basischer Nudeln 271

    2.14.6   Gute säurebildende Lebensmittel 272

    2.14.7   Tabelle der Nährwerte basischer Lebensmittel 273

2.15 Gifte in Lebensmitteln, Gegenmaßnahmen und Alternativen 288

2.16 Tipps für Veganer und Vegetarier 300

2.17 Die Heilkraft der natürlichen Lebensmittel: Liste der Volkskrankheiten und natürliche Lebensmittel, die dagegen helfen 312

    2.17.1   Welche Lebensmittel helfen gegen Alzheimer? 314

    2.17.2   Welche Lebensmittel helfen gegen Angststörungen und Depression? 316

    2.17.3   Welche Lebensmittel helfen gegen Arteriosklerose? 318

    2.17.4   Welche Lebensmittel helfen gegen Asthma, Lungen- und Atemwegserkrankungen, Bronchitis? 319

    2.17.5   Welche Lebensmittel helfen gegen Augenbeschwerden und Sehschwäche? 321

    2.17.6   Welche Lebensmittel helfen gegen Blasenentzündungen, -störungen und -schwäche? 324

2.17.7 Welche Lebensmittel helfen gegen Bluthochdruck? 326

2.17.8 Welche Lebensmittel helfen gegen einen erhöhten Cholesterinspiegel? 328

2.17.9 Welche Lebensmittel helfen gegen Darm-Magen-Infektionen und Durchfall? 330

2.17.10 Welche Lebensmittel helfen gegen schlechte Verdauung und dienen der Darmreinigung? 332

2.17.11 Welche Lebensmittel helfen gegen Depressionen und psychische Schwächen? 334

2.17.12 Welche Lebensmittel helfen gegen Diabetes? 336

2.17.13 Welche Lebensmittel helfen gegen Durchfall? 338

2.17.14 Welche Lebensmittel helfen gegen Entzündung, Wunden und Verletzungen? 340

2.17.15 Welche Lebensmittel helfen gegen Erkältung, Heuschnupfen, Halsschmerzen, Husten? 342

2.17.16 Welche Lebensmittel beugen vor / helfen gegen Fieber? 344

2.17.17 Welche Lebensmittel helfen gegen Haarverlust und vorzeitiges Ergrauen? 346

2.17.18 Welche Lebensmittel helfen gegen Hautprobleme: unreine Haut, Pickel, Cellulite, Schuppenflechte? 348

2.17.19 Welche Lebensmittel helfen gegen Herz-Kreislauferkrankungen und Herzinfarkt? 351

2.17.20 Welche Lebensmittel helfen gegen Impotenz, Lustlosigkeit und Erektionsstörung? 354

2.17.21 Welche Lebensmittel helfen gegen Krebs, bzw. beugen vor? 356

2.17.22 Welche Lebensmittel helfen gegen Menstruationsschmerzen? 358

2.17.23 Welche Lebensmittel helfen gegen Migräne und Kopfschmerzen? 360

2.17.24 Welche Lebensmittel helfen gegen Müdigkeit und Antriebslosigkeit? 362

2.17.25 Welche Lebensmittel helfen gegen Zahnschmerzen, Zahnfleischentzündung und Karies? 364

2.17.26 Welche Lebensmittel helfen gegen Mundgeruch? 366

2.17.27 Welche Lebensmittel helfen gegen Parkinson? 368

2.17.28 Welche Lebensmittel helfen gegen Muskel- und Nervenschmerzen und Rheuma? 370

2.17.29 Welche Lebensmittel helfen gegen Osteoporose? 372

2.17.30 Welche Lebensmittel helfen gegen Stress? 373

2.17.31 Welche Lebensmittel helfen gegen Übergewicht? 375

2.17.32 Welche Lebensmittel helfen gegen Übelkeit? 377

2.17.33 Welche Lebensmittel helfen gegen Wechseljahrbeschwerden? 378

2.17.34 Welche Lebensmittel fördern die Bildung von Muttermilch und verbessern ihre Qualität? 379

2.17.35 Welche Lebensmittel sind wichtig für schwangere Frauen und ihre Babys 382

2.17.36	Welche Lebensmittel sind das Beste für das geborene Baby?	382
3.	**ZUGABE: Zwei Programme zum Abnehmen ohne Diät und ohne zu hungern**	**385**
3.1	So nimmst du garantiert und nachhaltig ab Vorschlag 1 für Menschen, die ein geregeltes Programm wollen: Was kann ich essen am Morgen, am Mittag, am Abend, am Spezialtag und zwischendurch, wenn der Hunger anklopft?	388
3.2	Das LOW DAY PRINZIP: So nimmst du garantiert und nachhaltig ab und baust Muskeln auf. Vorschlag 2, für Menschen, die sich nicht an ein festes Programm binden wollen und dabei Muskeln aufbauen, fester werden oder sich super fit halten und ihren Körper effektiv verschönern wollen. Abnehmen, ohne dass die Haut hängt.	400
Auswertung nach 3, 6, und 12 Monaten		408
Das Leben des Autors		411

Einführung

Alle natürlichen Lebensmittel sind auch Heilmittel bzw. haben eine Heilkraft für unseren Körper und unseren Geist. Viele Gemüsepflanzen und Gewürze sind auch Arzneipflanzen und Heilpflanzen. Das bedeutet auch, dass mit der Industrialisierung der Nahrungsmittel wichtige, gesundheitsfördernde, natürliche Mittel verloren gehen. Die Lebensmittel dienten und dienen in Afrika zum Beispiel nicht nur dazu, die Menschen zu ernähren und satt zu bekommen, sondern auch dazu, sie zu heilen. Auch in den westlichen Kulturen gibt es sehr viele Lebensmittel, die auch als Medizin gelten. Aber wegen der starken Macht der Pharmaindustrie werden diese in die Vergessenheit geschickt. Aber sie sind nicht verschwunden. Sie sind immer noch da und helfen vielen, die das wissen.

Dieses Buch ist zwar afrikanisch inspiriert, aber ich versuche hier in einem einzigen Buch und in einer einfachen (nicht medizinischen) Sprache Lebensmittel, die gegen bestimmte Schmerzen und Krankheiten helfen, zusammenzutragen, egal aus welcher Ecke der Welt sie stammen.

Viele Erkenntnisse stammen aus meiner Lehre in Afrika, aus meinen Selbsterkenntnissen, Tests, Erfahrungen und Experimenten, aus Recherchen in vielen Fachbüchern, in Veröffentlichungen und Studien. Vieles davon ist nicht wissenschaftlich belegt, dennoch aber sehr wirksam. Wir wissen heute in 2015, dass die Wissenschaft vieles nicht erkennt und kennt, und manchmal stützt sie sich auf nicht-wissenschaftliche Erkenntnisse, um sich zu Forschungen inspirieren zu lassen. Die Welt-Gesundheitsorganisation (WHO) schätzt, dass mindestens 25% der modernen Medikamente von Naturheilmitteln abstammen. Vieles ist auch in der modernen Wissenschaft und Medizin belegt, aber dieses Buch ist kein wissenschaftliches Buch.

Viele Erkenntnisse sind bereits vorhandene Informationen, die ich zum Teil mit Quelleangaben hier weitergebe.

Die moderne Medizin (Schulmedizin) ist meiner Meinung nach oft ein paar Schritte hinter den Möglichkeiten der Natur zurück. Sie kommt immer ein bisschen später und oft bestätigt sie, was die Natur schon längst kannte. Ich erinnere mich noch an die Sache mit dem Ingwer vor einigen Jahren (damals noch nicht sehr bekannt in Europa): wie viele Ärzte schwangeren Frauen von dieser Wurzel abrieten. Sie meinten, dass sie Fehlgeburten verursachen könnte. Ich kann mich erinnern, wie ich mit vielen Frauen und Männern darüber stritt. Denn ich wusste, dass in Afrika das Gegenteil gilt. Frauen werden dort gerade in diesem Zustand viel Ingwer und scharfe Dinge essen, weil sie gut sind und helfen, dass es ihnen weniger schlecht geht. Ingwer würde helfen, dass das Blutbild, die Haut, der Mentalzustand usw. besser wird und würde auch dazu beitragen, dass die Aufnahme der Nahrungsmittel für die Frau und das Baby besser funktioniert. Diese Wurzel ist außerdem antibakteriell und hilft sogar, dass die Geburt leichter wird. Die Schulmedizin erklärte damals ihre Haltung damit, dass Ingwer scharf sei und deswegen gefährlich wäre. Es wurde Frauen geraten, lieber Süßes und säuerlich bindende Lebensmittel zu essen, was ihnen und dem Baby mehr schaden könnte. Die Schärfe von Ingwer aber verarbeitet der Körper anders und sie führt kaum zu Ausstoß-Reaktionen. Heute liest man überall wissenschaftliche Studien, die nun langsam die Thesen aus Afrika bestätigen. Das bedeutet, dass man nicht immer erwarten kann, dass bestimmte Tipps hier wissenschaftlich bewiesen sein müssen, damit man glaubt, dass sie wirksam sind. Viele Tipps werden erst Jahren später anerkannt werden. Das Buch basiert auf meiner Lehre in Afrika, auf meinen Erfahrungen, Tests und eigenen Recherchen. Es gibt auch keine Garantie, dass es bei jedem so klappen wird, wie ich es darstelle. Die Natur hat ihre eigenen Gesetze und da Menschen unterschiedlich leben und unterschiedliche Essgewohnheiten haben, kann die Wirkung von einer Person zur nächsten variieren. Grundsätzlich aber ist die Richtung zumeist richtig. Dies ist mehr wie ein Erfahrungsbuch über die Geheimnisse unserer Natur. Probiere es einfach und du wirst erstaunt sein, wie manche Beschwerden, die du jahrelang mit dir herum trugst, einfach verschwinden. Ohne Tabletten, ohne Medikamente, ohne Chemie.

Wie du schnell merken wirst, ist dieser Ratgeber nicht wie die anderen, denn ich gebe nur einen Handlungsrahmen vor, innerhalb dessen du entscheiden kannst, was du umsetzen möchtest und wie es weitergeht.

Einführung

Über den Zusammenhang zwischen Ernährung, Lebensmitteln und der Gesundheit: Eine kleine, persönliche Geschichte

Meine Mutter geht seit über 50 Jahren nicht zum Arzt, weil sie kaum krank ist; mein Bruder und meine Schwester, die beide in Deutschland studiert haben und heute wieder in Kamerun leben, haben seit Jahrzehnten nicht an die Tür eines Mediziners geklopft und auch ihre Kinder waren noch nie beim Arzt – sie sind nicht gegen Medizin oder Ärzte, aber alle erfreuen sich einer so robusten Gesundheit, dass sie kaum krank sind. Durch ihre Ernährung bekämpfen und verhindern sie Krankheiten ganz automatisch.

Schon in meiner Kindheit vor über 40 Jahren in Afrika habe ich gelernt, dass eine gute Ernährung und die richtige Auswahl an Lebensmitteln die halbe Gesundheit sind. Meine Eltern sagten uns immer „gut gegessen und Gott lässt dich gesund". In diesem Satz steckt viel Wahrheit.

Ich wuchs zwar in einer sogenannten „modernen" Familie auf, aber unsere Ernährung blieb afrikanisch. Es fiel uns damals schon auf, dass befreundete Familien, auf ähnlichem sozialen Niveau, häufig über Gesundheitsbeschwerden klagten, wir staunten, wie häufig Eltern und Kinder krank wurden und zum Arzt mussten. Ein Nachbar fragte uns, warum wir so selten krank seien, seine Kinder müssten ständig Medikamente nehmen, drei der fünf Kinder hätten schon früh eine Brille gebraucht, die zwei ältesten hätten andauernd Bronchitis und alle waren übergewichtig. Mein Vater vermutete, dass die Beschwerden mit dem westlichen Ernährungsstil zusammenhingen, den die Familie übernommen hatte. Es wurde allgemein als Zeichen des sozialen Erfolges gesehen, wenn man versuchte, wie Europäer zu leben und sich von der gesunden afrikanischen Ernährung distanzierte. Ich erinnere mich, dass sich viele Menschen über uns lustig machten und meine Eltern kritisierten, weil es unserem sozialen Stand

Einführung

nicht angemessen sei, immer so afrikanisch zu essen – man solle doch zeigen, dass man „angekommen" sei!

Also gab es in der besagten Familie nicht mehr das warme afrikanische Frühstück, sondern Weißbrot mit Käse, super gezuckerte Dosenmilch von Nestlé, Kakaopulver, in dem fast kein echter Kakao ist, Dosenfisch, usw. Mittags und abends gab es nur noch Reis, mit Weißmehl panierte Gerichte, Fertiggerichte aus der Dose, Pommes mit Mayonnaise und Ketchup, diverse Joghurts und Puddings als Nachtisch, Wasser als Getränk war verschwunden und wurde ersetzt durch Cola und Fanta – alles erworben in den Supermärkten der „Weißen".

Ja, so sah die Ernährung der erfolgreichen Menschen in Kamerun aus. Man meinte, damit sei man „zivilisiert", so wie die Europäer. Mein Vater riet dem Nachbarn, für mindestens 3 Monate auf all diese Lebensmittel zu verzichten und auf die ursprünglich, afrikanische Ernährung zurückzukommen, mit viel frischem Gemüse und Obst, mit Gewürzen, Ingwer, kaum Weißmehl und noch weniger Zucker und dem totalem Verzicht auf Dosenmilch. Dann sollte er schauen, wie sich die Dinge entwickeln. Und tatsächlich waren nach einigen Wochen viele der Beschwerden der Familie von alleine verschwunden und die Kinder brauchten kaum noch Medikamente. Die Ernährungsumstellung – weg von der industriell gefertigten Nahrung – hatte die Familie wieder gesund gemacht.

Während meiner Recherchen für mein Anti-Aging Buch las ich viel über Menschen, die lange und gesund lebten oder noch leben. Ich redete mit Menschen, die ohne medizinische Hilfe im Alter noch fit waren. Und mir fiel ein gemeinsamer Nenner auf: alle ernährten sich sehr gesund, vor allem mit sehr wenig sogenannter „Industrienahrung". Sie tranken kaum Cola oder Limo, sie aßen wenig Weißmehl und Milchprodukte aus konventioneller

Einführung

Tierhaltung, Fast Food war bei ihnen so gut wie verboten und Kaffee tranken sie kaum. Sie ernährten sich so, wie ich es aus meiner Kindheit kannte, und was man „unzivilisiert und primitiv" nannte.

Die normalen Essgewohnheiten meiner Heimat Kamerun sind genaugenommen bereits ein Diätprogramm und medizinische Kur in einem. Das Essen ist vielseitig, vitamin- und mineralstoffreich, basisch, enthält viel frisches, pestizidfreies Gemüse und Obst, es wird gut und scharf gewürzt, mit Chili, Ingwer und Kräutern, es gibt viel Fisch und gesundes Rindfleisch (die Rinder in Kamerun fressen nur Gras) und das Essen wird mit viel gesundem Pflanzenöl zubereitet – bevorzugt Palm-, Erdnuss- oder Kokosöl. Bei einer solchen Ernährung werden die Lebensmittel zu Naturheilmitteln für Körper und Seele und man ist ganzheitlich gesund. Viele Krankheiten, unter denen Menschen in den westlichen Ländern leiden, sind in weiten Teilen Afrikas unbekannt, da schon sehr früh darauf geachtet wird, dass man gesundes Essen zu sich nimmt, um Krankheiten vorzubeugen.

> **Du kannst wirklich dein Leben gesund verändern und zufrieden essen.**

Die Natur bietet uns alles was wir brauchen und benötigen, um glücklich zu leben. Ich berate seit längerer Zeit Menschen mit verschiedenen Problemen und dabei versuche ich immer die Natur im Blick zu behalten. In vielen Bereichen können wir mit Hilfe der Natur vieles bewegen. Menschen, die etwas nur glauben, wenn es wissenschaftlich bewiesen ist, sollten dieses Buch nicht weiterlesen.

Manchmal widersprechen sich die Naturweisheiten und die Wissenschaft. Viele Wahrheiten aus der Natur werden so lange wissenschaftlich abgelehnt, bis die Wirtschaft diese Erkenntnisse patentiert und zu Geld machen bzw. als Produkt verkaufen kann. Auf einmal liegen dann aus der Wissenschaft Studien vor, die nun belegen, dass diese gestern noch gehassten Aussagen die Wahrheit sind. Ich erinnere mich noch an ein Naturprodukt zur Potenzsteigerung aus Afrika, das wissenschaftlich immer als „Blödsinn" abgestempelt wurde. Als eine Pharmafirma den Wirkstoff dieses Produktes in einer Tablette patentieren konnte, wurde auf einmal die Heilkraft dieser Nüsse gepriesen.

Ich sage nicht, dass die Wissenschaft völlig falsch liegt. Nein, die Wissenschaft ist essentiell für uns und hilft uns sehr, ich möchte nur sagen, dass man auch wissen muss, dass die Wissenschaft nicht die einzige Wahrheit und Lösung ist. Man sollte beide, Wissenschaft und Natur, in Einklang sehen, vielleicht auch bringen. Viel gesünder ist es, die Natur verstehen zu können. Sie hilft dir umsonst und will keinen Gewinn machen, wie die Industrie.

Meine Ratschläge sind einfach zu befolgen. Das Ergebnis am Ende wird dann zeigen, wer Recht hat. Viele Tipps, die du hier liest werden dir neu vorkommen. Setze sie einfach um, und das Ergebnis wird allein dein Maßstab sein. Das Ergebnis ist in bestimmten Bereichen so spektakulär, dass du erstaunt sein wirst.

All diese Erfahrungen, die ich schon an viele Menschen in meinem Coaching weitergegeben habe, sind nun in diesem Buch gesammelt, damit noch mehr Menschen geholfen werden kann.

Ich möchte mich auch bei meinen zahlreichen Unterstützern, die mir ihre Daten zur Verfügung stellten, bedanken. Ihre Hilfe hat mir sehr geholfen, den Lesern gute, fundierte Informationen zu geben.

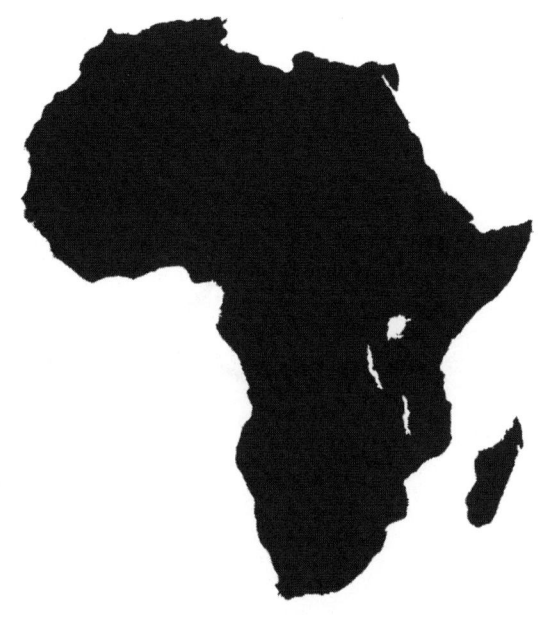

Afrikanisch inspirierte Tipps und Tricks für einen gesunden Körper und eine gesunde Seele

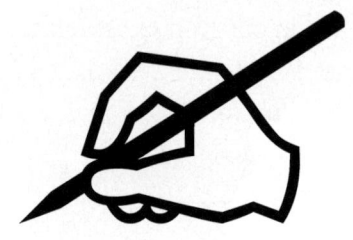

Ernährungs- und Gesundheitstagebuch-Tabelle

So fängst du an, damit du deine Erfolge messen kannst

Um deine Ergebnis messen zu können und auch um zu wissen, was du besser machen musst, solltest du dein Vorgehen und deine Fortschritte protokollieren.

1. Kaufe dir ein kleines Heft und gib ihm einen Namen. Schreibe das Datum auf, an dem du anfangen willst. Teile das Heft in mehrere Spalten für 12 Monaten; zum Beispiel: 0 Monate / nach 3 Monaten / nach 6 Monaten / nach 9 Monaten / nach 12 Monaten. Das ist wichtig für die Auswertung. Schau dir die Beispieltabelle auf Seite 31 an.

2. Schreibe deine Maße auf (Bauch, Beine, Po, Brustumfang, Gewicht usw.)

3. Schreibe auf, welchen Sport du treibst, oder wie du dich bewegst

4. Schreibe deine sexuelle Aktivität auf, bzw. wie hoch die Lust am Sex inkl. Selbstbefriedigung ist und wie potent oder trocken bzw. feucht du bist

5. Schreibe deine körperliche und psychische Verfassung, <u>vor</u> der Umsetzung meiner Tipps in einem Notensystem von 1 bis 10 auf, wobei 10 die beste Note ist und 1 die schlechteste. (Zum Beispiel: Ausdauer 8, Kraft 5, Konzentrationsfähigkeit 2, usw.)

6. Schreibe alle Beschwerden, die du hast (Migräne, Kopfschmerzen, Erkältung, Rückenschmerzen, schmerzhafte Regel usw.) in einem Notensystem vom 1 bis 10 auf, wobei 10 die beste Note ist und 1 die schlechteste

7. Schreibe auf, wie deine Haut jetzt aussieht

8. Schreibe alle Tabletten und Medikamente auf, die du zur Zeit einnimmst

9. Schreibe eine Liste aller Lebensmittel und Getränke auf, die zu deiner jetzigen Ernährung gehören (vergleiche sie später mit den Infos aus diesem Buch)

10. Schreibe dann auf, wie deine gewöhnliche Wochenernährung aussieht. Was und wie isst du? Was kochst du? Isst du kalt oder warm? Wann nimmst du etwas zu dir? Was isst du am Morgen, am Mittag, am Abend? Zwischendurch?

11. Schreibe dann auf, was du am meisten und am häufigsten isst und trinkst

12. Schreibe alles auf, was du verändern möchtest

13. Schreibe deine Ziele auf

Nun kannst du weiterlesen.

Wichtig: Lies erst das komplette 1. Kapitel „Die häufigsten Ursachen von Krankheiten finden sich in schlechter Ernährung" durch und setze dann die Tipps und Vorschläge um!

Ernährungs- und Gesundheitstagebuch

	0 Monate	3 Monate	6 Monate	12 Monate
Körpermaße				
Gewicht	70 Kg			
Bauchumfang	95 cm			
...				
Meine sportlichen Aktivitäten	1x/Monat schwimmen			
Meine sexuellen Aktivitäten	Schwache Potenz			
Meine körperliche Verfassung				
Ausdauer (1-10)	5			
Kraft (1-10)	6			
...				
Meine psychische Verfassung				
Konzentrationsfähigkeit (1-10)	4			
Stimmung (1-10)	3			
...				
Meine Beschwerden				
Migräne (1-10)	7			
Erkältungen (1-10)	8			
...				
Meine Haut (1-10)	3			
Meine Medikamente	2 Schmerztabletten/ Tag			

Eine neue Esskultur für ein neues Körpergefühl:

Essen und gesund werden, essen und sich heilen

Fett macht fit – „light" macht fett, titelte neulich die Bildzeitung. Sie hätte noch ergänzen müssen, pflanzliches Fett macht fit und nicht tierisches Fett, wie Butter.

Anhand von Übergewicht möchte ich dir zeigen, wie Ernährungsumstellung gute Dinge mit uns machen kann, denn Übergewicht ist oft auch die Ursache von vielen Leiden.

Du weißt vielleicht schon, dass Diät dick macht? Durch jede Diät, die du machst, konditionierst du deinen Körper darauf, bei nächstmöglicher Gelegenheit noch mehr Kalorien aufzunehmen, bzw. diese sparsam zu verarbeiten und somit nimmst du wieder zu. Diäten legen den Stoffwechsel lahm.

Wusstest du, dass du mit Freude abnehmen kannst, ohne zu verhungern und ohne auf Essen zu verzichten? Dass du abnehmen und das erreichte Gewicht beibehalten kannst, mit Lebensmitteln aus deiner Region!? Dass du mit natürlichen Lebensmitteln nicht nur abnehmen, sondern dich heilen, viele Krankheiten beseitigen oder ihnen vorbeugen und eine Top Gesundheit haben kannst?

Stell dir vor, wie dein Bauch immer flacher und straffer wird, wie dein Po wieder schöner wird, wie das ungeliebte Fett an der Hüfte verschwindet, wie du mehr Kraft hast, wie du wenig oder kaum noch Migräne, Erkältungen, eine schmerzhafte Regel hast, wie auch hartnäckige körperliche und psychische Beschwerden verschwinden. Stell dir vor, dass all diese Dinge eintreten, ohne dass du hungern musst nur durch natürliche Lebensmittel!

Ja, das ist möglich! Dank einer Umstellung deiner Essgewohnheiten und der richtigen Wahl an Lebensmitteln: Mehr Vitalität, einfach mehr Lust am Leben.

Mit diesen Informationen wirst du, wie viele Menschen, die ich schon betreut habe, innerhalb von wenigen Wochen nicht nur Kilos abnehmen, sondern auch gesünder werden.

Du wirst über manche Tipps staunen, wenn ich dir zum Beispiel sage, dass in Afrika diverse pflanzliche Öle ein wichtiger Bestandteil des gesunden Abnehmens und der Gesundheit sind.

Ich bin immer sehr überrascht, wenn ich sehe, wie die Menschen zum Beispiel hier in Deutschland kochen. Sogar bei Kochsendungen im Fernseher sind viele Fehler zu beobachten. Man sieht und hört den Starkoch sagen: „Nur einen kleinen Tropfen Öl, bitte passen Sie auf, dass das Essen nicht zu fett wird. Sie müssen auf Ihren Körper achten ..." Kurze Zeit später gibt er ein riesiges Stück Butter in den Topf und dazu noch literweise Sahne oder Schmand und er erzählt, wie gesund man gekocht hat, da es kaum Öl in dem Gericht gab. Das ist wirklich nicht zu akzeptieren, dass solche Sendungen Millionen von Menschen verwirren und sie dazu bringen, ungesund zu leben. Es ist wirklich ein Unding, was diese Sendungen und die Lebensmittelindustrie uns weismachen wollen! Milchprodukte im Übermaß sind nicht gesund für den Menschen, zum Teil, weil diese Milchprodukte voll mit Chemikalien und ungesunden Fetten sind und zum Teil, weil Tiermilch nicht dafür da ist, dass erwachsene Menschen diese zu sich nehmen. Der Mensch ist das einzige Lebenswesen in der Welt, das im Erwachsenenalter noch Milch trinkt. Viele Krankheiten entstehen allein dadurch, bzw. viele Krankheiten können allein durch den Verzicht oder die Reduzierung von Milchprodukten verschwinden.

Mach alle Diäten der Welt, ändere dein Essverhalten, wie du willst, aber wenn du Milchprodukte weiterhin in diesem Ausmaß verzehrst, wirst du keinen Erfolg haben und du wirst nie richtig gesund werden.

Eine alternative und ganzheitliche Gesundheit durch Naturmittel geht nur mit dem Verzicht oder die starke Reduzierung von Milch, Milcherzeugnissen und ihren Derivaten, die den Körper übersäuern. Stattdessen musst du den Verzehr von basischen Lebensmitteln verstärken.

Mit meinen Tipps und Tricks werde ich dir helfen dein Gleichgewicht zu finden.

Die normalen Essgewohnheiten in einem Land wie z.b. Kamerun sind strenggenommen bereits ein Plan zum Abnehmen und Medizin für den Körper. Das Essen ist vielseitig, vitaminreich, mineralstoffreich, basisch, mit viel frischem Gemüse, Obst, Gewürzen und Kräutern, scharf, mit viel Fisch, gesundem Rindfleisch (Rinder dort essen nur Gras) und mit sehr viel gesunden Pflanzenölen (Palmöl, Erdnussöl, Kokosöl) zubereitet. So werden Lebensmittel auch zu Naturheilmitteln für Körper und Psyche und man ist ganzheitlich gesund. Viele Krankheiten, die Menschen in den westlichen Ländern haben sind in weiten Teilen Afrika unbekannt. Es war schon sehr früh darauf geachtet, dass man gesunder Essen zu sich nimmt um Krankheit vorzubeugen.

1. Die häufigsten Ursachen von Krankheiten finden sich in schlechter Ernährung

Die häufigsten Ursachen von Krankheiten

Viele Studien belegen, dass sich die Menschen in den Industrieländern schlecht ernähren. Diese Studien zeigen, dass über die Hälfte der Erwachsenen in Deutschland übergewichtig sind. 2/3 der Männer und 51% der Frauen bringen zu viele Kilos auf die Waage.

Die deutsche Ernährung ist ungesund, tierische Fette haben das gesunde pflanzliche Fett vom Markt verdrängt. Die Menschen essen zu süß, zu säuerlich, zu viele Fertigprodukte, zu viele künstliche Zusatzstoffe und zu viele Milchprodukte. Fertiges Essen und verarbeitete Lebensmittel enthalten Unmengen an Chemikalien, die das Fettverbrennen unmöglich machen. Je höher der Anteil an Fett und Zucker ist, desto größer ist auch die Kalorienmenge.

Darüber hinaus sind ihre Trinkgewohnheiten häufig extrem ungesund: künstlich hergestellte Getränke, vollgepumpt mit chemischen Mitteln und Konservierungsstoffen (z.B. Softdrinks), viel Alkohol, manchmal noch in der fatalen Verbindung mit künstlichen Süßstoffen (z.B. Alkopops). Gleichzeitig bewegen sich die Deutschen sehr wenig. Die Menschen kochen kaum noch und wenn, dann oft qualitativ minderwertig! Konsequenz ist das Übergewicht.

In diesem Buch wird dir gezeigt, dass auch du durch geeignete Lebensmittel nicht nur gesund bleiben, sondern auch dein Wunschgewicht ohne „grausame" Anstrengung, Verzicht und Depressionen erreichen und halten kannst. Mit diesen Tipps isst du sättigend und abwechslungsreich und du wirst nicht nur garantiert abnehmen, sondern auch Muskeln aufbauen, Cellulite und Orangenhaut verbessern sowie glattere und straffere Haut bekommen. Außerdem wirst du feststellen, dass du aktiver und weniger müde bist, deine Konzentration sich steigert, du dich jünger fühlst und sich deine allgemeine Lebensqualität verbessert. Du wirst einfach merken, dass du glücklicher und mehr mit deinem Körper im Einklang bist. Das ist aber noch nicht alles! Mit meinen Tipps und Tricks werden außerdem Lust und Leidenschaft beim Sex langfristig angeregt!

Zuerst schauen wir, welche Nahrungsmittel uns krank machen.

Die große Gefahr bei Lebensmitteln ist nicht nur das Lebensmittel selbst, sondern die zugesetzten Chemikalien (Zusatzstoffe, Düngemittel, Pflanzenschutzmittel, usw.) und die Art der Verarbeitung der Landwirtschaftserzeugnisse.

In der der modernen Landwirtschaft, der Tierzucht und Massentierhaltung und der Lebensmittelverarbeitungsindustrie findet man viele Krankheitsquellen.

Der Mensch vergiftet sich auf mehrere Arten:

☹ Direkt, durch die Chemikalien in den Landwirtschaftserzeugnissen

☹ Durch die Chemikalien und Stoffe, die benutzt wurden, um diese Erzeugnisse zu verschiedenen Nahrungsmitteln zu verarbeiten

☹ Durch Fleisch der Tiere, die mit den Landwirtschaftserzeugnissen gefüttert werden

☹ Durch Fleisch der Tiere, die mit Chemikalien (wie Hormonen) und Medikamenten großgezogen werden

Die häufigsten Ursachen von Krankheiten

- ☹ Durch Fleisch der Tiere, das mit Zusatzstoffen und weiteren Chemikalien verarbeitet wurde
- ☹ Durch künstlich hergestellte Nahrungsmittel
- ☹ Durch gentechnisch veränderte Nahrungsmittel
- ☹ Dazu kommt die Vergiftung durch Chemikalien in der Getränkeindustrie
- ☹ Durch Zusammenwirken einzelner Stoffe in einem oder mehreren Produkten gleichzeitig

11. Zusammenhang zwischen Krankheit und Beruf

WILHELM WEGENER, Kiel

1.1 Zusammenhang zwischen Krankheit und Ernährung:
Was ist Krankheit und warum werden wir krank?

Mit der technischen und industriellen Entwicklung sind viele neue Krankheiten entstanden und manche alte Krankheiten sind aggressiver und gefährlicher geworden. Auf der einen Seite kann man heute viele Krankheiten heilen, aber auf der anderen Seiten haben Menschen noch mehr Krankheiten „erfunden". Wir leben heute ungesünder als die Menschen vor uns.

Warum werden wir krank? Krankheit wird definiert als Störung der körperlichen und psychischen Funktionen. Zu den Funktionen des Lebens gehören auch Verhalten und Emotionen. Das bedeutet, wir werden krank, wenn etwas unseren Körper aus seinem Gleichgewicht gebracht hat. Die Krankheit ist deswegen eine Reaktion, oft eine Abwehr des Körpers gegen einen fremden „Angriff".

Die Krankheit zeigt sich meist durch äußerliche Symptome. Diese Symptome sind sehr wichtig, da sie uns verdeutlichen, dass etwas nicht in Ordnung ist, und dass man etwas zur Wiedererlangung des körperlichen Gleichgewichts tun sollte. Sie sind Hilfestellungen.

Viele Krankheiten können psychisch oder körperlich bedingt sein und werden durch Stress, negative Gedanken, Angst, schlechte Lebensführung, Unfälle, Bewegungsmangel, Nebenwirkungen von Medikamenten, Viren und Bakterien, Umweltgiften, schweren körperlichen Anstrengungen und schlechter Ernährung hervorgerufen. Gerade die Ernährung, zusammen mit der mentalen Einstellung, spielt die vielleicht größte Rolle in der Entstehung, Entwicklung und Beseitigung von Krankheiten.

Mit der Ernährung können wir schon im Vorhinein viele Krankheiten bekämpfen, bevor sie entstehen, oder sie auch schnell wieder beseitigen, wenn wir doch krank werden. Das bedeutet auch, dass man mit falscher Ernährung und schlechten Lebensmitteln auch Krankheit befördern kann.

1.2 Darmstörung:
Eine ungesunde Darmflora verhindert das Abnehmen und verursacht Krankheiten

Darmstörung

Deine Gesundheit liegt im Darm und ob man abnimmt oder nicht entscheidet sich oft genau dort. Ein kranker Darm bedeutet nicht nur wenig und ungenügenden Schutz gegen Angriffe von außen (wie z.B. durch Umweltgifte), schnelle und häufige Infektionen wegen eines schwachen Immun-systems (ein großer Teil – über 80% – unseres Immunsystems liegt in unserem Darm), sondern auch schwerfälligen Fettabbau, wegen schwerfälliger Verdauungsprozesse.

Durch falsche Ernährung, hohen Alkoholkonsum, manche Medikamente (Strahlen- oder Chemo-therapie, Antibiotika, Kortison) und Umweltgifte wird die Darmflora gestört oder gar zerstört.

Die Darmflora ist vor allem im Dickdarm zuhause und dort findet man über 400 verschiedenen Bakterienarten, wie Milchsäurebakterien oder Coli-Bakterien, diese nennt man Darmbakterien.

Studien haben gezeigt, dass übergewichtige Menschen eine ungesündere Darmflora aufweisen als Normalgewichtige und diese verhindert, dass die Verdauung normal abläuft. Es wurde festgestellt, dass übergewichtige Frauen trotz Diät nicht abnahmen, sobald sie aber ihre Flora „gesäubert" hat-ten, beispielsweise durch ein Probiotikum, verloren sie ohne Diät doppelt so viel an Gewicht, wie übergewichtige Frauen, die nur Diät hielten.

Erste typische Symptome eines kranken Darms können sein:

- ☹ Blähungen
- ☹ Ein schwaches Immunsystem,
- ☹ Gas im Bauch
- ☹ Hämorrhoiden
- ☹ Lang andauernde Müdigkeit und Antriebslosigkeit
- ☹ Mundgeruch

Darmstörung

- ☹ Plötzlicher Durchfall, oft wässerig
- ☹ Schlechtes Hautbild
- ☹ Schluckauf
- ☹ Sodbrennen
- ☹ Ständige Magen- und Bauchschmerzen
- ☹ Ständige Verstopfung, langsame Verdauung
- ☹ Unverträglichkeiten
- ☹ Völlegefühl, das lange bleibt, häufig nach dem Essen, obwohl man gar nicht viel gegessen hat

Darmflora und Gesundheit

Heiler in Afrika sehen einen deutlichen Zusammenhang zwischen einer gestörten Darmflora und einer Vielzahl von Erkrankungen. Die Prozesse im Darm beeinflussen sogar unsere Stimmung und umgekehrt (das sogenannte „Bauchgefühl" ist nicht erfunden, es ist Realität. Mein Naturheilkunde-lehrer nannte es das dritte Auge in uns).

Ein Ungleichgewicht in der natürlichen Zusammensetzung der verschiedenen Bakterienarten de-stabilisiert die Darmflora und wir werden krank.

Jede Zelle ist nur so gesund, wie die Qualität der Nährstoffe (frei von Giften), die sie ernährten. Nährstoffe werden im Darm von den „guten" Darmbakterien verarbeitet und von der gesunden Darmschleimhaut aufgenommen. Im Darm fängt schon die Trennung von Nährstoffen und Giften an. Ein kranker Darm hingegen produziert Gifte bzw. kann Gifte nicht aufhalten, er kann nicht mehr garantieren, dass gesunde Nährstoffe, frei von Giften, die Zellen erreichen. Somit werden die Zellen mit Giften versorgt,

Darmstörung

was die Verdauungs- und Stoffwechselprozesse nachhaltig stört. Ohne gesunde Zellen keine Gesundheit. Nun versteht man warum der Ursprung unserer Gesundheit in der Darmgesundheit liegt.

Die moderne Art sich zu ernähren macht den Darm anfällig für Krankheiten: Zu viele mehl-, milch- und zuckerreiche Lebensmittel mit vielen Chemikalien (Zusatzstoffen). Die modernen und westli-chen Zivilisationskrankheiten lauern im Darm. Der Industrieernährungsstil ist Feind der Darmflora. Viele Krankheiten entstehen, weil die Darmflora krank und gestört ist.

Folgende Krankheiten können durch eine kranke Darmflora verursacht werden:

- ☹ Allergien
- ☹ Autoimmunkrankheiten, wie z.B. Neurodermitis
- ☹ Anämie
- ☹ Chronische Müdigkeit
- ☹ Chronische Entzündungen
- ☹ Diabetes
- ☹ Magen-Darm-Grippe
- ☹ psychische Krankheiten wie Depressionen, Essstörungen, Verwirrung, Angst, Stress
- ☹ Durchfall
- ☹ Hauterkrankungen
- ☹ Immunschwäche
- ☹ Infektionsanfälligkeit

Darmstörung

- ☹ Krebs (Bauchspeicheldrüsenkrebs)
- ☹ Leberschaden durch Darmgifte
- ☹ Magen-/Darmschmerzen, Darmkrämpfe Magengeschwüre
- ☹ Darmentzündungen
- ☹ Müdigkeit und Konzentrationsschwäche als Folgen des Leberschadens durch Darmgifte
- ☹ Ständige Migräne und Kopfschmerzen
- ☹ Nahrungsmittelunverträglichkeiten
- ☹ Vitamin- und Mineralmangel, besonders Eisen, durch schlechte Nährstoffaufnahme
- ☹ Pilzinfektionen
- ☹ Vaginalpize
- ☹ Pilzinfektionen der Eichel
- ☹ Harnwegsinfekte
- ☹ Blasenentzündung besonders nach dem Sex
- ☹ Schmerzen bei oder nach dem Sex

Besonders Menschen, die eine Antibiotika-Therapie hinter sich haben, haben danach eine kranke Darmflora, denn Antibiotika zerstören die Darmflora.

1.3 Welche Lebensmittel schaden der Gesundheit?

1.3.1 Milch und Milchprodukte: Eine Gefahr für die Gesundheit

"Wenn Ihr Leben so verbittert wäre wie meins, und Sie Tag für Tag dieses Massaker an unschuldigen Kindern durch eine völlig ungeeignete Ernährung mit ansehen müssten, dann glaube ich, würden Sie genau wie ich empfinden: Diese fehlgeleitete Propaganda über Säuglingsnahrung sollte als Mord an den Kindern betrachtet werden. Jeder, der aus Unwissenheit oder auch leichtfertig dafür sorgt, dass ein Baby mit ungeeigneter Nahrung gefüttert wird, kann an dem Tod des Babys für schuldig befunden werden." – Dr. Cicely Williams, Milk and Murder, 1939. Sie war eine prominente Kinderärztin und hielt diese Rede 1939 in Singapur. (Übersetzung: http://www.zentrum-der-gesundheit.de/babynahrung.html

Die Annahme, dass Milch sehr reich an Kalzium ist und deswegen gesund ist trügerisch, denn die Kuhmilchproduktion ist extrem ungesund. Was die Kühe fressen, um so viel Milch zu produzieren, macht die Milch zum Gesundheitsrisiko.

Der Verzehr von vielen Milchprodukten verursacht viele Probleme in unserem Körper und in unserer Psyche.

Milch trägt dazu bei, dass unser Körper übersäuert wird und somit viele Bakterien die Möglichkeit haben, zu entstehen, sich zu vermehren und sich richtig wohl zu fühlen.

Studien haben zum Beispiel gezeigt, dass Asiaten (Chinesen und Japaner) die sogenannten Zivilisationskrankheiten kaum kannten, bis sie begannen, in großem Stil Milch zu trinken, Milchprodukte zu essen und oder beim Kochen zu verwenden.

In Kamerun wurde früher gar keine Viehzucht für Milch betrieben, da man schon seit tausenden von Jahren wusste, dass Tiermilch nicht für den Mensch bestimmt ist und noch weniger, wenn er schon erwachsen ist. Aber auch in Kamerun konnte man schnell beobachten, dass Menschen, die die westliche Ernährungsmethode mit viel Milch und Milchprodukten, sowie Fertiggerichten übernahmen, auch häufiger an diesen Zivilisationskrankheiten litten. Fast alle fertigen Nahrungsmittel aus dem Supermarkt sind mit Milch zubereitet.

In meinem Buch „Verkrebste Generation", habe ich viel in Zusammenhang mit Krebs darüber geschrieben. Hier ein Auszug;

„… Wie auch bei Pillen, Chemotherapie, Bestrahlungen und manchen Medikamenten, sind bei den Milchprodukten die Meinungen auch unter Wissenschaftlern sehr unterschiedlich und sehr umstritten. Die einen meinen, wegen des hohen Calciumgehalts, und des nahezu idealen Verhältnisses der Proteine, Fette und Kohlenhydrate in Milch, sind Milch und Milchderivaten exzellente Nahrungsmittel. Viele Studien aber warnen vor Milch und Milchprodukten, die auch Krebs auslösen können. Milch enthält hohe Mengen an Östrogen und Progesteron, die das Brust-, Ovarial- und Gebärmutterkrebsrisiko signifikant erhöhen können. Das Futter der Milchkühe hat sehr wenig mit Grün zu tun, umso mehr mit Kraftfutter, das immer noch fleißig mit Chemie und Giften (Pestizide, Herbizide, Fungizide, Medikamente usw.) versetzt wird, sagen die Kritiker. Ihre Kritik wird durch die zunehmende Verbreitung von Laktoseintoleranz in der Bevölkerung befeuert. Kuhmilch ist für Kälber auch nur in der Zeit, in der sie noch kein Gras fressen können, gesund. Die Natur hat nicht vorgesehen, dass Menschen im Erwachsenenalter noch Milch trinken, betonen sie.

Einige Studien wiesen ein erhöhtes Krebsrisiko durch Milch nach, andere kamen nicht zu diesem Schluss. Wie immer werfen sich Gegner und Befürworter gegenseitig vor, Verschwörungs-

theoretiker, Panikmacher bzw. Geldhaie, Wissenschaftler im Solde der Wirtschaft und des Kapitals zu sein.

Es ist klar, dass Milch und Produkte, die aus Milch stammen, die Grundnahrungsmittel in den westlichen Ländern sind. Die meisten Gerichte, Gebäcke, Kuchen, Schokolade, Süßigkeiten, enthalten mehr oder weniger etwas, das von Milch kommt. Deswegen ist Milch für die Wirtschaft und Lebensmittelindustrie essentiell und wir Verbraucher am Ende können nicht genau wissen, was stimmt und was nicht stimmt. Auch Berichte in den Medien können deswegen tendenziös sein.

Nun was sagt eine seriöse wissenschaftliche Studie der Harvard University dazu?

Ich möchte hier im Sinne dieses Buches Fakten und Informationen aus meinen Recherchen vorlegen, die Verbraucher dazu bringen sollen, ihren Blick auf die Milch zu erweitern und Risiken besser abzuschätzen

Auch wenn angenommen wird, dass Milch gesund wäre, ist die Frage doch, ob die industriell verarbeitete Kuhmilch auch noch wertvoll ist? Damit die Milch haltbar gemacht ist, wird sie erhitzt, filtriert und verarbeitet (pasteurisiert, homogenisiert usw.). Die Inhaltsstoffe der Milch werden somit verändert und verlieren ihre Wirksamkeit. Die neue Milch hat nichts mehr mit der Naturmilch zu tun. Zum Beispiel wird das gute Fett durch diesen industriellen Vorgang so feinfiltriert, dass es dem menschlichen Körper nicht mehr so gut tut wie das ursprüngliche Fett.

Eine Studie der Harvard Universität sieht einen Zusammenhang zwischen Krebs und pasteurisierter (Industrie) Milch

Eine Forschergruppe, geleitet vom Doktor Ganmaa Davaasambuu sieht nach einer Studie einen Zusammenhang zwischen pasteurisierter Milch und Krebserkrankungen (Brustkrebs, Prostata-

krebs, Eierstockkrebs). *Untersucht wurde industriell verarbeitete Milch in den USA. Als Vergleichswert diente naturbelassene Milch aus der Mongolei. Insbesondere hormonabhängige Krebsformen wie Brust- oder Prostatakrebs (Vielleicht hatte meine Mutter doch Recht als sie sagte, dass Milch im Genitalienbereich der Männern Probleme machen kann?) sollen durch Industriemilch begünstigt werden. In dieser Untersuchung wurde festgestellt, dass Industriemilch 33-mal mehr Östrogen enthält, die natürliche Milch aus der Mongolei. Doktor Davaasambuu sagte gegenüber der Harvard Gazette „Die Milch, die wir heute trinken, hat möglicherweise nichts mehr mit dem perfekten Nahrungsmittel der Natur zu tun."*

Die Studie vermutet die Ursachen in der Art des Futters und der Tierhaltung in modernen Landwirtschaftsbetrieben. Das Futter der Tiere ist mit Hormonen und Medikamenten vermischt und diese gelangen in die Milch. Nach der Studie von Harvard gäbe es eine mögliche Verbindung zwischen den weiblichen Sexualhormonen in der Milch schwangerer Kühe und der Entwicklung von Brust-Ovarial- und Gebärmutterkrebs.

Auch schon frühere Krebsstudien verwiesen auf Milchkonsum

Eine internationale Vergleichsstudie bestätigte Dr. Davaasambuus Hypothese, dass der Verzehr von Milchprodukten die Wahrscheinlichkeit der Krebserkrankungen erhöht. Es wurde der Zusammenhang zwischen Ernährungsgewohnheiten und Krebsraten in 42 Ländern untersucht. Man stellte fest, dass es eine Beziehung zwischen Milch- bzw. Käsekonsum und Hodenkrebs gibt. Am höchsten waren die Krebsraten in Länder wie der Schweiz, wo viel Käse konsumiert wird. In Ländern, in denen wenig bzw. selten Milchprodukte konsumiert werden, waren weniger Erkrankungen zu melden.

Ein deutlicher Zusammenhang zwischen Milch und Krebs zeichnet sich auch in Japan ab. Die Zahl der Erkrankungen an Prostatakrebs und Brustkrebs sei mit dem gesteigerten Milchkonsum im Laufe der letzten 50 Jahre stark gestiegen.

Brustkrebs-Studien warnten wiederum konkret vor Milch und Käse. Eine weitere Studie bestätigte, dass Ratten, die mit Milch gefüttert wurden, eher Tumore entwickelten als Ratten, die stattdessen Wasser tranken.

Auf der Seite der Harvard School of Public Health (http://www.hsph.harvard.edu/nutritionsource/what-should-you-eat/calcium-and-milk/) steht, "... Calcium is important. But milk isn't the only, or even best, source....While calcium and dairy can lower the risk of osteoporosis and colon cancer, high intake can increase the risk of prostate cancer and possibly ovarian cancer."

Ein Bericht über Milch auf der Webseite des bayerischen Fernsehens bestätigt auch die Vermutung der Verbindung zwischen Krebserkrankungen und Milchprodukten, auch wenn der Bericht sehr vorsichtig ist „Wann ist sie gesund? Wann macht sie krank?...Momentan ist die Studienlage so, dass ein erhöhter Milchkonsum das Risiko von Dickdarmkrebs senken kann. Eventuell erhöht aber ein Milchkonsum das Risiko für Prostatakrebs. Allerdings nur, wenn gleichzeitig sehr viel Kalzium zugeführt wird und wenig Vitamin D.... Man sollte also auf keinen Fall mehr als 1.500 mg Kalzium pro Tag essen und darauf achten, dass genügend Vitamin D zugeführt wird. Bei Brustkrebs ist die Studienlage nicht eindeutig...."

Nitrit-Verbindungen: *Es ist bekannt, dass in vielen Käsen und weiteren Milchprodukten Nitrit vorhanden ist, das im Magen Nit-*

rosamine bilden kann. Auch viele Arzneimittel bilden aus Nitrit zusammen mit anderen Nahrungsmitteln Nitrosaminverbindungen, die äußerst wirksame Krebserzeuger sind.

Aflatoxine B1 – sehr gefährlicher krebsauslösender Stoff in Milch

Aflatoxine sind natürlich vorkommende Pilzgifte, die erstmals beim Schimmelpilz nachgewiesen wurden.

Es gibt über 20 natürlich vorkommende Aflatoxine, von denen Aflatoxin B1 als das für den Menschen gefährlichste gilt [1] Neben Aflatoxin B1 haben vor allem die Toxine B2, G1 und G2, sowie die in Milch vorkommenden Derivate M1 und M2 eine größere Bedeutung.

„Aflatoxine haben bei Konzentrationen um 10 μg/kg Körpergewicht akut hepatotoxische Wirkung (Leberdystrophie), wirken jedoch schon bei geringeren Konzentrationen und vor allem bei wiederholter Aufnahme karzinogen auf Säugetiere, Vögel und Fische. [2] Die letale Dosis von Aflatoxin B1 beträgt bei Erwachsenen 1 bis 10 mg/kg Körpergewicht bei oraler Aufnahme. Im Tierversuch mit Ratten (letale Dosis 7,2 mg/kg Körpergewicht) wurde die Karzinogenität einer Tagesdosis von 10 μg/kg Körpergewicht eindeutig nachgewiesen. [3] Aflatoxin B1 ist damit eine der stärksten krebserzeugenden Verbindungen überhaupt." (Wikipedia)

Wegen der gefährlichen Wirkungen der Aflatoxine wurden in vielen Ländern der Erde und auch innerhalb der Europäischen Union Grenzwerte (Höchstgehalte) festgelegt.

Aflatoxine sind hitzestabil und werden beim Kochen oder Backen nur zu einem geringen Teil zerstört. Sie können mit der Nahrung oder mit belasteter Luft aufgenommen werden

Werden aflatoxinhaltige Agrarprodukte als Futtermittel verfüttert, können die Aflatoxine in Lebensmittel wie Milch übergehen.

Dioxine und die dioxinähnlichen polychlorierten Biphenyle (PCB)

Diese chlorhaltigen Substanzen sind in Milch und Milchderivaten enthalten und sehr giftig, manche sogar sind krebserregend. Da Dioxine und PCB fett lieben, steigt das Risiko für den Menschen, diese Stoffe zu sich zu nehmen, mit dem Fettgehalt der Nahrungsmittel. Dioxine und PCB sind sehr langlebige Substanzen. Sie bauen sich kaum ab, wenn sie einmal im Fettgewebe eingelagert sind. Je älter man wird und bei kontinuierlicher Aufnahme der Gifte, desto höher steigt ihr Gehalt im Körper und das bedeutet eine höhere Wahrscheinlichkeit von Krebserkrankungen.

Milch und Osteoporose und andere Beschwerden:

Bei meinen Recherchen habe ich alte Studien gefunden, die zeigen, dass Milch zu Osteoporose führen kann. Dr. Ganmaa Davaasambuu dazu: „Hinsichtlich der Östrogenbelastung für den Menschen macht uns Kuhmilch am meisten Sorgen, da sie eine beträchtliche Menge an weiblichen Geschlechtshormonen enthält."

Ich weiß aus meiner eigenen Erfahrungen, was ein reduzierter Konsum von Milch und Milchprodukte bewirken kann, und ich weiß auch, dass meine Kunden und viele Menschen in meiner Umgebung, die weitgehend auf Milchprodukte verzichten, berich-

ten, dass sie sich besser fühlen (Verbesserung des Körpergeruches und der Haut, Verschwinden von Migräne, Gewichtsabnahme, besonders an Hüfte und Bauch, Verschwinden von schmerzhaften Regeln, Stärkung der sexuellen Lust und der Virilität uvm.)

Die weltweit anhaltend steigende Häufigkeit hormongesteuerter Krebsarten muss uns zwangsweise dazu bringen, auch über die mögliche Rolle endogener Östrogene in der Ernährung intensiv zu diskutieren, und zufälligerweise enthält Kuhmilch eine beträchtliche Menge Östrogene.

Das bedeutet, dass Indizien vorhanden sind, die uns Menschen dazu bringen sollten, unsere Haltung zur Milch genau zu prüfen. Vielleicht hat die urafrikanische Weisheit doch Recht? Aber ich weiß, dass es eine harte Auseinandersetzung bleiben wird, was Milch kann und wie Milch schaden kann. Das Beste ist, für einige Zeit darauf zu verzichten, um die Veränderungen am eigenen Leibe und eigener Seele zu erfahren."

Es gibt auch einen möglichen Zusammenhang zwischen Milch und Parkinson oder Diabetes.

1.3.2 Weizen

Der Weizen der modernen Zeit hat nichts, aber auch gar nichts mehr zu tun mit dem gesunden Weizen von früher. Durch Züchtung und Genmanipulation sind viele Getreidesorten – wie der Weizen zu einer Hochleistungspflanze mit wenigen Nährstoffen geworden. Weizen ist heute eine Kreuzung verschiedener Arten und enthält fast 50% Gluten (Klebereiweiß), damit die industriellen Backprozesse perfektioniert werden konnten. Noch vor 50 Jahren hatte Weizen nur 5% Gluten. Durch Gluten entsteht die Elastizität des Teigs; ohne Gluten ist es praktisch unmöglich, die uns bekannten Backwaren herzustellen.

Laut Wikipedia ist Gluten, Kleber oder Klebereiweiß, ein Sammelbegriff für ein Stoffgemisch aus Proteinen, das im Samen einiger Arten von Getreide vorkommt. Wenn Wasser zu Getreidemehl gegeben wird, dann bildet das Gluten beim Anteigen aus dem Mehl eine gummiartige und elastische Masse, nämlich den Teig. Der Kleber hat für die Backeigenschaften eines Mehls eine zentrale Bedeutung.

Getreide mit hohem Glutengehalt sind Weizen, Dinkel, Roggen, Kamut, Emmer, Einkorn. Glutenfrei sind dagegen Hirse, Mais und Reis, Quinoa, Amarant und Buchweizen. Getreide mit wenig Gluten sind Hartweizen, Hafer und Gerste.

Die Industrie benutzt Gluten auch als Klebstoff und genauso verklebt es unseren Körper und behindert so die Aufnahme von Nährstoffen. Das führt zu einem Nährstoffmangel. Die Folge für den Körper sind chronische Entzündungen, die wiederum chronischen Krankheiten wie Krebs verursachen. Außerdem beschleunigt es den Alterungsprozess.

Dr. William Davis, Kardiologe, zeigt in seinem Buch „Wheat Belly" (2011), wie uns genmanipulierter Weizen abhängig macht und sogar unsere Gedanken und unser Verhalten steuern kann.

Die Weiterverarbeitung mit Chemikalien macht ihn dann noch mehr zu einer Gefahr für die Gesundheit: Weizenwampe, Weizensucht, Fettleibigkeit, Rettungsringe, Schizophrenie, Bauchschmerzen, Verdauungsbeschwerden, Darmkrebs, Diabetes, Herzinfarkt, Übersäuerung, Müdigkeit, Osteoporose, Bluthochdruck und Allergien sind einige Krankheiten, die durch den Konsum von Weizen entstehen können.

Wie alle Lebensmittel, die reich an Kohlenhydraten und Stärke sind, lassen Getreideerzeugnisse, wie Brot oder Nudeln, den Blutzuckerspiegel rapide ansteigen. Daraufhin produziert die Bauchspeicheldrüse sehr viel Insulin, was eine vorzeitige Alterung der Zellen zur Folge hat.

> **Zu viel Getreide und Getreideprodukte, bzw. die Mischung aus Getreide und anderen industriellen Lebensmitteln machen uns nicht nur krank, sondern auch schneller alt.**

Menschen, die wenig Getreide essen, haben ein viel schöneres Hautbild. Sie haben weniger Falten im Gesicht, ihre Haut wird nicht so schnell schlaff und ihre Muskeln nicht schlapp.

Krebserregende Stoffe in Getreiden (Mehl, Reis, Soja, Mais, Weizen usw.), raffiniertem Mehl und Backwaren

Getreide können auch krebserregende Gifte, wie das Herbizid Glyphosat enthalten. In der Landwirtschaft wird dieses weltweit am häufigsten verkaufte Herbizid aber gerne benutzt, um die Getreideernte zu verbessern.

Das Pflanzengift steht allerdings unter Verdacht, bei Menschen und Tieren das Erbgut zu schädigen und Krankheiten wie Krebs auszulösen.

Nach Untersuchungen von BUND und ÖKO-TEST, wurde das Herbizid im Urin von 182 Großstädtern aus 18 europäischen Staaten nachgewiesen. 70 Prozent aller Proben in Deutschland sind belastet, d.h. bei sieben von zehn untersuchten Großstädtern in Deutschland war das Unkrautvernichtungsmittel im Urin, so der BUND. Das ist der Beweis, dass – entgegen den Versprechungen der Produzenten – sich dieser Wirkstoff über die Nahrungskette verbreitet und die Bevölkerung in Europa zu weiten Teilen mit Glyphosat belastet ist.

ÖKO-TEST hat 2012 Mehl, Haferflocken und Backwaren auf Glyphosat untersuchen lassen und wurde in 14 von 20 Proben fündig. Vor allem waren acht der zehn untersuchten Brötchen belastet, was beweist, dass Glyphosat die Backtemperaturen übersteht.

1.3.3 Obst ist gut und gesund, aber zu viel Obst kann auch krank und dick machen

Obst ist und bleibt die beste und gesündeste Alternative bei Hunger zwischendurch – im Gegensatz zu einer Tafel Schokolade oder einem Stück Kuchen. Aber man sollte ein bisschen auf die Menge achten.

Apfel, Orange, Birne, Mango, Ananas und Co. sind super gesund und lecker, aber ihr Verzehr kann leider auch unangenehme Folge haben, wenn man sie zu oft zu sich nimmt. Sie können sogar fett machen, denn in den Früchten verstecken sich auch Kohlenhydrate und Fruchtzucker. Obst allein macht außerdem nicht richtig satt.

Dazu kann der Fruchtzucker (wenn er in großen Mengen vorhanden ist) im Gehirn ein Hungergefühl auslösen bzw. er führt nicht dazu, dass das Gehirn uns sagt, dass wir satt sind. Man tendiert deswegen dazu, noch mehr zu essen, obwohl man kein Hunger hat. So kann man mit Obst viele Kalorien ansammeln und dabei entgegen der guten Absicht abzunehmen handeln.

Eine andere Gefahr sind die Chemikalien mit denen das Obst heute behandelt wird. Viele dieser Chemikalien stören den Fettstoffwechsel. Wie ich schon öfter erwähnte, gilt auch hier das Mantra „die Dosis macht das Gift".

1.3.4 Raffinierte und künstliche Zucker

Zucker kann wie ein Gift wirken. Das Gift schmeckt aber so gut und wir machen uns glücklich mit unserer Schokolade, unseren Süßigkeiten, Kuchen, Fertiggerichten, Medikamenten, Getränken, mit unserem Joghurt, Eis, Naschzeug, usw. Täglich landet dieses Gift in Erwachsenen und Kindern, sogar in Babys, obwohl es doch einer der größten Killer überhaupt ist, wie Studien aus den USA zeigen. Bis zu 35 Millionen Menschen sterben jährlich indirekt am Konsum von Zucker. Da Weizenprodukte durch das Hinzufügen von Zucker erst richtig lecker werden, führt der Zucker dazu, dass exzessiv Weizen konsumiert wird. Zucker greift die Milchzähne bei Kindern an. Zucker ist eine der Hauptursachen von Übergewicht.

Eine zuckerreiche Ernährung erhöht die Synthese von Insulin (Hormon-Speicher) und verringert die Produktion von Glucagon (das Hormon, das zum Abbau nötig ist), dem Gegenspieler des Insulins. Ein hoher Insulinspiegel führt zu Gewichtszunahme. Diese Gewichtszunahme senkt den Testosteronspiegel (Vertrauenshormon und Muskel-Synthese). Ein niedriger Testosteronspiegel fördert ebenfalls die Gewichtszunahme!

Viele Süßigkeiten können die Gefäße verkleben und dafür verantwortlich sein, dass diese schneller altern.

Ein zu hoher Konsum von zuckerhaltigem Essen (Zucker, Süßigkeiten, Kuchen, Getränken usw.) greift auch die Haut. In einer Studie, die im *British Journal of Dermatology* veröffentlicht wurde, erklären die Forscher, dass Zucker Proteine im Körper verbreitet, die das Kollagen und die Elastizität der Haut schädigen und die Alterung beschleunigen.

Krebs liebt Zucker und besonders industriellen Zucker (raffinierten Zucker). Industrieller Zucker ist in fast allen fertigen Gerichten, Softdrinks, Backwaren und Baby- und Kleinkindnahrung versteckt, oft unter anderen Namen wie Saccharose, Sirup, Fruchtzucker, Fructose, Glucose, Laktose, Maltose, oder auch nur einer E-Nummer oder chemischen Formel. Viele Produkte werden mit der dem Slogan „ohne Zuckerzusatz" beworben, enthalten aber als Inhaltstoff Fructose. Das ist eine klare Lüge, da Fructose ein Zucker ist, der aus Früchten gewonnen wird. Der US-Forscher Robert Lustig, der mit seinem Team eine Studie über die "giftige Wahrheit" von Zucker durchgeführt hat (veröffentlicht in *Nature* Bd. 482 2012) sagte: „Es gibt immer mehr wissenschaftliche Beweise dafür, dass Fructose etliche chronische Krankheiten auslösen kann und giftig für die Leber ist. […] Ein bisschen Zucker ist zwar kein Problem, aber viel Zucker tötet – wenn auch nur langsam."

> **Zucker macht dick und fett und Krebs liebt dort, wo Fett ist.**

Es ist wissenschaftlich bewiesen, dass Tumorzellen zur Vermehrung viel Zucker brauchen. Viele Forscher, wie Professor Lewis Cantley, von der Harvard Medical School vermuten, dass in einigen Fällen ein hoher Zuckerkonsum Krebs überhaupt erst entstehen lässt. Und mit raffiniertem Zucker (industriell hergestelltem Zucker) treibt man den Insulinwert noch schneller nach oben und lässt die Krebszellen auch viel schneller wachsen als mit normalem Zucker.

Dank Fructose können sich Krebszellen blitzschnell reproduzieren und im menschlichen Körper ausbreiten, wie Wissenschaftler der Universität von Kalifornien, Los Angeles in einer Studie bewiesen haben. Billiger Sirup in Getränken und Fertigprodukten besteht bis zu 90 Prozent aus Fructose (Maissirup wird bevorzugt, da die Industrie damit viel Geld spart).

Süßstoffe können krebserregend sein.

Aspartam stand bis Mitte der 70er Jahre als Kampfstoff zur biochemischen Kriegsführung auf der Liste der CIA.

Viele Süßstoffe, wie Aspartam E951, Cyclamat E952, (seit 1969 in den USA verboten), Saccharin E954, Neotam E 961 und Maissirup (HFCS) sind krebserregend. Sie sind bei der Industrie sehr beliebt, denn sie sind wesentlich billiger als Rohrzucker und sind in tausenden Produkten enthalten – vom Softdrink über Kaugummis und Gebäck, bis hin zu Medikamenten.

Da Aspartam zu recht in Verruf kam (krebserregend) entwickelte die Industrie Neotam. Aber Neotam ist lediglich ein viel besseres, bzw. ein viel schlimmeres Aspartam. In der Eu-ropäischen Union wurde Neotam am 12.01.2010 als Süßstoff und Geschmacksverstärker, mit der E-Nummer 961, für Nahrungsmittel zugelassen. Da es billiger ist als Aspartam, wird es von der Industrie vermehrt genutzt. Es wird aus Aspartam und 3,3-Dimethylbutyraldehyd synthetisiert ist und 7.000-13.000 Mal süßer als Zucker und 30-60 Mal süßer als Aspartam (E951). Manche Studien zeigen, dass Neotam wesentlich toxischer ist als Aspartam.

1.3.5 Diät Lebensmittel, Light-Produkte und Nahrungsergänzungsmittel

Fast alle wissenschaftlichen Studien warnen vor Diätlebensmittel und Diätgetränken, sowie Light-Produkten.

Diätgetränke, wie Cola Light, sind schlimmer für die Gesundheit als die normale zuckergesüßte Limonade. „Diät"-Limo und andere Diät-Getränke und -Lebensmittel können krebserregend sein.

Alle diese auf ersten Blick gesünderen Getränke enthalten Aspartam. Aspartam ist ein synthetisch hergestellter Süßstoff. Als Lebensmittelzusatzstoff wird es als E 951 deklariert. Der Stoff wird verdächtigt, stark krebserregend zu sein. Aspartam ist ein weit verbreiteter Inhaltsstoff vieler Produkte wie etwa Softdrinks, Süßwaren, Backwaren und Milchprodukte.

Ab einer Aspartam-Diät-Limo pro Tag steigt die Krebsgefahr!

Die Ergebnisse einer aktuellen Aspartam Studie (insgesamt 77.218 Frauen und 47.810 Männer nahmen an den Studien teil, die über einen Zeitraum von 22 Jahren liefen) zeigen: schon eine Dose Diät-Limo (Cola light, Eistee ohne Zucker, *sugarfree*, Diät-Fruchtschorle oder andere Light-Getränke) von 355 ml am Tag

- ☹ erhöht das Krebsrisiko von Leukämie (Blutkrebs) um 42%
- ☹ erhöht bei Männern das Risiko, an multiplen Myelome (Knochenmarkskrebs) zu erkranken um 102%
- ☹ erhöht bei Männern das Risiko, am Non-Hodgkin-Lymphom (Lymphdrüsenkrebs) zu erkranken um 31%

Jeweils verglichen mit Kontrollpersonen, die keine Diät-Limos tranken.

Bereits in der Vergangenheit fanden unabhängige Wissenschaftler heraus, dass der Konsum von Aspartam zu verschiedenen Krankheiten, wie krebsartige Tumoren, Lymphomen, Leukämie, Nervenschäden, Nierenversagen, Anfällen und vorzeitigem Tod führen kann.

Weitere Stoffe, wie Sucralose, die angeblich aus Zucker gewonnen sein soll, verursachen Funktionsstörungen des Gehirns und des Nervensystems, Migräne, Krebs und schwächen das Immunsystem.

Auch der Konsum von Saccharin ist nicht zu empfehlen.

Viele Diätlebensmittel enthalten Zusatzstoffe die dazu beitragen, dass Fett im Körper aufgebaut wird. Es ist bewiesen, dass Fett Krebserkrankungen fördert. Auch wenn Aspartam, Sacharin und Co. keine Kalorien liefern, führen sie trotzdem dazu, dass man fett wird. Da der Körper naturgemäß an seinem Kalorienkonto festhält, fordert er nach einem Light-Joghurt einen zweiten und einen dritten. Und zwangsweise wird man dick.

Das komische dabei ist, dass sich viele Produkte deswegen „Diät" nennen, weil sie anstelle von normalem Zucker Süßstoffe enthalten und somit zwar kalorienarm sind, aber keinesfalls zum Abnehmen führen.

In vielen Diätprodukten und Schlankheitsmittelen hat die Verbraucherzentrale NRW krebserregende Substanzen wie Sibutramin oder das wahrscheinlich krebserregende Phenolphthalein gefunden, obwohl sie als rein pflanzlich deklariert wurden.

1.3.6 Schlechtes Öl, Transfette

Fett ist nicht gleich Fett. Das eine hilft und das andere zerstört: Weißes Fett treibt die Kilos nach oben, braunes Fett nach unten. Es verbraucht sogar noch Energie. Fette bestehen aus Glycerin und Fettsäuren. Sie sind sehr wichtig als Energiespeicher und -spender, als Polster, für die Stabilität der Zellen, für die Bildung neuer Membranen. Sie transportieren bestimmte Vitamine, A, D, E und K, durch den Organismus. Außerdem ist Cholesterol eine wichtige Vorstufe für Steroide. Zu diesen Steroiden zählen Sexualhormone.

Es gibt zwei Arten von Fettsäuren: gesättigte und ungesättigte.

Gesättigte Fette und Transfettsäuren bezeichnet man als "schlechte" Fette. Sie erhöhen die Cholesterinwerte und begünstigen Herz-Kreislauf-Beschwerden.

Gesättigte Fettsäuren stecken in zahlreichen Fertigprodukten wie Butter, Käse, Sahne, und anderen Milchprodukten, fettem Fleisch, Wurstwaren usw. Sie werden bei Zimmertemperatur fest.

Im Gegensatz zu den ungesättigten Fettsäuren, kann der Körper die Bestandteile der gesättigten Fettsäuren auch selbst herstellen.

Transfettsäuren, auch Transfette genannt, sind laut Wikipedia „ungesättigte Fettsäuren mit mindestens einer trans-konfigurierten Doppelbindung zwischen zwei Kohlenstoffatomen. In der menschlichen Ernährung sind sie besonders bei industriell produzierter Nahrung zu finden, wo sie durch Umlagerung der cis-Doppelbindungen in die trans-Konfiguration als Nebenprodukte bei der unvollständigen Härtung von Pflanzenöl entstehen. Der Verzehr von Glycerin-Estern der trans-Fettsäuren erhöht den Gehalt von LDL-Cholesterin im Blut. Sie werden als

Schlechte Öle, Transfette

Mitverursacher von koronaren Herzkrankheiten angesehen (Arteriosklerose, Herzinfarkt)."

Transfette erhöhen den Wert des schlechten Cholesterins, und senken den des guten.

Transfette verursachen weitere Krankheiten wie Fettleibigkeit, Typ-2-Diabetes oder Alzheimer.

Transfette erscheinen auf der Liste der Inhaltsstoffe von Lebensmitteln oft als „gehärtetes Pflanzenöl". Gehärtete Pflanzenöle – oder Transfette – sind Öle, die industriell verarbeitet wurden. Dem Öl wird Wasserstoff zugesetzt, damit es hart wird. Anders als natürliche Fette wird es auch ohne Kühlung nicht ranzig. Die Lebensmittel fühlen sich dadurch weniger Fett an.

Transfette finden sich überall: in Pommes, Chips und alle frittierten Lebensmittel, wie Chicken Wings, in Keksen, Berlinern und Blätterteig, in Fertigsuppen, Braten-Soßen, Wurst, Müsliriegeln oder Frühstücksflocken.

1.3.7 Übergewicht

Übergewicht ist nicht nur ein optisches Problem. Übergewicht gefährdet auch die Gesundheit. Übergewicht fördert das Entstehen von vielen Krankheiten und ist die Quelle von sehr vielen Krankheiten wie:

- ☹ Diabetes mellitus Typ 2
- ☹ Gallenblasenerkrankungen
- ☹ Bluthochdruck
- ☹ Essstörungen
- ☹ Fettstoffwechselstörungen
- ☹ Rückenschmerzen
- ☹ Arthrose
- ☹ Atemwegserkrankungen, wie Schlafapnoe
- ☹ Gicht
- ☹ Atembeschwerden
- ☹ Herzkrankheiten
- ☹ Krebserkrankungen (Gebärmutter-, Brust-, Gebärmutterhals-, Prostata- und Gallenblasenkarzinome)
- ☹ Sexualhormonstörungen
- ☹ Thrombose- und Adipositas

Übergewicht führt auch zu psychischen Störungen, wie Depressionen, die wiederum weitere Krankheiten verursachen. Nicht zu vergessen sind auch psychosoziale Auswirkungen (Ausgrenzung, Scham, geringere Anerkennung), was zur Verminderung des Selbstwertgefühls führen kann – alles Faktoren, die Krankheiten fördern.

1.3.8 Fettmangel: zu wenig gutes Öl und pflanzliche Fette

Die vorherrschende Öl-Phobie ist ein Fehler und sie ist unbegründet. In Afrika wird das Fett aus Pflanzen (also Öl) benutzt, um die Haut zu reinigen und diese elastisch zu halten.

Die meisten Menschen in Europa denken, dass der Verzehr von Öl-armem Essen gesünder wäre. Das Gegenteil ist aber richtig. Unser Hormonsystem braucht Fett, um gut zu funktionieren. Menschen, die wenig Öl zu sich nehmen sind daher viel leichter von einem Hormonmangel betroffen. Unsere Hormone, einschließlich der Sexualhormone, brauchen Cholesterin. Ein Mangel an Geschlechtshormonen führt zu Gewichtszunahme, zu Reizbarkeit, Verlust der Libido, chronischer Müdigkeit. Die Haut wird trockener und faltig, die Muskeln werden schlapp und verschwinden. Man sieht älter aus.

> **Ölmangel kann auch psychische Krankheiten wie Depressionen hervorrufen.**

Der amerikanische Mediziner Andrew Stoll, Psychiatrieprofessor der Harvard Medical School im US-Bundesstaat Massachusetts, macht den weitverbreiteten Mangel an Omega-3-Fetten verantwortlich für die Ausbreitung psychiatrischer Krankheiten. Depressionen, Schizophrenie, auch Verhaltensstörungen haben zum Teil mit einem Mangel an ausreichenden, guten Fetten zu tun. In meinem Coaching habe ich festgestellt, dass die meisten Menschen, die wegen psychischer Belastungen (sie fühlten sich antriebslos, faul, kraftlos, immer müde) zu mir kamen, kaum oder viel weniger Öl beim Kochen benutzten, als andere, gesündere Menschen.

1.3.9 Fertiggerichte und Tiefkühlessen

Fertiggerichte und Tiefkühlessen sind wichtige Quelle krebserregender Stoffe im Körper.

Diese Essen werden zum Teil fast nur aus künstlichen Produkten hergestellt. Manche benutzen zum Beispiel Lebensmittelimitate (Pizza mit Käse ohne Milch, Salami ohne Fleisch). Fertiggerichte enthalten zu viele gefährliche Konservierungs-, Farb-, Geschmacks- und Aromastoffe, schlechtes und zu viel Fett, sowie künstlich hergestellten Zucker und sind somit ein wahrer Krebscocktail für den Körper. Alle Gifte, die ich bis jetzt behandelt habe und noch viele, die wir gar nicht erkennen und nicht nachverfolgen können, befinden sich in Fertiggerichten.

Der sehr gefährliche Weichmacher DEHP wurde auch in Fertigprodukten und Konserven, sowie in fetthaltige Würzsoßen gefunden. Stärker belastet sind laut Studie auch Mayonnaise, oder Gemüse und Fisch aus Gläsern.

Der häufige Verzehr von frittierten Tiefkühlgerichten kann das Risiko für Prostatakrebs erhöhen. Studien zeigen, dass Menschen die sich ständig von Fertiggerichten und Tiefkühlessen ernähren, häufiger an Krebs erkranken.

Eine Studie aus den USA hat gezeigt, dass Männer, die mindestens einmal in der Woche frittierte Tiefkühlkost wie Pommes frites, Hähnchennuggets oder in Fett gebackenes Gebäck wie Donuts essen, um 35 Prozent stärker prostatakrebsgefährdet sind als andere, die höchstens einmal im Monat zu diesen Produkten greifen.

Wer mehr Fast Food und Fertiggerichte, Desserts, Hamburger, McDonalds, Kuchen, Butter und Schokocroissants, Kekse usw.

isst, altert schneller und erkrankt an viele Krankheiten, auch psychischen Krankheiten, wie Depressionen!

Industriell verarbeitete Nahrung enthält weniger brauchbare und für den Körper hilfreiche Nährstoffe, wie Vitamine, Mineralstoffe, Zink oder Folsäure, aber dafür zu viel Zucker, zu viel schlechte Milch, zu viel schlechtes Fett (Transfettsäuren), zu viel Säure, zu viel Getreide (Weizen), zu viele Chemikalien (Zusatzstoffe, Hormone, Konservierungsstoffe usw.) – all das zerstört Organe und Zellen und verursacht schlimme Krankheiten.

> **Fastfood lässt dich schneller altern und kann sogar zu einem früheren Tod führen. Vor allem wegen des hohen Phosphatgehalts.**

Phosphate kommen sowohl in Speisen als auch in Getränken als Säuerungsmittel zum Einsatz. Die Industrie nutzt sie außerdem als Säureregulatoren, Emulgatoren, als Schmelzsalz sowie als Konservierungsmittel versteckt hinter den Nummern E 338 und E 339. Zu viele Phosphate verursachen verschiedene Erkrankungen wie Arterienverkalkungen und beschleunigen den Alterungsprozess des Körpers und die frühe Faltenbildung.

Krebserregende Stoffe in Pommes, Chips, Popcorn, Donuts und Co.

In Pommes und Chips haben Wissenschaftler der TU München einen Stoff nachgewiesen, der „wesentlich gefährlicher" sei als

Acrylamid – das stark krebserregende Glycidamid! Selbst geringste Mengen könnten Mutationen auslösen.

Acrylamid entsteht beim Braten und wurde in erstmals 2002 in hohen Mengen in Lebensmitteln nachgewiesen, so dass Bundesinstitut für Risikobewertung. In Tierversuchen war Acrylamid krebserregend.

Die Transfettsäuren in Pommes können ebenfalls krebserregend sein. Ähnlich wie Donuts werden Pommes frittiert. Die meisten Fast-Food-Ketten nutzen gehärtetes Fett. Transfette gelangen so in die Pommes, oder aber auch in Chicken Wings. Das Krebsrisiko steigt. Transfettsäuren entstehen bei der industriellen Härtung von Ölen, wie zum Beispiel bei der Herstellung von Margarinen, Back- oder Streichfetten, aber auch beim starken Erhitzen, wie beim Frittieren. Die chemisch gehärteten Öle sind bei der Industrie beliebt: Sie können besonders stark erhitzt werden, sie halten länger und sie sind billiger. Viele Länder haben Transfette bereits verboten oder den Verbrauch reduziert. Transfette erhöhen nicht nur das Krebsrisiko, sie sind verantwortlich für viele andere Krankheiten. Sie können sogar Ungeborene schädigen.

Nimmt der Körper Transfette auf, setzen sie sich da fest, wo ungesättigte Fettsäuren (in Nüssen, Fisch) vorgesehen waren. Die Transfette ersetzen zwar rein physisch das ungesättigte Fett, aber die Funktionen der ungesättigten Fettsäuren (wie Zellfunktion des Gehirns, die Drüsenfunktion, den Sauerstofftransport) können sie nicht erfüllen. Das führt zur Missverständnissen und Beeinträchtigung im Körper, was letztendlich Schaden verursacht.

Auf das Hungergefühl hat der Verzehr von Transfetten eine negative Auswirkung. Menschen, die sehr viele Dinge essen, die Transfette enthalten haben das Gefühl, dass sie nicht ganz satt sind. Das liegt daran, dass der Körper nicht die Fettsäuren, die er benötigt bekommt. Dies führt dazu, dass man mehr ist und das wiederum zu einer Gewichtszunahme. Und Übergewicht ist eines der Zustände, die Krebserkrankungen fördern. Vor allem Bauchfett begünstigt die Entwicklung von Krebs.

Chips, Cracker, Kekse, Knäckebrot und Röstzwiebeln sind auch mit Vorsicht zu genießen. Diese enthalten neben Zucker auch Transfette wie in Pommes und Donuts. Auf Verpackungen werden die Transfette leider nicht aufgelistet, was den Verbraucher sehr schützen würde. Transfettsäuren müssen nur angegeben werden, wenn das Lebensmittel mehr als 0,5 Gramm pro Portion enthält, so naturalnews.com. Um einer Auflistung zu entgehen, reduzieren die Hersteller die angegebenen Mengen so lang, bis der Wert der Transfettsäuren bei unter 0,5 Gramm liegt.

Desweiteren wird weißes, raffiniertes Mehl bei der Herstellung von Chips und Keksen benutzt. Dieses Mehl ist, genauso wie große Mengen Zucker, ebenfalls schädlich und fördert die Krebserkrankungen.

Donuts

Ich habe schon über einen deutlichen Zusammenhang zwischen Krebsrisiko und Transfetten bei Pommes geschrieben. Transfette kommen bei der Herstellung von Donuts zum Einsatz. Beim Erhitzen von gehärtetem Fett entstehen künstliche Transfette. So gibt es pflanzliche Öle, die gehärtet werden, um länger haltbar zu bleiben, deren Verzehr erhöht das Krebsrisiko.

Popcorn

Popcorn für die Mikrowelle ist praktisch, aber kann gefährlich sein: Wie kanadische Chemiker nun herausfanden, gelangen Phosphatester (PAPs), die sich oft in Verpackungen von Fast Food und Mikrowellen-Popcorn finden, in den menschlichen Körper und werden dort zu perfluorierten Carbonsäuren

(PDCAs) abgebaut. Diese Stoffe sind weltweit in Menschen nachweisbar und stehen in dringendem Verdacht, ein möglicher Auslöser für Krebs zu sein.

1.3.10 Säuerliche Lebensmittel machen dick und krank: Übersäuerung des Körpers ist Ursache vieler chronischer Krankheiten und Beschwerden

Eine Ernährung bestehend aus übermäßig säuerlichen Lebensmitteln ist nicht gut, wenn man gesund bleiben will. Diese Lebensmittel schaden dem Körper und deswegen sind zu vermeiden bzw. nicht zu oft zu konsumieren.

Säurebildende Lebensmittel sollten immer mit basischen Lebensmitteln gemischt werden, damit sie uns nicht schaden.

„Der Körper legt bei Übersäuerung so viele Fettzellen an wie es ihm möglich ist. Fett eignet sich prima zur Einlagerung der Säuren bzw. ihrer Schlacken und schützt gleichzeitig die lebenswichtigen Organe vor den gefährlichen Säuren. Du bist also möglicherweise gar nicht dick, sondern einfach nur übersäuert! Und solange du übersäuert bist, bleibt eine dauerhafte Gewichtsabnahme nicht selten ein unerfüllter Wunsch. In einem übersäuerten Zustand ist eine Diät daher nicht nur nutzlos, sondern auch wenig intelligent. Du würdest deinen Organen den Bodyguard nehmen und sie den ätzenden Säuren aussetzen." (Auszug http://www.zentrum-der-gesundheit.de)

Übersäuerung macht dick.

Mit einer basischen Ernährung purzeln die Kilos übrigens oft ganz automatisch.

Du solltest verzichten auf

- ☹ Milchprodukte wie Sahne, Butter, Käse, Quark wird dein Immunsystem wesentlich stärken. Du wirst merken, dass bestimmte Leiden, wie Migräne, Kopfschmerzen, Blähungen und Magen-Darm-Probleme, unreine Haut, verschwinden werden bzw. nicht mehr so intensiv zu spüren sein werden. Es geht hier um einen übermäßigen Verbrauch von Milchprodukten. Ein bisschen davon stört die Gesundheit ganz sicher nicht. Der Mensch ist das einzige Wesen, das im Erwachsenenalter noch Milch trinkt. Das ist nicht natürlich.

- ☹ Fertiges und verarbeitetes Essen: Sie enthalten zu viele Chemikalien, welche die Fettverbrennung praktisch unmöglich machen

- ☹ Fast Food

- ☹ Alle fettarmen Produkte und light-Nahrungsmittel

- ☹ Zuckerreiche Nahrung

- ☹ Fades Essen

- ☹ Kaltes Essen

- ☹ Fettfreies Essen (pflanzliches Fett)

- ☹ Müsli

- ☹ Schlechte Getränken und kohlensäurehaltige Getränke

> Ein übersäuerter Körper kann kein Gewicht verlieren und lässt viele Krankheiten, wie z.B. Krebs entstehen, sagte mir ein Heiler aus Kamerun. Wenn der pH-Wert des Körpers nicht im Gleichgewicht ist, kann man schlecht fit sein. Krebs entsteht auch durch zu viele Säuren.

Diese Warnung aus meiner Lehre in Afrika vor fast 40 Jahren findet heute in der modernen Wissenschaft ebenfalls Bestätigung.

1.3.11 Liste säuerlicher Lebensmittel

Säurebildende Lebensmittel schmecken jedoch nicht in jedem Falle auch sauer. Lediglich deren Wirkung auf den Organismus ist sauer. Sie machen deinen Körper sauer. Im Gegenzug können sauer schmeckende Lebensmittel, wie manches Obst, zu den basischen Lebensmitteln gehören.

Zu den schlechten säurebildenden Lebensmitteln gehören:

- ☹ Fleisch aus konventioneller Landwirtschaft, wegen der enthaltenen Chemikalien
- ☹ Fleischbrühe, Wurstwaren, Schinken
- ☹ Eier aus konventioneller Landwirtschaft
- ☹ Fisch und Meeresfrüchte aus konventioneller Aquakultur oder aus belasteten Regionen stammend
- ☹ Milch und Milchprodukte (Quark, Joghurt, Kefir und alle Käsesorten, auch von Schaf und Ziege; gerade auch alle fettarmen Milchprodukte)
- ☹ Stark verarbeitete Sojaprodukte (insbesondere das texturierte Sojaprotein, das mit TVP abgekürzt wird und in getrockneter Form als Grundlage für Hackfleischersatz, Gulaschersatz o. ä. angeboten wird)
- ☹ Getreideprodukte aus Auszugsmehlen (Back- und Teigwaren wie Kuchen, Gebäck, süße Teilchen, Nudeln etc., manche Frühstückscerealien wie z. B. Cornflakes, Fertigmüsli, Crispies, Crunchys etc.)
- ☹ Produkte aus Gluten (Seitan), z. B. vegetarische Würste, Aufschnitt, Bolognese o. ä.
- ☹ Sämtliche Produkte, die Zucker enthalten

Liste säuerlicher Lebensmittel

- ☹ Süßungsmittel wie Dicksäfte, aber auch Honig
- ☹ Speiseeis, auch Wasser-, Soja- und Joghurteis – Ausnahme: Basisches Eis
- ☹ Fertigprodukte aller Art, insbesondere solche aus konventioneller Erzeugung
- ☹ Fertiggetränke wie Softdrinks (z. B. Limonade, Cola etc.), Fruchtsaft aus Konzentrat, Isodrinks, Proteindrinks, Milchshakes, Drinks zum Abnehmen etc.
- ☹ Mineralwasser und generell kohlensäurehaltige Getränke
- ☹ Tee (schwarzer Tee, Früchtetee, Eistee etc., lediglich Kräutertees sind basisch, ja sogar hochbasisch)
- ☹ Alkohol und alkoholhaltige Produkte
- ☹ Kaffee, auch Getreide-, Instant- und koffeinfreier Kaffee und koffeinhaltige Produkte
- ☹ Senf
- ☹ Essig
- ☹ Ketchup
- ☹ Sauerkonserven

Mit Unterstützung von: http://www.zentrum-der-gesundheit.de.

*Honig kann in die Ernährung integriert werden, WENN er aus hochwertigen Quellen stammt.

1.3.12 Wasser und Mineralwasser

Eine Ursache von Krankheiten kann unsauberes Wasser sein, aber auch sauberes, reines Wasser kann krank machen.

Kennen wir ein Tier, das Wasser mit Kohlensäure trinkt?

Wer von der Industrieseite eine Studie erwartet, die eindeutig belegt, dass zu viel Wasser und besonders Wasser mit Kohlensäuren ungesund ist und auch dick machen kann, wird schnell enttäuscht, wenn man beachtet, wer die großen Mineralwasserhersteller sind: Nestlé, Pepsico, Coca-Cola und Danone.

Ja, Mineralwasser kann dick machen.

> **Viele werden überrascht sein, mich vielleicht auslachen oder sogar den Kopf schütteln, wenn ich schreibe, dass unsere liebste Flüssigkeit, das Wasser, dick machen kann.**

In Afrika sagt man, dass zu viel Wasser dick und krank macht und tatsächlich ist der erste Gewichtsverlust Wasser. Schon sehr früh in Kamerun habe ich gelernt, dass man seinem Körpergefühl vertrauen muss. Das bedeutet, man trinkt, wenn man Durst hat. Ein gesunder Körper bekommt gesunde Impulse. Ich sagte damals zu meinem Vater, dass wir in der Schule gelernt haben, dass man mindesten 3 Liter Wasser am Tag trinken soll. Mein Vater, der mir viele Weisheiten und Geheimnisse der Natur, des Verstandes, des Körpers und des Geistes weitergegeben hat, zeigte mir mit einfacheren Beispielen, dass es keine bestimmte Menge an Wasser gibt, die man einer Person verschreiben kann. Die Körper und die Bedürfnisse sind zu unterschiedlich, und es ist wichtig, sein Körpergefühl nicht mit seinem Verstand zu missachten. Man soll trinken, wenn man Durst hat und nicht umgekehrt. Man sollte dich nicht zwingen und schlecht umprogrammieren. Es gibt ganz klar einen Zusammenhang zwischen Wasser und den Geschmacksrichtungen süß und salzig. Menschen die sehr süß und sehr salzig essen, trinken viel mehr, als Menschen die würzig essen. Das überschüssige Wasser, das der Körper nicht mehr ausscheiden kann, lagert er in Zellen ein und das macht uns dick. Ein weiterer Nachteil ist das vermehrte Ausscheiden von Mineralien und Vitaminen, wegen des häufigeren Harndrangs.

Wasser macht auch wegen der Plastikverpackung dick und krank. Die meisten Plastikverpackungen enthalten die Chemikalie Bisphenol A, ein Weichmacher, der aus dem Plastik ins Wasser gelangt und somit in unseren Körper. Das Wasser in Plastikflaschen hat eine sehr hohe Östrogen-Konzentration. Diese Chemikalie beeinflusst den Fettstoffwechsel und führt zu Übergewicht und Krankheiten, wie Krebs un macht Männer unfruchtbar. Besonders Wasser mit Kohlensäure enthält größere Mengen an Weichmacher, weil die Kohlensäure das Plastik aggressiv angreift.

In meinem Buch:

„Die verkrebste Generationen. Geboren und programmiert, um an Krebs zu sterben. Werden wir alle an Krebs sterben müssen?"

habe ich detailliert darüber geschrieben.

Mineralwasser mit Kohlensäuren scheint für den Körper sehr ungesund zu sein. Wir wurden in Afrika immer davor gewarnt. Mir wurde immer gesagt, dass Bier – auch wegen der Kohlensäure darin – nicht nur dick macht, sondern auch krank. Ich wusste gar nicht, dass es Wasser mit Kohlensäure gibt. In Afrika bzw. in Kamerun gibt es nur stilles Wasser. Kohlensäure dehnt den Magen, sagte mir mein Naturlehrer in Kamerun, dadurch isst du viel mehr. Es gibt dir ein falsches Sättigungsgefühl, das schnell wieder verschwindet, und dich öfter essen lässt.

Außerdem lassen die Weichmacher und die chemischen Zusatzstoffen in Getränken wie Cola, Fanta, Limonaden usw. deinen Körper dick werden.

Man vermutet auch, dass es in Leitungswasser hormonelle Schadstoffe aus den Anti-Baby-Pillen gibt: Frauen scheiden die über die Pille eingenommenen Hormone im Urin aus, diese gelangen dann ins Grundwasser und können nicht herausgefiltert werden. Sie gelangen so ins Leitungswasser und schaden besonders den Männern. Außerdem kann man Bisphenol A, eine gefährliche hormonähnlich wirkende Chemikalie im Trinkwasser finden, das über die beschichteten Trinkwasserrohre ins Leitungswasser abgegeben wird.

1.3.13 Tee

Studien belegen, dass Kräutertees Krebs auslösen können. Pyrrolizidinalkaloide sind in hohen Mengen in Tee, Kräutertee und getrockneten Heilpflanzen. Für Kinder, Schwangere und Stillende könnten die Schadstoffe im Kräutertee gefährlich sein. Wissenschaftler finden "unerwartet hohe Gehalte an Pyrrolizidinalkaloiden", kurz PA, in Kräuter- und anderen Tees.

Das Bundesinstitut für Risikobewertung warnte im Sommer 2013, dass viele Kräuterteesorten mit krebserregenden Substanzen belastet sind! Die Kinder, Schwangere und Stillende vor allem sollten nicht zu viel Kräutertee trinken. Erwachsene die mehr als fünf Tassen Tee am Tag trinken, könnten sich sehr schaden.

Die Experten untersuchten in einer Studie insgesamt 221 verschiedene handelsübliche Kräutertee- und Teeproben sowie Teedrogen(getrocknete Heilpflanzen). Darunter unter anderem Baby-Fencheltee, Kamillentee, Brennnesseltee, Melissentee und Pfefferminztee. In vielen von Ihnen seien hohe Gehalte der sekundären Pflanzenstoffe die Pyrrolizidinalkaloiden (PA), gefunden worden, erklärte Das Bundesamt für Risikobewertung (BfR)-Präsident Andreas Hensel. Sekundäre Pflanzenstoffe sind Stoffe, die bestimmte Pflanzen ganz natürlich zur Abwehr gegen Fressfeinde und mikrobielle Angriffe bilden und sie wirken darüber hinaus als Wachstumsregulatoren. In Untersuchungen hat man festgestellt, dass diese Stoffe im Tierversuch Krebs auslösen.

In einem aktualisierten ÖKO-TEST(einigen Monaten später) wurden 15 Tees untersucht. Zwei konventionell hergestellte und sogar drei Bio-Tees enthielten Pyrrolizidinalkaloide. Schwangere, Stillende und Kinder sollten daher nicht nur Tee trinken beziehungsweise diesen abwechselnd mit anderen Getränken konsumieren.

Für PA in Lebensmittel gibt es in Deutschland keine gesetzlichen Grenzwerte. Erstaunlich aber ist ein gesetzlicher Grenzwert im Arzneimittelbereich.

1.3.14 Kaffee

Auch wenn viele Studien und die Lebensmittelindustrie uns sagen, dass Kaffee gesund sei, sollten wir vorsichtig sein, denn es stimmt nicht ganz. Im Vergleich kann Kaffee sogar mehr schaden als helfen. Das kommt leider selten rüber. Das Koffein in Kaffee tut nicht immer gut.

Koffein ist eigentlich ein Insektengift, das die Kaffeepflanze bildet, um sich vor Insektenfraß zu schützen. Das Gift wirkt bei Menschen wie ein Aufputschmittel. Kaffee bekämpft die Müdigkeit und hält wach. Haben wir uns schon die Frage gestellt, warum? Das hat mit dem Stresshormon Adrenalin zu tun. Das Koffein verstärkt die Produktion dieses Hormons. Es versetzt unseren Körper ständig in einem Ausnahmezustand, als ob eine plötzliche Gefahr oder ein Ereignis auftauchte und man sich verteidigen oder fliehen müsste, oder als ob man in einem Wettkampf wäre. Die Folgen sind: Anstieg des Blutdrucks, der Herzfrequenz und des Muskeltonus. Da aber nichts passiert und wir oft nur da sitzen, wendet sich die Situation bald. Der Kick geht vorbei und wir fallen in eine extreme Müdigkeit, Erschöpfung, Nervosität, in ein allgemeines Unwohlgefühl. Es kann zu Kopfschmerzen kommen.

Koffein täuscht Stress vor, erhöht den Noradrenalin- und reduziert den Serotoninspiegel, ein beruhigend wirkender Neurotransmitter. Deswegen wird man unruhiger und zappeliger. Kaffee trägt zur Entstehung von Depressionen oder depressiven Gefühlen bei.

Es gibt sogar bereits ein Ausdruck für die chronische Vergiftung durch Koffein: Koffeinismus, die Abhängigkeit vom Kaffee und die psychischen und körperlichen Folgen davon. Menschen, die darunter leiden, haben oft Angst und Stimmungsschwankungen, sind schnell gereizt, unzufrieden, fallen öfter in Depression, haben Essstörungen und leiden an Schlaflosigkeit, Hyperaktivität, Konzentrationsstörungen.

Ist eine einzige Tasse Kaffee krebserregender als Pestizid?

Manche Experten meinen sogar, dass Kaffee gefährlicher sei als Pestizide. Diese Meinung vertritt der bekannte US-amerikanische Biochemiker Bruce Ames in „Dietary Pesticides (99.99 % all natural: carcinogens/mutagens/clastogens/coffee)". Er meint, dass sich Kaffeesäure beim Verfüttern in großen Mengen an Ratten und Mäuse als krebserregend erwiesen hat. Eine Tasse Kaffee enthält 10 Milligramm Kaffeesäure. Diese Menge vergleicht er mit dem Gehalt an Pestizidrückständen einiger krebserregender Pestizide in Lebensmitteln, der aufs Jahr verteilt unter 10 Milligramm ist. Bruce Ames war Forscher am Children's Hospital of Oakland Research Institute (CHORI) und war Direktor des „National Institute of Environmental Health Science" an der University of California, Berkeley.

1.3.15 Reine Säfte

Reine Säfte und frisch gepresster Säfte sind gesund, können aber auch krank machen. Für Orangesaft zum Beispiel werden viele Orangen samt Schale gepresst und erst dann gefiltert. Das Problem ist, dass die Früchte selbst wochen- und monatelang mit verschiedenen Chemikalien, wie Pestiziden, gespritzt und behandelt wurden. Obwohl sie gewaschen werden, gelangen Reste dieser Chemikalien in den Saft und somit in unseren Körper, mit den Folgen, die wir uns vorstellen können.

Säfte können außerdem laut mehrerer Studien ein Diabetes-Risiko bergen, wenn man viel davon trinkt, wie eine Studie der Harvard School of Public Health 2013 bewies. Grund ist die Struktur der Fruchtsäfte.

> **Beim Übergang vom Obst zum Saft gehen die Ballaststoffe verloren und der Fruchtzucker im Saft geht schneller und komplett ins Blut und erhöht so den Blutzucker stärker, als wenn man das Obst isst.**

Hinzu kommt bei vielen Menschen eine Unverträglichkeit von Fruchtzucker (Fructose). Immer mehr Menschen leiden darunter, ohne dass die Ärzte die Krankheit identifizieren. Bei den

Betroffenen ist die Aufnahme von Fruchtzucker schmerzhaft. Die Fructose landet unverdaut im Dickdarm und verursacht Bauchschmerzen, Blähungen, Durchfälle, Übelkeit und sogar Depressionen, Kopfschmerzen, Infektionsanfälligkeit und einen Mangel an bestimmten Mikronährstoffen, wie Folsäure und Zink, wenn die Intoleranz jahrelang nicht behandelt wird.

Bei Fructoseintoleranz sind folgende Lebensmittel verboten:

- ☹ Die meisten Früchte (Trauen, Orangen, Äpfel, Mangos usw.) und alle Produkte daraus
- ☹ Trockenfrüchte
- ☹ Honig, Marmelade, Schokolade, Süßigkeiten usw.
- ☹ Fertigprodukte, die Zucker enthalten könnten
- ☹ Diabetikerprodukte
- ☹ Süßstoffe: sie hemmen die Aufnahme der Fructose aus dem Darm zusätzlich und verschärfen folglich die Fructose-Intoleranz

1.3.16 Alkohol

Viele Krankheiten werden durch den Konsum von Alkohol verursacht oder verstärkt. Es gibt eine Alkoholkrankheit, die man „Trunksucht", „Alkoholsucht" oder „Alkoholismus nennt.

Aber man muss gar nicht erst Alkoholiker sein, bevor der Alkohol den Körper krank macht. Übermäßiger Alkoholkonsum schädigt den Körper auf vielfältige Weise. Langfristiger Alkoholmissbrauch führt neben der Alkoholsucht und der Alkoholvergiftung zu zahlreichen chronischen Folgekrankheiten.

Er schädigt

- Den Stoffwechselprozess und das kann diese Folgen haben:
    - Schädigung der Leber, was zu Fettleber, Alkohol-Hepatitis und Leberzirrhose führt, Bauchspeicheldrüsenentzündung (Pankreatitis),
    - Zu Herzmuskelerkrankungen, koronarer Herzkrankheiten und Anämie beitragen
    - Störungen des Zuckerstoffwechsels, Fettstoffwechselstörung
    - Osteoporose
- Die Schleimhäute in Mund, Rachen, Speiseröhre und Magen
- Das Gehirn und das Nervensystem

Alkohol begünstigt:

- Krebserkrankungen im Nasenrachenraum und Kehlkopfkrebs
- Hohen Bluthochdruck

- ☹ Psychische Störungen, wie Depressionen, Wahnvorstellungen, Angst
- ☹ Demenz und Alzheimer
- ☹ Augenmuskellähmungen
- ☹ Entzündung der Sehnerven
- ☹ Entzündung der Bauchspeicheldrüse
- ☹ Essstörungen und Übergewicht
- ☹ Übersäuerung des Körpers, Ursache weiterer Krankheiten
- ☹ Impotenz und Lustlosigkeit
- ☹ Durchfall
- ☹ Hormonelle Störungen

Weitere Krankheiten sind:

- ☹ Wernicke-Korsakow-Syndrom, es entsteht, wenn es dem Körper an Vitamin B1 mangelt. Es kann zu Bewegungsstörungen mit Lähmungserscheinungen, Wesensveränderungen, Wahnvorstellungen, Demenz und Nervenstörungen führen
- ☹ Das reine Korsakow-Syndrom ist eine Form der Amnesie (Gedächtnisstörung)
- ☹ Hepatische Enzephalopathie ist eine potenziell reversible Funktionsstörung des Gehirns, die durch eine unzureichende Entgiftungsfunktion der Leber entsteht
- ☹ Alkoholvergiftung

Babys sind bereits im Bauch durch Alkoholmissbrauch der Mutter betroffen und sie zeigen die typischen Gesichtsmerkmale des fetalen Alkoholsyndroms, sie sind häufig geistig Behindert und ihr Wachstum ist verzögert.

Außerdem raten Ärzte in Kamerun Diabetikern dringend ab, Rotwein zu trinken.

1.3.17 Kohlensäurehaltige Süßgetränke wie Cola und Limonaden

2010 starben 184 000 Menschen durch zu süße Getränke fanden Forscher heraus, darunter rund 133 000 an Diabetes, 45 000 an Herzkrankheiten und 6450 an Krebs.

Der Konsum von zuckerhaltigen Softdrinks, wie Cola und Limo, Isodrinks, Energy Drinks oder Proteindrinks macht nicht nur dick und fett, er verursacht auch viele Krankheiten wie Diabetes, Krebs, das metabolische Syndrom, Herz-Kreislauf-Beschwerden usw.

Cola enthält ca. 42 Kalorien (kcal) pro 100 Milliliter, in einer 0,5-Liter-Flasche sind umgerechnet 18 Stück Würfelzucker.

Diese zucker- und chemikalienhaltigen Getränke beschleunigen laut vieler Studien die Alterung der Körperzellen fast so sehr wie das Rauchen.

> **Zwei Gläser Limonade täglich schaden dem Körper genauso wie Rauchen!**

Einer der Hauptgründe sind die hohen Phosphatgehalte. In Softdrinks und süßen Pop-Getränken sowie Limonaden werden meistens Phosphate als Säuerungsmittel, Säureregulatoren, Emulgatoren, Schmelzsalze und Konservierungsmittel (E338, E339) verwendet.

Kohlensäurehaltige Süßgetränke

Je nach Konsum kann der Körper sogar um Jahre altern. Eine Studie der Universität von Kalifornien, die im *American Journal of Public Health* veröffentlicht wurde hat dies belegt. Prof. Elissa Epel und ihre Kollegen stellten einen möglichen Zusammenhang zwischen dem Zuckergetränkekonsum und der Zellalterung her. Viele Ergebnisse zeigten, dass Verbraucher von kohlensäurehaltigen Süßgetränken kürzere Telomere hatten.

Forscher stellten fest, dass Menschen, die täglich mindestens 350 Milliliter zuckerhaltige Limogetränke zu sich nehmen, körperlich um 4,6 Jahre älter sind als Menschen, die sich an Wasser oder Tee halten.

Dazu steigt das Risiko ab zwei Gläsern pro Woche an Bauchspeicheldrüsenkrebs zu erkranken.

Energydrinks enthalten im Vergleich zu Cola oft die dreifache Koffein-Menge.

Durch die Kohlensäure wird auch mehr Weichmacher aus den Plastikflaschen freigesetzt und gelangen so ins Blut – mit allen Konsequenzen, die ich im folgenden Kapitel beschreibe.

Was passiert in deinem Körper in den ersten 60 Minuten nach dem Trinken einer Dose Cola

Wir haben schon viel über Süßgetränken, wie Cola und Co gelesen. Wir wissen, dass sie ungesund sind, aber wir wissen nicht wirklich, was genau mit unserem Körper passiert.

Bei meinen Recherchen bin ich auf folgende Information gestoßen, die erstmalig genau und detailliert erklärt wird, was Cola in unserem Körper anrichtet.

Der britische Gesundheits-Blogger Niraj Naik hat auf seiner Webseite „The Renegade Pharmacist" aufgelistet, was eine Dose Cola innerhalb nur einer Stunde im Körper anrichtet. An diesem

Beispiel wird gezeigt, wie Fructose und kohlensäurehaltige Getränke uns mehr zerstören und fetter machen, als die sogenannten gesättigte Öle.

Originaltext kommt von:
http://www.blisstree.com/2010/06/23/mental-health-well-being/what-happens-to-your-body-if-you-drink-a-coke-right-now/

„Wenn du eine Dose Cola trinkst, oder ein ähnliches, zucker- und koffeinhaltiges Getränk, passiert laut Niraj Naik folgendes in deinem Körper…

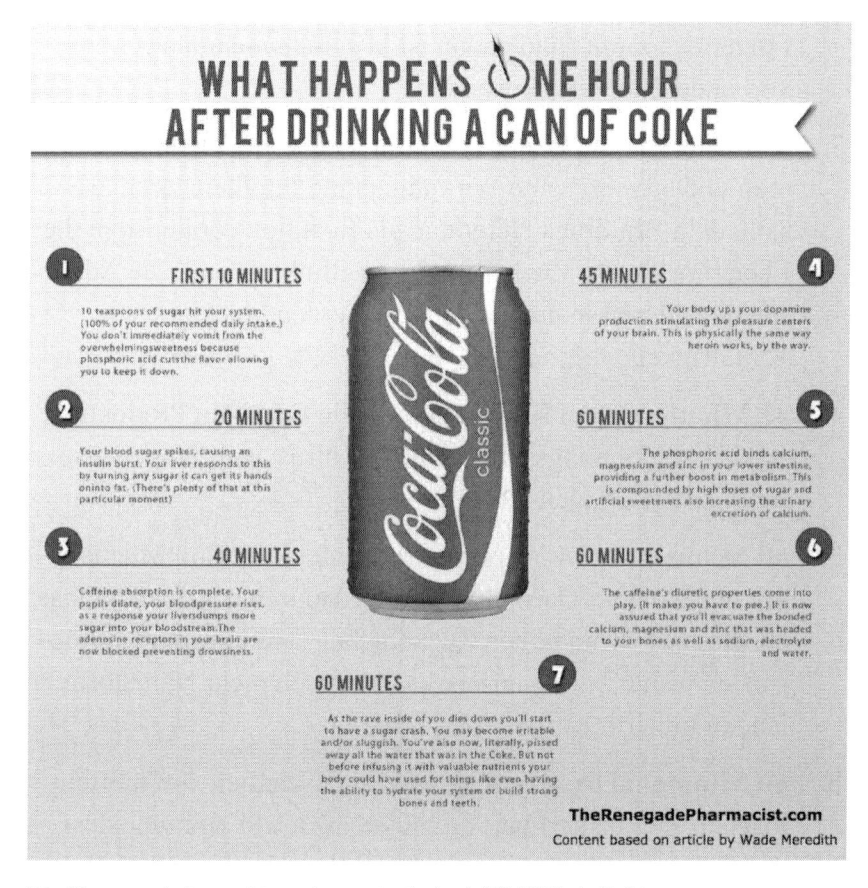

Kohlensäurehaltige Süßgetränke

WHAT HAPPENS ONE HOUR AFTER DRINKING A CAN OF COKE

FIRST 10 MINUTES
10 teaspoons of sugar hit your system. (100% of your recommended daily intake.) You don't immediately vomit from the overwhelming sweetness because phosphoric acid cuts the flavor allowing you to keep it down.

20 MINUTES
Your blood sugar spikes, causing an insulin burst. Your liver responds to this by turning any sugar it can get its hands onto to fat. (There's plenty of that at this particular moment)

40 MINUTES
Caffeine absorption is complete. Your pupils dilate, your bloodpressure rises, as a response your liver dumps more sugar into your bloodstream. The adenosine receptors in your brain are now blocked preventing drowsiness.

45 MINUTES
Your body ups your dopamine production stimulating the pleasure centers of your brain. This is physically the same way heroin works, by the way.

60 MINUTES
The phosphoric acid binds calcium, magnesium and zinc in your lower intestine, providing a further boost in metabolism. This is compounded by high doses of sugar and artificial sweeteners also increasing the urinary excretion of calcium.

60 MINUTES
The caffeine's diuretic properties come into play. (It makes you have to pee.) It is now assured that you'll evacuate the bonded calcium, magnesium and zinc that was headed to your bones as well as sodium, electrolyte and water.

60 MINUTES
As the rave inside of you dies down you'll start to have a sugar crash. You may become irritable and/or sluggish. You've also now, literally, pissed away all the water that was in the Coke. But not before infusing it with valuable nutrients your body could have used for things like even having the ability to hydrate your system or build strong bones and teeth.

TheRenegadePharmacist.com
Content based on article by Wade Meredith

http://therenegadepharmacist.com/wp-content/uploads/2015/05/coke1hr3.jpg

1. **In den ersten 10 Minuten**: wird der Körper von 10 Teelöffeln Zucker überschwemmt schlagen in deinen Körper ein (das sind 100% der empfohlenen Tagesdosis.) Diese überwältigende Süße löst nur deswegen keinen Brechreiz aus, weil Phosphorsäure den Geschmack mildert.

2. **20 Minuten**: Dein Blutzucker erreicht den Höhepunkt, was die Ausschüttung großer Mengen Insulin verursacht. Deine Leber reagiert darauf, indem sie jeden Zucker, den sie in die

103

Finger bekommt (und davon ist ja gerade mehr als genug vorhanden) in Fett umwandelt.

3. **40 Minuten**: Du hast das Koffein jetzt komplett aufgenommen und es zeigt seine Wirkung: deine Pupillen verengen sich, dein Blutdruck steigt und als Reaktion darauf kippt die Leber noch mehr Zucker in deinen Blutkreislauf. Die Adenosin-Rezeptoren in deinem Gehirn werden blockiert, was Schläfrigkeit verhindert.

4. **45 Minuten**: Dein Körper steigert die Dopamin Produktion, was das Belohnungszentrum des Gehirns anregt – genauso funktioniert übrigens Heroin.

5. **60 Minuten**: Die Phosphorsäure bindet Kalzium, Magnesium und Zink im Darm und kurbelt dadurch den Stoffwechsel an. Das wird vom hohen Zuckergehalt und künstlichen Süßstoffen weiter vorangetrieben – d.h. noch mehr Nährstoffe landen im Urin.

6. **60 Minuten**: Die harntreibende Eigenschaften von Koffein machen sich bemerkbar: du musst auf's Klo und scheidest das Kalzium, Magnesium und Zink aus, das eigentlich deinen Knochen gebraucht hätten. Außerdem verliert dein Körper Natrium, Elektrolyte und Wasser.

7. **60 Minuten**: Die Achterbahnfahrt in deinem Körper kommt langsam zum Ende und der Zuckerpegel im Blut stürzt rasant ab: du wirst müde und gereizt. Und du hast jetzt alles in der Cola enthaltene Wasser in's Klo befördert, und zwar nachdem es dein Körper mit den ganzen wertvollen Nährstoffen angereichert hat.

In den nächsten paar Stunden (wenn du Raucher bist wahrscheinlich schon nach spätestens 2 Stunden) folgt dann auch noch der Koffeinabsturz.

Kohlensäurehaltige Süßgetränke

Es ist nicht speziell die Cola, die der Feind ist, sondern die explosive Mischung von extrem viel Zucker, Phosphorsäure und Koffein – und die findet sich in fast jedem Limonadengetränk.

Wir sollten eigentlich alle die Gesundheitsrisiken dieser Getränke kennen, weil die Zusammenmischung von Zucker, kohlensäurehaltigem Wasser und Zusatzstoffen wie Phosphorsäure und Salz viel zu viel Säure in unserem Körper produziert.

Ab und mal ein Glas richtet keinen größeren Schaden an, wie immer ist das richtige Maß entscheidend."

1.4 Plastikverpackungen:
Kunststoffteile im Essen

Viele Verpackungen aus Plastik sind sehr mit Giften belastet. Zu den häufigsten in Plastik vorkommenden hormonell wirksamen Chemikalien gehören Phthalate und Bisphenol A (BPA).

Die chemische Verbindung **BPA**, Ausgangsmaterial für Polycarbonat und Epoxidharze, das auch in Kunststoffen wie Polyamid, Silikon oder Latex beigemischt wird, soll erhebliche Auswirkungen auf die Zeugungsfähigkeit von Männern haben. Der Stoff wirkt ähnlich wie das weibliche Sexualhormon Östrogen. Das zum Härten von Plastik genutzte BPA ist einer der meistverwendeten Industriestoffe mit weltweiten Umsätzen in Milliardenhöhe. Die Substanz steckt unter anderem in Lebensmittelverpackungen, Konservendosen (sind innen mit einer dünnen Kunststoffschicht ausgekleidet. Diese besteht fast immer aus Epoxidharzen, die BPA an die Lebensmittel abgeben), in Zahnfüllungen, CD-Hüllen, Baumaterialien oder in der Auskleidung mancher Babyfläschchen. In fast allen Kapiteln dieses Ratgebers muss ich über Weichmacher sprechen – so verbreitet und gefährlich sind sie.

Phthalate finden sich als Weichmacher in verschiedenen Kunststoffen, v.a. PVC, Polycarbonat (PC), usw.

Phthalate und Bisphenol A sind im menschlichen Blut, im Urin, in der Muttermilch und im Nabelschnurblut von Neugeborenen nachweisbar und sie sind sehr stark krebserregend.

Wir finden Weichmacher auch in vielen Süßigkeiten, Nutella, Butter, Käse oder Schlagsahne. Geschätzte 40 Prozent unserr Lebensmittel enthalten giftige Weichmacher. Zu diesem Ergebnis kam die NDR-Haushaltssendung „Der große Küchen-Check".

Einen großen Schock gab es 2010, als das Bundesumweltamt den gefährlichen Weichmacher DEHP, ein Phthalat, in Nutella identifizierte. DEHP ist einer der gefährlichsten Weichmacher überhaupt. Schon damals hatte das Bundesumweltamt 600 Kinder auf den Weichmacher untersucht. Ergebnis: Jedes Kind war mit DEHP kontaminiert. Die Werte einiger Kinder wurden von befragten Toxikologen als äußerst bedenklich eingestuft. Neben vermuteter krebserregenden Wirkungen, haben Studien bewiesen, dass Weichmacher die Geschlechtsorgane der Männer angreifen und sei unfruchtbar machen können.

1.5 Chemikalien und Gift in der biologischen Landwirtschaft

Generell heißt es, Bioprodukte (Fleisch, Gemüse, Obst und Co) müssen ohne Gentechnik, chemische Dünger und Pestizide auskommen. Leider ist das nicht immer der Fall.

Bio ist nicht immer gleich Bio. Biosiegel ist nicht gleich Bio. Besonders die Biomarken der Supermärkte können krebserregende Stoffe enthalten. Man hat schon Dioxin in Bioeiern gefunden!

Viele Bioprodukte werden genauso mit Pestiziden gespritzt wie konventionelle Produkte.

Eine Gefahr bei Bioprodukten sind Schimmelpilze. Um dagegen vorzugehen, werden konventionelle Gifte gespritzt, die leider in einigen Bioprodukten beim Endverbraucher wiederzufinden sind.

In vielen Bioprodukten werden auch gefährliche Zusatzstoffe verwendet; es ist deshalb sehr wichtig, die Inhaltsstoffe auf der Packung genau zu lesen. Einige sind erwiesenermaßen krebserregend, und hier muss der Verbraucher wissen, dass auch in Bioprodukten bis zu sieben Zusatzstoffe ohne Kennzeichnung enthalten sein dürfen. Das bedeutet, es kann in Bioprodukten die gleichen Zusatzstoffe geben wie in den konventionellen Produkten, sie dürfen aber trotzdem „Bio" genannt werden.

- ☹ Carrageen: findet man in Bio-Milchprodukten. Carrageen wird aus Rotalgen gewonnen und ist äußerst umstritten, da die Substanz in Tierversuchen zu Geschwüren und Veränderungen im Immunsystem geführt hat
- ☹ Nitritpökelsalz: bestimmte Bio-Wurstwaren enthalten Nitritpökelsalz, dieses kann krebserregende Nitrosamine bilden
- ☹ Ascorbinsäure (Vitamin C)
- ☹ uvm.

In Deutschland verzichten Bioverbände wie „Demeter" auf solche gefährliche Zusatzstoffe.

In der Vergangenheit wurden immer wieder krebserregende Substanzen in Bioprodukten gefunden. Die Verbraucherorganisation Foodwatch warnte vor Acrylamid in manchen Bio-Kartoffelchips: Acrylamid ist krebserregend.

Ein weiterer Fall lag 2007 vor, als die Stiftung Warentest in der Bitterschokolade „Bio Negro" eine besonders hohe Konzentration der krebserregenden Substanz Benzpyren fand. Benzpyren gehört zur krebserregenden Stoffgruppe der polyzyklischen, aromatischen Kohlenwasserstoffe (PAK). Das Produkt wurde damals vom Markt genommen.

2013 fand die Stiftung Warentest in Pura Pesto von Basilico Genovese D.O.P. mit dem Mindesthaltbarkeitsdatum 4.7.2014 den potenziell krebserregenden Stoff Anthrachinon.

1.6   Entzündungen werden auch durch ungesunde Ernährung ausgelöst

Entzündungen entstehen, um den Körper vor Eindringlingen wie Bakterien, Schadstoffen usw. zu schützen. Eine Entzündung ist deswegen ein natürlicher Abwehrmechanismus des Körpers.

Bei vielen chronischen Krankheiten, wie Krebs, Alzheimer, Osteoporose, Bronchitis, Diabetes, usw. entstehen Entzündungsreaktionen im Körper. Entzündungen lassen sich an verschiedene Zeichen erkennen: Fieber, Rötungen, Pickel, Schmerzen, Anschwellungen usw.

Ursache **von Entzündungen** kann neben Viren, Pilzen, Umweltgiften, Bakterien, Stress und Bewegungsmangel auch schlechte Ernährung sein: Übersäuernde Ernährung, raffinierter Zucker, Weißmehl, Milchprodukte, Fertiggerichte und Mikrowellenessen, Zusatzstoffen in Lebensmittel, schlechte Getränke, wie Cola, Fanta, Limo usw. und vitalstoffarme Ernährung mit wenig Vitaminen und Mineralien.

Wenn der Säure-Basen-Spiegel in unserem Körper gestört ist, wird unser Körper öfter Entzündungsreaktionen vorweisen. Durch die Aufnahme von Zusatzstoffen verändert sich die Darmflora, was Entzündungen fördert.

Mit einer entzündungshemmenden Ernährung, bestehend aus basischen, vitamin- und mineralstoffreichen Lebensmitteln (Vitamine A, C und E, Spurenelemente wie Selen, Zink, Magnesium, usw.) und Omega Fettsäuren können wir unseren Körper vor vielen entzündungsbedingten Krankheiten schützen.

1.7 Freie Radikale

Herzerkrankungen, Krebs und Rheuma haben etwas gemeinsam: freie Radikale. Diese sind kaputte Teile von Molekülen, die mit einem sogenannten ungepaarten Elektron im Atom der Bruchstelle. Die freien Radikalen sind aggressiv auf der Suche nach ihrem fehlenden Elektron und dabei zerstören sie andere Stoffe, Zellmembranen, Chromosomen oder Gewebe.

Freie Radikale entstehen bei allen Stoffwechselprozessen im Körper, wie Stress oder Immunabwehr, Entzündungen, Verletzungen, hohen körperlichen Belastungen, aber auch durch äußere Einflüsse wie Tabak, UV-Strahlung, Röntgenstrahlung oder Lebensmittelzusatzstoffen wie Konservierungs-, Farb-, Aromastoffen, sowie Herbiziden, Fungiziden, Pestiziden und Nitraten. Bestimmte Medikamente, Smog, Autoabgase, Luftverschmutzung, Dioxine, Methan, Ozon, Lösungsmittel, Schwermetalle, Körperpflegeprodukte begünstigen ebenfalls die Entstehung von freien Radikalen.

Freie Radikale verursachen Entzündungen in Körper. Diese Entzündungen sind wichtig, denn sie sind eine normale und hilfreiche Reaktion, um diese aggressiven Radikalen unschädlich zu machen. Deswegen sind kleine Mengen an freien Radikalen kein Problem für den Körper. In größeren Mengen, wenn der Körper die freien Radikalen nicht ausreichend abbauen kann, entsteht Oxidationsstress. Die Abwehrfähigkeit des Körpers ist überlastet, das führt zum Absterben von Zellen und Membranen und zur Entstehung von chronischen Krankheiten.

Viele Studien haben einen Zusammenhang zwischen einem Überfluss an freien Radikalen und dem Alterungsprozess, sowie dem Auftreten von degenerativen Erkrankungen, wie Herzerkrankungen und Schlaganfall, Krebs und Arteriosklerose, Demenz und Parkinson bestätigt.

Freie Radikale

Die Alterung erklärt sich zum Teil durch die Abnutzungserscheinungen, die von den reaktionsfreudigen Atomen und Molekülen – den freien Radikalen – verursacht wurden.

> Wir würden also länger gesund und jung leben können, wenn wir das Niveau der freien Radikalen vermindern, oder sie neutralisieren würden.

1.8 Tabellen krankmachender und gefährlicher Zusatzstoffe in Lebensmitteln:

Inklusive Tabellen der wichtigsten giftigen und krebserregenden Chemikalien in Lebensmitteln

In unserer heutigen modernen Ernährung sind krankmachende Zusatzstoffe eine Normalität geworden, die vielen Menschen gar nicht bewusst ist, die aber die die meisten Krankheiten in unserem Körper verursacht. Würden diese Zusatzstoffe und Chemikalien verringert werden, würden viele Menschen gar nicht zum Arzt gehen. Künstliche Aromen, Farbstoffe, Glutamat und Konservierungsstoffe wirken sich negativ auf unsere Gesundheit aus und machen krank. Zusatzstoffe sind verantwortlich für viele chronische Entzündungen im Körper.

20 Prozent der Deutschen leiden an einer Laktose-Intoleranz bzw. Milchzucker-Unverträglichkeit. Das hat auch mit diesen Chemikalien zu tun, denn manche Zusatzstoffe können Allergien und Nahrungsmittel-Unverträglichkeiten, wie Laktose- oder Gluten-Intoleranz auslösen.

Konservierungsstoffe aus chemischen Strukturen erkennt man an den 200er E-Nummern. Alle Lebensmittelzusatzstoffe werden mit E-Nummern gekennzeichnet. Das „E" steht dabei für „Europa".

Zurzeit gibt es mehr als 300 verschieden Zusatzstoffe.

Die vorliegende Tabelle umfasst nur Lebensmittelzusatzstoffe, die als bedenklich oder gefährlich einzuschätzen sind. Zudem sind zu Beginn einige in Lebensmitteln und Nahrungsmittelergänzungen verwendete Stoffe aufgeführt, die keine Zulassung als Lebensmittelzusatzstoff erhalten haben und deshalb keine E-Nummer besitzen.

Es empfiehlt sich, besonders für Risikogruppen wie Allergiker und Kleinkinder, eine individuelle Bewertung, welche Stoffe gemieden werden möchten oder sollten.

Es gilt wie immer der Satz „die Dosis macht das Gift", aber da wir gleichzeitig mehrere Lebensmittel essen oder trinken ist diese Dosis recht schnell erreicht.

1.8.1 Tabelle gefährlicher Farbstoffe (E 100-180)

Lebensmittelfarbstoffe sind Lebensmittelzusatzstoffe, die dazu dienen, Lebensmittel besser aussehen zu lassen und die Farberwartungen der Verbraucher zu befriedigen. Sie dienen auch dem Ausgleich von verarbeitungsbedingten Farbverlusten und können daher unter Umständen eine bessere Qualität vortäuschen

Fett = besonders gefährliche und/oder bereits in geringer Dosis schädliche Stoffe

E-Nummer	Name	Gefährdung
E 100	Kurkumin	Funktionsstörungen der Schilddrüse, allergieauslösend
E 102	Tartazin	**Allergieauslösend, steht in Verdacht, bei Kindern ADHS auszulösen**
E 104	Chinolingelb	**Allergieauslösend, steht in Verdacht, bei Kindern ADHS auszulösen, weitere Wirkung weitestgehend ungeklärt, in den USA verboten (Krebsverdacht)**

Tabelle gefährlicher Farbstoffe

E-Nummer	Name	Gefährdung
E 110	Sunsetgelb FCF, Gelboranga S	Allergieauslösend, vermutlich asthma- und neurodermitisauslösend, steht in Verdacht, bei Kindern ADHS auszulö- sen, im Tierversuch Nierentumore
E 120	Conchenille, Karminsäure, echtes Karmin, Carmin	(selten) allergieauslösend
E 122	Azorubin	Nebenwirkungen auf Blutbild, Lunge, Lymphsystem, Bauchspeicheldrüse, steht in Verdacht, bei Kindern ADHS auszulösen
E 123	Amaranth	Krebserregend, allergieauslösend (vermutlich auch Asthma und Neurodermitis), im Tierversuch Kalkablagerungen in den Nieren, in den USA verboten, nicht mit dem „Inkakorn" zu verwechseln

Tabelle gefährlicher Farbstoffe

E-Nummer	Name	Gefährdung
E 124A	Ponceau 4 R, Conchenillerot A	Allergieauslösend, steht in Verdacht, bei Kindern ADHS auszulösen
E 127	Erythrosin	Beeinträchtigt Nerven- und besonders Schilddrüsenfunktion, wird als Ursache für Hyperaktivität bei Kindern diskutiert, krebserregend, fördert Geschwürbildung
(E 128)	Rot 2 G	Krebserregend, allergieauslösend, Zulassung zurzeit widerrufen
E 129	Allurarot AC	Kaum Untersuchungen, allergieauslösend, steht in Veracht bei Kindern ADHS zu verursachen
E 132	Indigotin, Indigokarmin	Kann Verdauungsenzyme beeinträchtigen, selten allergieauslösend
E 142	Grün S, Brilliantsäuregrün BS	Steht in Verdacht, Alzheimer auszulösen, im Tierversuch erbgutschädigend

Tabelle gefährlicher Farbstoffe

E-Nummer	Name	Gefährdung
E 151	Brilliantschwarz BN, Schwarz PN	Allergieauslösend
E 154	Braun FK	Schädigung von Leber und Herz, Färbung fast aller Organe durch unbekannte Stoffwechselprodukte von E154 gefärbt, allergieauslösend
E 155	Braun HT	Enthält nach Angaben des Wissenschaftlichen Lebensmittelausschusses der EU „etwa 20% eines nicht identifizierten Zusatzfarbstoffes", wird in Nieren und Lymphsystem eingelagert
E 160A	Carotine, Beta-Carotin	Bei Raucher*innen und Menschen mit Herz-Kreislauf-Erkrankungen bei großer Aufnahme erhöhtes Lungenkrebsrisiko

Tabelle gefährlicher Farbstoffe

E-Nummer	Name	Gefährdung
E 161g	Canthaxanthin	Schäden an Augen und Leber, vom Bundesgesundheitsamt als „riskanter Wirkstoff" eingeschätzt
E 171	Titandioxid	Bisher keine nennenswerte Erforschung in puncto Auswirkung
E 173	Aluminium	Steht in Verdacht, Alzheimer auszulösen, wird von Nierenkranken im Körper angereichert
E 174	Silber	Blockiert eine Vielzahl von Enzymen, lagert sich im Gewebe ab
E 175	Gold	Kann zu Störungen des Blutbildes führen
E 180	**Litholrubin BK**	**Im Tierversuch erhöhte Sterblichkeit, verursacht Hyperaktivität, diverse Nebenwirkungen auf Nieren, Milz, Schild- drüse und Infektabwehr, allergieauslösend**

1.8.2 Tabelle gefährlicher Konservierungsstoffe in Lebensmitteln (E 200-298)

Verlängern die Haltbarkeit und verhindern den Verderb von Lebensmitteln.

E-Nummer	Name	Gefährdung
E 210	Benzoesäure	Hohe Giftigkeit, führt zu Allergien, Asthma, Nesselsucht, kann in hohen Dosen epileptische Anfälle verursachen, in Gegenwart von Ascorbinsäure (E300) entsteht das krebserregende Benzol
E 211	Natriumbenzoat	siehe E210
E 212	Kaliumbenzoat	siehe E210
E 213	Calciumbenzoat	siehe E210
E 214-219	PHB-Ester	Allergieauslösend, im Tierversuch krampfauslösend

Tabelle gefährlicher Konservierungsstoffe

E-Nummer	Name	Gefährdung
E 220	Schwefeldioxid	Kann Kopfschmerzen, Asthmaanfälle, Allergien und Übelkeit auslösen, zersetzt Vitamin B1
E 221-228	Sulfite	siehe E220
E 230	Biphenyl, Diphenyl	**Fördert Blasenkrebs, im Tierversuch innere Blutungen und Organveränderungen, verursachte in den Herstellerwerken Todesfälle,** für Schalenbehandlung zugelassen -> gelangt beim Schälen mit den Fingen auf das Fruchtfleisch (Zitrusfrüchte, Bananen)
E 231, 232	Orthophenylphenole	**siehe E230**

Tabelle gefährlicher Konservierungsstoffe

E-Nummer	Name	Gefährdung
E 233	Thiabendazol	Schädigungen von Leber, Nieren, Milz, Herz, krebsartige Veränderungen der Schilddrüse, inzwischen nur noch als Pestizid geführt, aber der Einsatz bleibt gleich: Schalen von Zitrusfrüchten und Bananen, siehe dazu E230
E 234	Nisin	Bedenken wegen Bildung resistenter Krankheitserreger
E 235	Natamycin	Antibiotisches Arzneimittel, durch Einsatz in Lebensmitteln Erregerresistenz zu befürchten
E 239	Hexamethylentetramin	Spaltet hochgiftiges, stark krebserregendes Formaldehyd ab, reagiert mit Eiweiß zu unerforschtem verändertem Protein

Tabelle gefährlicher Konservierungsstoffe

E-Nummer	Name	Gefährdung
E 242	Dimethyldicarbonat	Zersetzt sich unmittelbar in Kohlendioxid und Methanol sowie u.U. in giftiges Methylcarbamat, reagiert mit Lebensmittelinhaltsstoffen, kein Kennzeichnungspflicht (!)
E 249-252	Nitrate und Nitrite	Können in Magen und Darm oder bei Erhitzung über 130° (Fleischbraten/-grillen) zu krebserregenden Nitrosaminen reagieren, giftig, akut gefährlich für Kleinkinder, weil Blockierung von Sauerstofftransport
E 270	Milchsäure	D-Milchsäure kann von Säuglingen nicht abgebaut werden. Es kann zur Übersäuerung des Blutes kommen. Für Säuglingslebensmittel aber nur L(+)-Milchsäure zugelassen

Tabelle gefährlicher Konservierungsstoffe

E-Nummer	Name	Gefährdung
E 280	Propionsäure	Im Tierversuch krebsartige Veränderungen des Vormagens, in der BRD 1988 verboten, durch die EU inzwischen auch in Deutschland wieder zugelassen
E 281-283	Propionate	siehe E280
E 284, 285	**Borsäure&Borax**	**Reichern sich im Körper als Gifte an, Organschäden, haben früher zu Vergiftungen geführt, daher heute nur noch für Kaviar zugelassen, kein Gegenmittel bekannt**

1.8.3 Tabelle gefährlicher Antioxidationsmittel in Lebensmitteln (E 300-321)

Diese sorgen dafür, dass die Lebensmittel länger frisch und genießbar bleiben und Geschmack und Farbe beibehalten. Antioxidantien machen Lebensmittel länger haltbar, können aber auch als Stabilisator oder Emulgator dienen.

E-Nummer	Name	Gefährdung
E 301	Natrium-L-Ascorbat	Fördert Blasenkrebs, im Tierversuch Wachstumsbeeinträchtigung von Jungtieren, oft wie E 300 schlicht als "Ascorbinsäure" deklariert
E 310	Propylgallat	Kann bei Säuglingen zu Blausucht führen, beeinträchtigte im Tierversuch die Infektabwehr, womöglich allergieauslösend
E 311	Octylgallat	siehe E310
E 312	Dodecylgallat	siehe E310

Tabelle gefährlicher Antioxidationsmittel

E-Nummer	Name	Gefährdung
E 315	Isoascorbinsäure	Steht in Verdachte, die Aufnahme von natürlichem Vitamin C (Ascorbinsäure) zu verhindern
E 316	Natriumisoascorbat	siehe E301, kaum Untersuchungen
E 319	tertiär- Buthylhydrochinon	Allergieauslösend, Verdacht auf krebserregende Wirkung
E 320	Butylhydroxyanisol (BHA)	Kann krebserregend wirken, lagert sich im Fettgewebe an, gelangt in den Fötus, bei Erhitzung Zersetzung in Stoffe, deren gesundheitliche Unbedenklichkeit nicht bestätigt ist, Veränderungen an Immunsystem, Blutbild, Leber und Schilddrüse, allergieauslösend
E 321	Butylhydroxytoluol (BHT)	siehe E320

1.8.4 Tabelle gefährlicher Emulgatoren, Stabilisatoren, Verdickungsmittel und Geliermittel in Lebensmitteln (E 322-495)

Emulgatoren verbinden zwei nicht vermischbare Flüssigkeiten, wie zum Beispiel Fett und Wasser, zu einer stabilen Emulsion. Stabilisatoren werden eingesetzt, um Beschaffenheit, Aroma, oder anderes stabil zu halten. Verdickungsmittel sind Stoffe, die in erster Linie in der Lage sind, Wasser zu binden. Geliermittel quellen im Wasser und gelieren.

E-Nummer	Name	Gefährdung
E 325-327	Lactate	siehe E270
E 338	Orthophosphorsaure	Steht im Verdacht Osteoporose, Verkalkungen und Hyperaktivität auszulösen, erhalten erhebliche Rückstande an Arsen, Cadmium und Uran, oft nur als „Phosphat" deklariert, behindert Aufnahme von Calcium, Magnesium und Eisen
E 339-343	Phosphate	siehe E 338

E-Nummer	Name	Gefährdung
E 385	**Calcium-Dinatrium-Ethylendiamintetraacetat (EDTA)**	**Kann die Aufnahme von Schwermetallen stark erhöhen**
E 400	Alginsäure, Alginat	Kann die Aufnahme diverser Mineralstoffe behindern (Calcium, Magnesium, Mangan, Eisen, Zink...)
E 401-405	Alginate	siehe E 400
E 407	Carrageen	Veränderungen des Immunsystems und Geschwüre im Tiertest, allergieauslösend, Tumorgefährlichkeit nicht abschließend geklärt
E 407A	Verarbeitete Eucheuma-Algen	siehe E 407

E-Nummer	Name	Gefährdung
E 412	Guarkernmehl	Häufig stark mit gefährlichen Stoffen verunreinigt, Schädigungen von Speiseröhre, Magen und Darm, beeinträchtigt Verdauung, verändert Darmflora, fördert Blähungen
E 413	Traganth	Die WHO nimmt an, dass Traganth „ein massives Allergen ist, fähig extrem schwere Reaktionen auszulösen"
E 420	Sorbit, Sorbitsirup	Kann relativ schnell zu Krämpfen führen
E 425	Konjak, Konjakgummi	Behindert die Aufnahme diverser Nährstoffe

E-Nummer	Name	Gefährdung
E 432-436	Polysorbate	Reaktionen bei der Herstellung nicht vorhersehbar, stehen in Verdacht ansonsten nicht aufnahmefähige Stoffe resorbierbar zu machen
E 442	Ammoniumphosphatide	Bewertung für die Gesundheit ungeklärt
E 444	Saccharoseacetatisobutyrat	Gesundheitliche Bewertung unklar, beim Hund Leber- und Gallenschaden, wird fast nie deklariert
E 450-452	Di-, Tri- und Polyphosphate	siehe E 338
E 476	**Polyglicerin-Polyricinoleat**	**Schädigung von Leber und Nieren bei Tieren, Höchstdosis kann sehr schnell überschritten werden**
E 491	Sorbitanmonostesrat	Toxikologisch nicht unabhängig bewertet

E-Nummer	Name	Gefährdung
E 492-495	Sorbit-Fettsäure-Verbingungen	siehe E491

1.8.5 Tabelle der Rieselhilfen und Säureregulatoren in Lebensmitteln (E500-586)

Rieselhilfen sind Trennmittel, um das Klumpen beim Verbraucher zu verhindern. Säureregulatoren halten den gewünschten pH-Wert eines Lebensmittels konstant.

E-Nummer	Name	Gefährdung
E 503	Ammoniumcarbonat (Hirschhornsalz)	Bei direktem Verzehr gesundheitsschädlich, Ammonium entschwindet beim Backen, E 503 ist jedoch auch für ungebackene Lebensmittel zugelassen
E 510	**Ammoniumchlorid (Salmiak)**	**Veränderung von Nebenschilddrüsen, Nebennierenrinde und Blutbild, Knochenschäden, bei Schwangeren Hyperventilation, Appetitlosigkeit und Erbrechen**
E 512	Zink-11-Chlorid	Kann Übelkeit und Erbrechen verursachen

Tabelle der Rieselhilfen und Säureregulatoren

E-Nummer	Name	Gefährdung
E 520-523	Aluminiumsulfate	siehe E173
E 540-544	andere Di-, Tri- und Polyphosphate	siehe E 338, bei E 541 (Natriumaluminiumphosphat) siehe außerdem E 173
E 554-559	Aluminiumsilicate	siehe E 173
E 586	4-Hexylresorcin	Toxikologisch umstritten

1.8.6 Tabelle gefährlicher Geschmacksverstärker und Glutamate in Lebensmitteln (E 620-650)

Diese verstärken den Geschmack von Speisen und sparen so dien Herstellern teure, hochwertige Zutaten.

E-Nummer	Name	Gefährdung
E 620	Glutaminsäure	Kann bei empfindlichen Personen "Chinarestaurantsyndrom" verursachen (Kopfschmerzen, Übelkeit, Nackensteife), im Tierversuch Lernprobleme bei den Nachkommen und Fortpflanzungsstörungen, steigert den Appetit und unterstützt somit Übergewichtigkeit
E 621-625	Glutamate	siehe E 620, z.T. auch in Hefeextrakt enthalten
E 626	Guanylsäure	Wird im Körper in Harnsäure umgewandelt, kaum Untersuchungen

Tabelle gefährlicher Geschmacksverstärker und Glutamate

E-Nummer	Name	Gefährdung
E 627-629	Guanylate	siehe E 626
E 630-636	Inosinsäure und Inosinate	siehe E 626

1.8.7 Tabelle gefährlicher Süßstoffe in Lebensmitteln (E420, E 900-1520)

Dies sind synthetisch hergestellte oder natürliche Ersatzstoffe für Zucker, die dessen Süßkraft erheblich übertreffen. Sie machen insbesondere Getränke und Diätprodukte süß, sind aber ist fast allen Fertiggerichten, Fast Food Produkten, Eis usw. anzutreffen

E-Nummer	Name	Gefährdung
E 420	Sorbit, Sorbitsirup	Kann relativ schnell zu Krämpfen führen
E 950	Acesulfam-K	Im Tierversuch krebserregend
E 951	**Aspartam**	**Kann zu Kopfschmerzen, Gedächtnisverlust, Sehstörungen, Benommenheit und Hyperaktivität führen. Manche Studien stufen diese Chemikalie als Krebserregend ein**
E 952	**Cyclamat (meist Natriumcylamat)**	**In den USA seit 1969 wegen Krebs-Verdachts verboten. Im Tierversuch Schädigung von Hoden und Spermien**

Tabelle gefährlicher Süßstoffe

E-Nummer	Name	Gefährdung
		durch Abbauprodukte
E 954	Saccharin	Das eingesetzte Natriumsalz erzeugt bei Tieren Blasenkrebs, Appetitfördernd, schädlich bei Blasenerkrankungen durch Wechselwirkungen mit Medikamenten
E 958	Glycyrrhizin (Süßholz)	Kann Kopfschmerzen und Herzrhythmusstörungen auslösen
E 959	Neohesperidin DC	Noch ungeklärt, appetitfördernd
E 960	Neotam	Nachfolgeentwicklung von Aspartam (E 951)
E 962	Aspartam-Acesulfam-Salz	Siehe E 950 und E 951

1.8.8 Tabelle der Schadstoffe, Gifte und krebserregenden Substanzen in Lebensmitteln: wo kommen sie vor und welche Krankheiten verursachen sie?

Gift	Vorkommen	Erklärung
Acrylamid	Chips, Pommes frites, Spekulatius	Erbgutverändernd, leberschädigend, vermutlich krebserregend. Acrylamid wird zudem in der Leber zum weitaus gefährlicheren Glycidamid umgewandelt
Agaritin	Rohe Champignons, getrocknete Pilze	Krebserregend
Alkohol (Ethanol)	Bier, Wein, hochprozentige Alkohole	Krebsfördernd. In großen Mengen leberschädigend. Hohe Suchtgefahr.

Tabelle der Schadstoffe, Gifte und krebserregenden Substanzen

Gift	Vorkommen	Erklärung
Anthrachinon	Zum Teil in Schwarztee enthalten. Zum Teil in sehr bedenklichen Mengen.	Krebserregende Substanz entsteht möglicherweise beim Produktionsprozeß. Ungeklärt.
Antibiotika	Fleisch, Meeresfrüchte aus Aquakultur, Milchprodukte	Fördert Resistenzen gegen Antibiotika und das Enstehen superresistenter Bakterien
Aluminium	In vielen Nahrungsmitteln natürlich vorhanden, oder über Konservendosen und Aluminiumküchenutensilien. Erhöhte Werte in Laugengebäck, Tee.	Schädigt das Gehirn. Möglicherweise für Alzheimer verantwortlich
Arsen	Algen, Fisch, vor allem Matjes, Meeresfrüchte, vor allem Muscheln, Reis, vor allem Vollkorn- und Parboiled-Reis	Kann bei regelmäßiger Zufuhr Hautkrebs, Leberkrebs auslösen

Tabelle der Schadstoffe, Gifte und krebserregenden Substanzen

Gift	Vorkommen	Erklärung
Aspatarm	Zuckerersatz, Süßigkeiten, Diätprodukte	Kann giftige Verunreinigungen enthalten. Enthält immer giftiges Methanol. Krebsverdacht. E-Nummer: E-951
Azofarbstoffe	Süßigkeiten, leuchtend farbige Lebensmittel	Sehr bedenkliche, krebserregende Farbstoffe. Teilweise enthalten sie: Benzidin. E-Nummern: E 102, E 104 (Chinolingelb), E 123, E 129, E 180
BHT	Süßspeisen, Kaugummi	Stört Blutgerinnung, Krebsverdacht, kann Allergien auslösen. E-Nummer: E 321
Benzol	Zum Teil in Erfrischungsgetränken, verschiedenen Lebensmitteln	Benzol ist krebserregend. Kann entstehen, wenn neben Benzoesäure auch Ascorbinsäure bzw. Vitamin C im Getränk vorhanden ist.

Tabelle der Schadstoffe, Gifte und krebserregenden Substanzen

Gift	Vorkommen	Erklärung
Benzoesäure / Natriumbenzoat	Konservierungsstoff. Oder natürlich in Beeren, Blaubeeren, Pilzen. Verlängert Haltbarkeit von Lebensmitteln. Teilweise in Erfrischungsgetränken enthalten.	Krebserregend, kann ADHS verursachen, Kopfschmerzen, Verdauungsprobleme, Allergie. In Kombination mit Ascrobinsäure kann krebserregendes Benzol entstehen.
Bisphenol A (BPA)	Plastikverpackungen von Lebensmitteln, Wasserkocher aus Plastik (!), z.T. Thermo-Papier, Küchen-Plastikgefäße, Hausstaub, Konservendosen	Wirkt wie Hormon. Wirkt negativ auf Fruchtbarkeit. Kann ADHS auslösen. Krebsverdacht!
Cadmium	Bitterschokolade, Nüsse, Spinat, Sellerie	Krebserregend, Nervenschädigend, Knochen schädigend. Stammt aus der natürlichen Zusammensetzung der Anbauböden.

Tabelle der Schadstoffe, Gifte und krebserregenden Substanzen

Gift	Vorkommen	Erklärung
Cholesterin	In tierischen Fetten, vor allem in Schweinefleisch	Zu hohe Aufnahme fördert Arterienverkalkung, erhöht Herzinfarkts- und Schlaganfallrisiko
Cumarin	Zimtgebäck, Waldmeister	Leberschädigend, krebserregend.
Cyclamat	Zuckerersatz. In Süßigkeiten, Diätprodukten	Ungeklärter Verdacht, Krebs hervorzurufen
Funghizide	Vor allem an Zitrusfrüchten und Erdbeeren	Sollen Pilzbefall von Lebensmitteln verhindern.
Gehärtete Fette	Margarine, Fertigprodukte, Süßigkeiten etc.	Lagern sich im Fettgewebe an und werden nicht abgebaut
Gentechnisch veränderte Lebensmittel	Viele Gemüse- und Getreidesorten betroffen. Muß in der EU deklariert werden, wenn über 1% Anteil in Lebensmitteln. Bei Tierfutter für Fleisch/ Milchprodukte keine De-	Zum Teil überhöhte Pestizidbelastung oder unbekannte Gifte enthalten. Beeinträchtigt ökologische Landwirtschaft, fördert Patente auf Lebewesen!

Tabelle der Schadstoffe, Gifte und krebserregenden Substanzen

Gift	Vorkommen	Erklärung
	klarationspflicht.	
Gesättigte Fettsäuren	Vor allem in tierischen Fetten, Kokosfett	Wirken sich ungünstig auf den Cholesterinspiegel aus. Erhöhtes Risiko von Herzinfarkt und Schlaganfall.
Glutamat / Geschmacksverstärker	Fertigessen, Snacks, chinesische Gerichte, Hefeextrakt. Kommt natürlich auch in Gemüsen vor.	Kann bei einigen Menschen Unverträglichkeiten hervorrufen. Leichtes Nervengift. E-Nummer: E 621
Glycidamid	Pommes frites, Kartoffelchips, hoch erhitzte Lebensmittel	Entsteht bei der Verdauung von Acrylamid. Stark krebserregend und erbgutverändernd. Mengen in Lebensmitteln sind gering.
Glyphosat	Weit verbreiteter Wirkstoff in vielen Pestiziden für den „Pflanzenschutz"	Wichtigstes chemisches Herbizid (Unkrautbekämpfung). Einer der Markennamen lautet „Roundup".

Tabelle der Schadstoffe, Gifte und krebserregenden Substanzen

Gift	Vorkommen	Erklärung
Histamin	In Rotwein, alkoholischen Getränken, Dosenfisch (v.a. Thunfisch), in Käse (je älter, desto mehr), Wurst/Schinken und Sauerkraut.	Ist ein giftiger Stoff, muß nicht deklariert werden. Kann Kopfschmerzen und „Kater" erzeugen. Schädlich für Blut und Herz. Für Histamin-Allergiker sehr problematisch.
Melamin	Kunststoff, aus dem häufig Geschirr gefertigt wird.	Durch Erhitzen von Melamin-Geschirr (ab 70°C), gelangen Melamin und Formaldehyd in die Lebensmittel. Gefahr von Krebs und Nierenerkrankungen.
Methanol	Hauptbestandteil sogenannter Fuselöle im Alkohol. Teilweise auch in Fruchtsäften	Schädigt das Nervensystem. Kann in höheren Dosen blind machen. Giftig.

Tabelle der Schadstoffe, Gifte und krebserregenden Substanzen

Gift	Vorkommen	Erklärung
Mineralöl (MOSH / MOAH)	In verschiedenen Lebensmitteln z.B. Speiseölen, Schokolade. Auch durch „Abfärben" von Papp-Recycling-Verpackungen und Druckfarben.	Mineralöl ist gesundheitsschädlich (u.a. leberschädigend). Durch Verunreinigungen im Boden, bei der Verarbeitung, durch die Verpackung aber nicht immer zu vermeiden.
Natriumnitrit, Nitritpökelsalz	In erwärmtem und dann warm gelagertem Spinat, in stark erhitztem Käse/Wurst und in gepökelten Lebensmitteln.	E-Nummern: E 249; E 250; E 251; E 252. Konservierungsstoff. Weitere Namen für vergleichbare Stoffe: Kaliumnitrit, Nitrat, Kaliumnitrat. Hemmt Sauerstoffaufnahme des Blutes.
Natriumfluorid, Fluor	Im Speisesalz, in angelsächsischen Ländern z.T. auch dem Leitungswasser zugesetzt.	Ist sehr giftig. Angeblich von essentieller Wichtigkeit für die Zahngesundheit.

Tabelle der Schadstoffe, Gifte und krebserregenden Substanzen

Gift	Vorkommen	Erklärung
Natamycin	Antibiotika-ähnlicher Stoff in der Käserinde konventionell hergestellter Käse. E 235.	Kann Antibiotika-Resistenz mit hervorrufen.
Nitrat	Im Trinkwasser, in verschiedenen Gemüsen wie Spinat, Kopfsalat (im Winter), Mangold und Rucola (im Winter).	Kann im Magen in krebserregendes Nitrosamin umgewandelt werden.
Patentblau	In Lebensmitteln als blaue Farbe.	Eher unbedenklich. Kann eventuell Allergien auslösen.
PET-Flaschen: Acetaldehyd/ Östrogen	PET-Flaschen werden häufig als Verpackung für Getränke eingesetzt.	Vom Plastik wird das leber- und zellschädigende Acetaldehyd in das Getränk abgegeben. Außerdem finden sich häufig östrogenartige Hormone im Inhalt der Flaschen.
Phthalate	Plastikverpackungen von Lebensmitteln	Phthalate lösen sich durch Fett oder Flüssigkeiten und gehen in die Lebensmittel über.

Tabelle der Schadstoffe, Gifte und krebserregenden Substanzen

Gift	Vorkommen	Erklärung
		Sie kommen unter anderem in weichen Folien um Schnittkäse herum vor, oder in Konservendosenbeschichtungen.
Phytoöstrogene	Soja- / Tofuprodukte, Bohnen	Hormonähnliche wirkung, bei einigen Frauen bei extrem hohem Konsum krebsfördernd.
Polyzyklische Kohlenwasser-stoffe (PAK)	Gegrillte und geräucherte Lebensmittel	Entstehen bei unvollständiger Verbrennung und sind Krebserregend. Zum Teil in Schwarztees enthalten.
Pyrrolizidinalkaloide	Kommt zum Teil in Kräutertees (v.a. Kamille, Melisse) und Honig sowie in Rucola vor.	Ist ein natürlicher Bestandteil für Menschen giftiger Pflanzen. Extrem giftige Substanz!

Tabelle der Schadstoffe, Gifte und krebserregenden Substanzen

Gift	Vorkommen	Erklärung
Radioaktivität	Vorkommen in Lebensmitteln: Wildfleisch, Waldpilze, Waren aus verstrahlten Gebieten (z.B. Fukushima, oder Pazifik). Auch durch Uran z.T. in Mineralwässern.	Achtung bei Waldpilzen, Algen, Thunfisch.
Saccharin	Zuckerersatz, Süßigkeiten, Diätprodukte	Ungeklärter Verdacht, in großen Mengen Krebs hervorzurufen.
Safrol	Muskat, Kampfer, Rootbeer	Giftig
Schimmelgift / Aflatoxine u.a.	Getreide, Brot, Pistazien, Erdnüsse, Kaffee, Braun angelaufene Tomaten (Braunfäule)	Leberschädigend, krebserregend
Schmelzsalze, Phosphate	Schmelzkäse, Cheeseburger etc. E 450 bis E 495 (Natriumphosphate, Kaliumphosphat, Calziumphosphat	Schädigt Nieren, destabilisiert Knochen, insgesamt gesundheitsschädliche Wirkung. Lebensgefährlich für Nierenkranke.

Tabelle der Schadstoffe, Gifte und krebserregenden Substanzen

Gift	Vorkommen	Erklärung
	u.s.w)	
Semicarbazid	Kunsstoffbeschichtete Deckel von Getränken und Lebensmittelgläsern	Gesundheitsschädlich. Wirkt wie ein Hormon.
Silikone	Silikon-Additive in Bratöl, vor allem bei Fastfood-Ketten. Name: E 900	Das Silikon selbst ist nicht giftig (wenngleich bedenklich, da auf Erdölbasis), vervielfacht jedoch die Acrylamidwerte in frittierten Erzeugnissen.
Solanin	Gift im Stengel der Tomate, in unreifen Tomaten, in Kartoffeltrieben.	Schwaches Gift.
Stevia	Süßgetränke und Süßigkeiten	Gilt als relativ unbedenklich, wenn nicht zu viel davon gegessen wird. Höchstmenge: 2g pro Tag.
Sulfite	Wein, Spirituosen, Trockenfrüchte, Kartoffelprodukte	Gesundheitlich bedenklich. Natriumdisulfit zerstört Vitamin B1 im Körper. Zudem

Tabelle der Schadstoffe, Gifte und krebserregenden Substanzen

Gift	Vorkommen	Erklärung
		problematisch für Allergiker.
Trans-Fettsäuren	Microwellenpopcorn, frittierte Backwaren, Blätterteig, Pommes frites, Kartoffelchips, Kekse (v.a. in Produkten mit „gehärteten Fetten").	Gesundheitsschädlich. Siehe gesättigte Fettsäuren.
Vanillin	Süßwaren, Fertigessen, in Tabakprodukten	Künstliches Vanillearoma. Leicht gesundheitsschädlich. Krebserregend in größeren Mengen oder bei Verbrennung.
Zuckerkulör (Ammoniumsulfit)	Cola, Getränke, Süßigkeiten, Whisky, Marmeladen	Ammoniumsulfit-Zuckerkulör (E 150d) ist in Cola enthalten und gilt als problematisch. Im Tierversuch Krampfauslösend. Enthält den krebserregenden Stoff 4-Methylimidazol.

Mit Unterstützung von Christopher Stark, www.gesundheitstabelle.de

1.8.9 Weitere Schadstoffe Nitrat, Nitrit, Dioxine, PCB und Metalle

Nitrit, Nitrat

Schon 1969 wurde bekannt, dass in Lebensmitteln, besonders in Fleisch, Käse und Fisch, Nitrit (zum Beispiel E252 oder E251) vorhanden ist, das im Magen zu Nitrosaminen führen kann. Auch viele Arzneimittel bilden mit dem Nitrit aus Nahrungsmitteln Nitrosaminverbindungen, die äußerst wirksame Krebserzeuger sind.

Dioxine und die dioxinähnlichen polychlorierten Biphenyle (PCB)

Diese chlorhaltigen Substanzen sind sehr giftig und krebserregend. Über 80% der Gesamtaufnahme erfolgt über Lebensmittel, wie Fleisch, Fisch, Eier oder Milch, bei denen die Höchstgrenze regelmäßig überschritten wird. Bekannt werden diese Fälle allerdings oft gar nicht. Oder erst dann, wenn es zu spät ist und die belasteten Produkte bereits auf dem Markt und verzehrt sind.

Dioxine sind farb- und geruchlose organische Verbindungen, die Kohlenstoff, Wasserstoff, Sauerstoff und Chlor enthalten. PCB sind laut Wikipedia giftige und krebsauslösende organische Chlorverbindungen, die bis in die 1980er Jahre vor allem in Transformatoren, elektrischen Kondensatoren, in Hydraulikanlagen als Hydraulikflüssigkeit, sowie als Weichmacher in Lacken, Dichtungsmassen, Isoliermitteln und Kunststoffen verwendet wurden. Dioxine wie PCB sind fettliebend und teilweise sehr langlebig. Sie reichern sich im Fettgewebe von Mensch und Tier an. Da Dioxine und PCB fett lieben, steigt das Risiko für den Menschen, diese Stoffe zu sich zu nehmen, mit dem Fettgehalt der Nahrungsmittel. Sie bauen sich kaum ab, wenn sie einmal im Fettgewebe eingelagert sind. Bei kontinuierlicher Aufnahme der

Gifte steigt der Gehalt im Körper je älter man wird und damit auch das Risiko von Krebserkrankungen.

Metalle

Die gefährlichsten krebserregenden **Schwermetalle**, die in Lebensmitteln stecken können, sind Blei, Cadmium und Quecksilber.

Blei wird in Knochen und Zähnen angereichert und schädigt vor allem das Nervensystem und das blutbildende System. Im Tierversuch hat Blei zudem Krebs verursacht.

Cadmium wird bevorzugt in den Nieren, aber auch in anderen Organen wie Leber oder Schilddrüse, sowie in den Knochen gespeichert. Vor allem in der Nähe vielbefahrener Straßen und Industriebetrieben wird die Konzentration und Aufnahme an Cadmium sehr bedeutend. Cadmium verursacht vor allem Lungenkrebs.

Quecksilber wird hauptsächlich durch den Verzehr von Fischen und Meerestieren aufgenommen, und zwar meist in Form organischer Quecksilberverbindungen. Quecksilberverbindungen haben in Tierversuchen eine krebserregende Wirkung gezeigt.

Arsen wurde früher z. B. in Farben und Pestiziden verwendet. Heute wird es am Arbeitsplatz gefunden. Arsen kann Lungen- und, seltener, Hautkrebs verursachen und evtl. auch andere Tumoren, z. B. der Blase.

Chrom, Nickel und Cobalt können auch in Lebensmitteln vorkommen und krebserregend sein.

1.9 Liste der häufigsten, durch schlechte Ernährung bedingten Krankheiten

Zwei Drittel aller Krankheiten in den westlichen Ländern stehen in Zusammenhang mit schlechter Ernährung und einem ungesunden Lebensstil, vermuten Wissenschaftler.

Ernährungsbedingte Krankheiten kommen in folgenden Krankheitsgruppen vor:

Liste der häufigsten, durch schlechte Ernährung bedingten Krankheiten

- ☹ Allergien
- ☹ Atemwege & Lunge
- ☹ Augenkrankheiten
- ☹ Autoimmunerkrankungen
- ☹ Bewegungsapparat, wie Osteoporose
- ☹ Blutkrankheiten
- ☹ Erbkrankheiten
- ☹ Erektionsstörungen
- ☹ Erkältung und Grippe
- ☹ Geschlechtskrankheiten
- ☹ Hautkrankheiten
- ☹ Herzkrankheiten
- ☹ HNO-Beschwerden
- ☹ Infektionskrankheiten
- ☹ Krebserkrankungen
- ☹ Kreislauferkrankungen, wie Bluthochdruck & Arteriosklerose
- ☹ Leber- & Gallenblasenerkrankungen
- ☹ Magen- & Darmerkrankungen
- ☹ Neurologische Leiden
- ☹ Psychische Leiden
- ☹ Rheumatische Beschwerden
- ☹ Rückenbeschwerden
- ☹ Schlafstörungen
- ☹ Stoffwechselkrankheiten wie Diabetes
- ☹ Sucht
- ☹ Zahnbeschwerden

1.10 Welche Lebensmittel fördern welche Krankheiten?

Ich werde mich hier auf einige Krankheiten beschränken, an denen die Menschen am häufigsten leiden. Interessant ist es, festzustellen, dass bestimmte Lebensmittel immer wieder auftauchen und damit beweisen, wie viele Krankheiten tatsächlich mit einer speziellen falscher Art sich zu ernähren zusammenhängen.

1.10.1 Welche Lebensmittel fördern Erkältung und Schnupfen?

- ☹ Überwiegend säuerliche und wenig basische Lebensmittel: Bakterien lieben ein saures Zahn-Milieu.
- ☹ Milch und Milchprodukte: fördern die Schleimbildung sehr. Bei einigen meiner Kunden hat der Verzicht bzw. die starke Reduzierung des Milchkonsums sehr positiv gewirkt. Selbst wenn sie wieder einmal erkältet sind, ist es nach ca. drei Tagen vorbei.
- ☹ Kohlensäurehaltige Getränke aller Art, Limonaden, Softdrinks, gesüßte Getränke, gekaufter Orangensaft: verstärken die Halsschmerzen wegen den enthaltenden Säure
- ☹ Alkohol und Zigaretten: schwächen die Abwehrkraft und gelten als Immunkiller
- ☹ Kaffee
- ☹ Schlechte Fette und Öle: schwächen das Immunsystem
- ☹ Fast Food, Kekse, Pommes, Chips, Süßigkeiten, Fertiggerichte, Backwaren, Ketchup, Wurst: enthalten zu viel Schadstoffe und fördern die Bildung von freien Radikalen
- ☹ Weißmehl, Zucker und gesüßte Mahlzeiten: Sie stören das Gleichgewicht der Darmflora und lassen freie Radikale die Oberhand gewinnen, dazu versauern sie den Körper, was optimale Bedingungen für Bakterien und Viren schafft.

1.10.2 Welche Lebensmittel fördern Bluthochdruck?

- Säuerliche Lebensmittel

- Sehr viele Milchprodukte, Vollmilch und Vollmilchprodukte wie Sahne, Sahnequark, Crème fraîche, Fettreiche Käsesorten (> 30% Fettgehalt), Joghurt, gesalzene Quarkzubereitungen, normal gesalzene Käse, Schmelzkäse, Butter, Milchgetränke usw.

- Alkohol: Bier, Wein, Likör und viel mehr. Wenn man regelmäßig Alkohol konsumiert, kann sich auf Dauer der Blutdruck erhöhen. Der Alkohol bewirkt, dass blutdrucksteigernde Stresshormone und Botenstoffe freigesetzt werden

- Fettes Essen, gesättigte Fette (Transfette), kalorienreiches Essen, Fertiggerichte, Fast Food, Tiefkühlessen, schlechtes Öl, regelmäßig Mayonnaise und Salatdressing, tierisches Fett, Wurst, Geräuchertes, Gepökeltes, Innereien, Schnitzel, Leberkäse, Pizza, paniertes Essen, Fischkonserven usw.

- Cholesterinreiche Nahrungsmittel.

- Kohlensäurehaltige Getränke aller Art, wie Cola, auch Wasser (Weichmacher), Limonaden, Softdrinks, gesüßte Getränke

- Orangensaft oder Apfelsaft enthalten viel Fruchtzucker

- Weizen und raffinierte Zucker, Laugen-, Salz-, und, Käsegebäck, Lakritze (aber hier sind die Meinungen unterschiedlich), Schokolade, Eis, Kuchen, Eierteigwaren,

- Viel Salz; salzreiche Speisen sind u.a. Pommes, Würste, Fertig- und Tiefkühlkost, gesalzene Margarine und Butter

...Bluthochdruck?

- ☹ Geschälter/polierter Reis
- ☹ Wenig Gemüse oder kaum Obst
- ☹ Auf Gewürze verzichten
- ☹ Gesalzene Nüsse und Nuss Muse, Nuss-Aufstriche mit gehärteten Fetten, gesalzene Brotaufstriche
- ☹ Fettreiche Salatdressings
- ☹ Kaffee, Latte Macchiato, Cappuccino, Kaffeesahne

1.10.3 Welche Lebensmittel fördern das Übergewicht?

Siehe Bluthochdruck

1.10.4 Welche Lebensmittel fördern Fettstoffwechselstörungen?

Siehe Bluthochdruck

1.10.5 Welche Lebensmittel fördern Diabetes?

- ☹ Säuerliche Lebensmittel
- ☹ Sehr viele Milchprodukte, Vollmilch und Vollmilchprodukte wie Sahne, Sahnequark, Crème frâiche, Fettreiche Käsesorten, Joghurt, gesalzene Quarkzubereitungen, normal gesalzene Käse, Schmelzkäse, Butter, Milchgetränke usw., sie sind sehr reich an Cholesterin
- ☹ Fettes Essen, gesättigte Fette (Transfette), kalorienreiches Essen, Fertiggerichte, Fast Food, Tiefkühllessen, schlechtes Öl, regelmäßig Mayonnaise und Salatdressing, tierisches Fett, Leberkäse, Pizza, paniertes Essen, Fischkonserven usw.
- ☹ Viel Fleisch, Wurst, Geräuchertes, Gepökeltes, Innereien, Schnitzel, Leberkäse, Rohwurst, wie Tee- oder Mettwurst, gebratenes Fleisch, Tofu, Fisch, Fischkonserven, sie sind sehr reich an Cholesterin
- ☹ Fertiggerichte
- ☹ Zucker und Süßigkeiten
- ☹ Mehrere Portionen Obst am Tag

- ☹ Jede Menge Trockenobst, Obstkonserven in Zuckersirup, Apfelmus mit Zuckerzusatz
- ☹ Viel Alkohol
- ☹ Gesüßte Getränke, Fruchtgetränke , gesüßte Säfte oder Soda wie Cola und Limo, Tee und Kaffee mit Zucker, Energy Drinks, Cocktails, Der Zucker aus Getränken geht sofort ins Blut über
- ☹ Latte Macchiato, Cappuccino
- ☹ Weizen: Weißmehl, Kuchen. Eierteigwaren, Brot
- ☹ Jede Menge weißer Reis
- ☹ Sauerkraut (wegen Natrium)

1.10.6 Welche Lebensmittel fördern Karies und Zahnschmerzen?

Saures ist ebenso schädlich für die Zähne wie Süßes. Kariesbakterien lieben Süßes, Saures greift den schützenden Zahnschmelz direkt an, was die Erosion der Zahnsubstanz zur Folge hat. Das erleichtert es wiederum den Bakterien, den Zahn anzugreifen.

- ☹ Säuerliche Lebensmittel
- ☹ Zucker und Süßigkeiten, Kaugummi, süße Kekse, Eis, Cocktails, usw.
- ☹ Honig , da er viel schädlicher ist als Zucker
- ☹ Salziges Gebäck
- ☹ Gesüßte Getränke, Fruchtgetränke, gesüßte Säfte oder Soda wie Cola und Limo, Tee und Kaffee mit Zucker, Energy-Drinks
- ☹ Viel und regelmäßig Saftschorlen. Sie sind für die Zähne nicht gut, denn sie wirken gleichermaßen mit Fruchtzucker und Fruchtsäure auf die Zähne ein
- ☹ Smoothies, Frucht- und Gemüsesäfte
- ☹ Sehr viel Spinat, Mangold und Rhabarber, wegen der Oxalsäure, die sich mit Kalzium verbindet und so den Zähnen diesen wichtigen Mineralstoff entzieht. Dadurch wird die Erosion der Zähne beschleunigt
- ☹ Viele säurehaltige Lebensmittel, sehr viel Obst, und Zitrusfrüchte, Kiwis und Ananas
- ☹ Essighaltige Salatsaucen
- ☹ Latte Macchiato, Cappuccino
- ☹ Fertiggerichte, Fast Food, Chips usw.
- ☹ Wein, besonders Weißwein hat einen hohen Gehalt an Säure

1.10.7 Welche Lebensmittel fördern Erektionsstörungen?

Viele Männer, die ich betreue, haben sehr schnell nachdem sie auf Milch- und Weizenprodukte und kohlensäurehaltige Getränke verzichtet haben, ihre Erektionsstörungen beseitigt. Genauso fanden Frauen wieder ihre Lust und waren weniger und nicht mehr zu schnell trocken.

Diese Lebensmittel töten langfristig die Erektion und die Lust:

- ☹ Überwiegend Säuerliche Lebensmittel und wenig basische

- ☹ Sehr viele Milchprodukte, Vollmilch und Vollmilchprodukte wie Sahne, Sahnequark, Crème frâiche, fettreiche Käsesorten (> 30% Fettgehalt), Joghurt, gesalzene Quarkzubereitungen, normal gesalzene Käse, Schmelzkäse, Butter, Milchgetränke usw., sie sind sehr reich an Cholesterin

- ☹ Fettes Essen, Fertiggerichte, gesättigte Fette, kalorienreiches Essen, Fast Food, Tiefkühlessen, schlechtes Öl, regelmäßiger Konsum von Mayonnaise und Salatdressing, tierisches Fett, Pizza, paniertes Essen, usw.

- ☹ viel Fleisch, Wurst, Leberkäse, Geräuchertes, Gepökeltes, Innereien, Schnitzel, Gebratenes Fleisch, Tofu, Fisch, Fischkonserven

- ☹ Kohlensäurehaltige Getränke aller Art, wie Cola und Wasser, besonders in Plastikflaschen (Weichmacher), Limonaden, Softdrinks, gesüßte Getränke, Fruchtgetränke

- ☹ Viel Kaffee und Alkohol

- ☹ Drogen

- ☹ Sehr viel Zucker, Süßigkeiten und Weißmehlprodukte

1.10.8 Welche Lebensmittel fördern Migräne?

Millionen von Menschen sind betroffen. Ob afrikanisch oder westlich, alle Experten sind sich einig, dass neben Veranlagung und Lebensstil auch das richtige und falsche Essen bei Migräne eine große Rolle spielt. Menschen in Europa sind stärker betroffen als Menschen in Afrika.

Ich habe bei meiner Studie zu meinem Krebsbuch festgestellt, dass viele Menschen, die Migräne haben viele Milchprodukte und besonders Käse essen, mit sehr wenig Fett kochen und kaum Fleisch essen.

Es wird vermutet, dass die häufigsten Auslöser histaminhaltige Lebensmittel sind.

Hier eine Liste von Lebensmitteln, die Migräne auflösen:

- ☹ Säuerliche Lebensmittel

- ☹ Sehr viele Milchprodukte, Vollmilch und Vollmilchprodukte wie Sahne, Sahnequark, Crème fraîche, fettreiche Käsesorten (> 30% Fettgehalt), Joghurt, gesalzene Quarkzubereitungen, normal gesalzene Käse, Schmelzkäse, Butter, Milchgetränke usw.

- ☹ Kaffee, Koffein, Latte Macchiato, Cappuccino: Kaffee senkt den Serotoninspiegel im Gehirn

- ☹ Alkohol: Bier, Wein, Likör und vieles mehr. Wenn man regelmäßig Alkohol konsumiert, kann das auf Dauer den Blutdruck erhöhen. Der Alkohol bewirkt, dass blutdrucksteigernde Stresshormone und Botenstoffe freigesetzt werden

- ☹ Übermäßiger Konsum von Tee. Man kann feststellen, dass Menschen, die oft an Migräne leiden, viel Tee in verschiedenen Zusammensetzungen trinken
- ☹ Übermäßiger Verzehr von Zucker und Süßigkeiten, Schokoladen usw. Der Stoffwechsel von Migränepatienten reagiert auf ein deutliches Absinken des Blutzuckerspiegels mit Kopfschmerzen und Heißhungerattacken auf Süßes
- ☹ Eiweiße: Das blutdrucksteigernde Eiweiß Tyramin und Phenylethylamin kommen zum Beispiel in Käse, Schokoladen und Rotwein vor. Tyramin regt unter anderem die Ausschüttung des Botenstoffes Nordadrenalin an, dieser wirkt stark gefäßverengend
- ☹ Süßigkeiten: Heißhunger auf Süßigkeiten ist ein Anzeichen einer bevorstehenden Migräneattacke
- ☹ Verarbeitete Nahrungsmittel, chemisch-synthetische Lebensmittel, die viele Zusatzstoffe (Farb- und Konservierungsstoffe, Glutamat, etc.) enthalten: Fertiggerichte, Fast Food, Chips
- ☹ Zu wenig Fett oder zu viele falsche Fette und Transfette. Zu viel Fett verhindern die Bildung von Serotonin, dem körpereigenen Glückshormon
- ☹ Unterzuckerung: Häufig beginnen Migräne-Anfälle wenn man zu wenig gegessen hat
- ☹ Zitrusfrüchte

1.10.9 Welche Lebensmittel fördern Alzheimer?

„Man kann Nahrungsmittel essen, die dazu führen, dass die Hirnfunktion leidet. Insofern kann man sich schon dumm essen" sagt der Ernährungsexperte Hans-Ulrich Grimm.

Tatsächlich kann man durch den Verzehr bestimmter Nahrungsmittel das Gehirn massiv schädigen und sich auf Dauer wirklich dumm essen. Aber erwarten wir nicht, dass die Lebensmittelindustrie diesen Alarm weitergibt – aus gutem Grund!

Folgende Lebensmittel und Stoffe fördern Alzheimer:

- ☹ Transfette
- ☹ Verarbeitete Nahrungsmittel, chemisch-synthetische Lebensmittel, die viele Zusatzstoffe (Farb- und Konservierungsstoffe, Glutamat, etc.) enthalten: Fertiggerichte, Fast Food, Chips
- ☹ Zucker und zuckerhaltige Nahrungsmittel
- ☹ Süßstoffe, wie Süßstoff Aspartam
- ☹ Aluminium im Trinkwasser oder als Verpackungen für Lebensmittel (Alufolie); Aluminium schadet dem Gehirn und erhöht somit das Alzheimer-Risiko
- ☹ Aluminiumhaltige Lebensmittel
- ☹ Zitronensäure: Sie ist in zahlreichen Lebensmitteln vorhanden und kann die Aufnahme von Aluminium im Gehirn fördern.
- ☹ Fettes Essen, Fertiggerichte, gesättigte Fette, kalorienreiches Essen, Fast Food, Tiefkühlessen, schlechtes Öl, regelmäßiger Konsum von Mayonnaise und Salatdressing, tierisches Fett,

Wurst , Geräuchertes, Gepökeltes, Innereien, Schnitzel, Leberkäse, Pizza, paniertes Essen

☹ Kohlensäurehaltige Getränke aller At, wie Cola, Limonaden, Softdrinks, gesüßte Getränke, Fruchtgetränke, aber auch Wasser, sie enthalten nicht nur viele Zusatzstoffen, sondern auch Weichmacher aus dem Plastik

1.10.10 Welche Lebensmittel fördern Herzkrankheiten?

- ☹ Säuerliche Lebensmittel

- ☹ Sehr viele Milchprodukte, Vollmilch und Vollmilchprodukte wie Sahne, Sahnequark, Crème fraîche, Fettreiche Käsesorten (> 30% Fettgehalt), Joghurt, gesalzene Quarkzubereitungen, normal gesalzene Käse, Schmelzkäse, Butter, Milchgetränke usw.

- ☹ Kaffee, Kaffeesahne

- ☹ Alkohol: Bier, Wein, Likör. Wer regelmäßig Alkohol trinkt, treibt damit seinen Blutdruck in die Höhe, was das Herz-Kreislaufsystem belastet. Alkoholische Getränke sind stark kalorienhaltig, was zu Übergewicht führt und damit einen weiteren Risikofaktor bedeutet

- ☹ Fettes und kalorienreiches Essen, gesättigte Fette (Transfette), kalorienreiches Essen, Fertiggerichte und Fast Food, Tiefkühlessen, schlechtes Öl, regelmäßiger Konsum von Mayonnaise und Salatdressing, tierisches Fett, Wurst, Geräuchertes, Gepökeltes, Innereien, Schnitzel, Leberkäse, Pizza, paniertes Essen, Salzstangen, Fischkonserven usw.

- ☹ Zu viel Salz. Salz gilt als blutdrucksteigernd. Dauerhaft erhöhter Blutdruck kann das Herz schwächen und krank machen

- ☹ Übermäßiger Verzehr von tierischen Fetten: Fleisch, Wurst, Wurstwaren und anderen verarbeiteten Fleischprodukten werden häufig erhöhte Menge an Eisen, Salz und Nitriten zugesetzt, um die Haltbarkeit der Lebensmittel zu steigern

- ☹ Cholesterinreiche Lebensmittel: Wenn sich Cholesterin in den Blutgefäßen ablagert, werden die Arterien eingeengt und der Blutfluss behindert. Dies kann zu Sauerstoffmangel oder der Bildung von Blutgerinnseln führen

- ☹ Kohlensäurehaltige Getränke aller Art, wie Cola, Limonaden, Softdrinks, gesüßte Getränke, aber auch Wasser (Weichmacher)

- ☹ Übermäßiger Konsum von Kaffee und anderen koffeinhaltigen Getränken (nicht alle Studien sind mit dieser These einverstanden, wie immer!)

- ☹ Übermäßiger Konsum von schwarzem und grünem Tee (auch dies nicht unbestritten)

- ☹ Tabak lässt das Herz schneller schlagen und verengt und beschädigt gleichzeitig die Gefäße.

- ☹ Übermäßiger Verzehr von Mehlprodukten

- ☹ Übermäßiger Verzehr von Zucker und Süßigkeiten. Zu viel Zucker trägt zu Übergewicht bei, das wiederum ein Risikofaktor für Herz-Kreislauf-Erkrankungen ist

- ☹ Fertiggerichte mit ihren zahlreichen Konservierungsstoffen, Farbstoffen und anderen Zusatzsoffen

- ☹ Gehärtetes Fett (Transfette), gesättigte Fette

- ☹ Übermäßiger Konsum von Sushi, besonders bei schwangeren Frauen. In Sushi findet sich der Giftstoff Methylquecksilber. Am stärksten belastet ist Thunfisch. Dieser Giftstoff reduziert nicht nur die positive Wirkung von Omega-3-Fettsäuren, er schwächt auch die geistige Leistungsfähigkeit und verursacht Herz-Kreislauf-Krankheiten

1.10.11 Welche Lebensmittel fördern Asthma?

Die typischen westlichen Ernährungsgewohnheiten erhöhen das Asthmarisiko. Besonders Asthma bei Kindern hängt stark von der Ernährung der werdenden Mutter ab.

- ☹ Fettes Essen, Fertiggerichte, gesättigte Fette, kalorienreiches Essen, Fast Food, Tiefkühlessen, schlechtes Öl, regelmäßiger Konsum von Mayonnaise und Salatdressing, tierisches Fett, Wurst, Geräuchertes, Gepökeltes, Innereien, Schnitzel, Leberkäse, Pizza, paniertes Essen, Fischkonserven usw.
- ☹ Popcorn
- ☹ Milchprodukte
- ☹ Mehl und glutenhaltige Getreideprodukte
- ☹ Zucker
- ☹ Überwiegend Säuerliche Lebensmittel und wenig basische
- ☹ Soja-Produkte
- ☹ Erdnüsse
- ☹ Weichmacher in Mineralwasser und aus den Verpackungen von Lebensmitteln
- ☹ Verarbeitete Nahrungsmittel aller Art
- ☹ Tabak
- ☹ Nahrung reich an Zusatzstoffen

1.10.12 Welche Lebensmittel fördern Krebs?

Ein Drittel aller Krebserkrankungen entsteht durch falsche Ernährung.

Meiner Meinung nach sind neben den bekannten schlechten Lebensmitteln, wie Hot Dogs, Pommes, Chips und Co., Milchprodukte die Lebensmittel, die Krebs am stärksten fördern. In einer Umfrage, die ich vor einem Jahr, als ich das Buch über Krebs schrieb, durchgeführt habe, habe ich festgestellt, dass 80% der Menschen, die an Krebs litten, einen enormen Konsum von Milchprodukten und besonders Käse aufwiesen. Zufall? Ich glaube ehrlich gesagt, nein, denn auch alle Menschen in meinem Bekanntschaftskreis, die an Krebs litten, aßen viel Käse. Ich gehe davon aus, dass es einen Zusammenhang gibt, aber da Milchprodukte fast 100% Bestandteile der Industrieernährung ist, werden sich die Studien ständig widersprechen. Wir verstehen warum.

Hier eine kleine Liste von Lebensmitteln, die krebserregend sind:

- ☹ Säuerliche Lebensmittel
- ☹ Sehr viele Milchprodukte, Vollmilch und Vollmilchprodukte wie Sahne, Sahnequark, Crème fraîche, Fettreiche Käsesorten (> 30% Fettgehalt), Joghurt, gesalzene Quarkzubereitungen, normal gesalzene Käse, Schmelzkäse, Butter, Milchgetränke usw.
- ☹ Alkohol: Bier, Wein, Likör und vieles mehr. Wenn man regelmäßig Alkohol konsumiert, kann sich auf Dauer der Blutdruck erhöhen. Der Alkohol bewirkt, dass blutdrucksteigernde Stresshormone und Botenstoffe freigesetzt werden

☹ Fettes und kalorienreiches Essen, gesättigte Fette (Transfette), kalorienreiches Essen, Fertiggerichte und Fast Food, Tiefkühlessen, schlechtes Öl, regelmäßiger Konsum von Mayonnaise und Salatdressing, tierisches Fett, Wurst, Geräuchertes, Gepökeltes, Innereien, Schnitzel, Leberkäse, Pizza, paniertes Essen, Fischkonserven usw.

☹ Pommes, Chips, Donuts und andere frittierte Getreideprodukten: Sie bilden Substanzen wie Acrylamid oder Glycidamid, die krebserregend sind

☹ Fisch und Meeresfrüchte: In ihnen lassen sich oft Spuren von Arsen nachweisen. Eine zu hohe Dosis des Gifts im Körper kann Hautkrebs und Leberkrebs auslösen

☹ Rohe Champignons. Sie enthalten oft Agaritin, ein Stoff, der sich bei Tierversuchen als krebserregend erwiesen hat

☹ Mikrowellen-Popcorn

☹ Manche Sorten von schwarzem Tee, wegen bedenklicher Schadstoffmengen

☹ Gepökelte Fleischprodukte: sie enthalten fast immer Natrium und Nitrate, die bei der Erhitzung (zum Beispiel auf Pizza) in Nitrosamine umgewandelt werden. Stark krebserregend

☹ Hot Dogs, wegen Nitraten. Nitrate sind ungefährlich, aber in Zusammenarbeit mit dem Eiweiß (Aminen) aus dem Fleisch bilden sie Nitrosamine

☹ Cholesterinreiche Nahrungsmittel

☹ Kohlensäurehaltige und Erfrischungsgetränke aller Art, wie Cola, Limonaden, Softdrinks, gesüßte Getränke, aber auch Wasser (Weichmacher). Sie enthalten die giftige Substanz Benzol, die entsteht, wenn Getränke neben Benzoesäure auch Ascorbinsäure beziehungsweise Vitamin C enthalten. Benzol ist krebserregend

- ☹ Übermäßiger Verzehr von Mehlprodukten
- ☹ Übermäßiger Verzehr von Zucker und Süßigkeiten. Sie treiben den Insulinwert sehr schnell in die Höhe und fördern das Wachstum von Krebszellen
- ☹ Fertiggerichte mit ihren zahlreichen Konservierungsstoffen, Farbstoffen und anderen Zusatzsoffen
- ☹ Gehärtetes Fett (Transfette), gesättigte Fette. Sie verändern die Struktur und Flexibilität der Zellmembranen im ganzen Körper
- ☹ Diät-Lebensmittel und -Getränke
- ☹ Ungewaschenes Obst, wie Trauben, Äpfel, Erdbeeren. Sie sind mit krebsauslösenden Pestiziden belastet.

1.10.13 Welche Lebensmittel fördern Depressionen und psychische Krankheiten?

Der Zusammenhang zwischen Ernährung und Depressionen ist nicht nur in der traditionellen Medizin in Afrika bekannt, sondern auch wissenschaftlich belegt. Die Ernährung kann, neben anderen Faktoren, wie Störungen in der Kindheit, traumatischen Erfahrungen, Krankheiten usw., bei der Entwicklung einer Depression eine nicht unwichtige Rolle spielen. Bei meinen Klienten hat schon eine „Umgestaltung" der Ernährung viel geholfen. Bei manchen Personen kann eine Therapie ohne Beachtung des Ernährungsstils nicht langfristig und nachhaltig zum Erfolg führen.

Folgende Lebensmittel fördern die Depression

- ☹ Säuerliche Lebensmittel

- ☹ Sehr viele Milchprodukte, Vollmilch und Vollmilchprodukte wie Sahne, Sahnequark, Crème fraîche, Fettreiche Käsesorten (> 30% Fettgehalt), Joghurt, gesalzene Quarkzubereitungen, normal gesalzene Käse, Schmelzkäse, Butter, Milchgetränke usw.

- ☹ Alkohol: Bier, Wein, Likör und vieles mehr. Wenn man regelmäßig Alkohol konsumiert, kann sich auf Dauer der Blutdruck erhöhen. Der Alkohol bewirkt, dass blutdrucksteigernde Stresshormone und Botenstoffe freigesetzt werden

- ☹ Vermeiden von natürlichen fettreichen Lebensmitteln, wie Avocados

- ☹ Zu wenig Fett oder zu viel falsche Fette und Transfette. Zu viel Fett verhindert die Bildung von Serotonin, dem körpereigenen Glückshormon

...Depressionen und psychische Krankheiten?

- ☹ Verarbeitete Nahrungsmittel und Fertiggerichte mit ihren zahlreichen Konservierungsstoffen, Farbstoffen und anderen Zusatzsoffen
- ☹ Alkohol, nicht nur in Getränken, sondern auch in Lebensmitteln
- ☹ Kohlensäurehaltige Getränke aller Art, wie Cola, Limonaden, Softdrinks, gesüßte Getränke, aber auch Wasser (Weichmacher)
- ☹ Übermäßiger Konsum von Kaffee und anderen koffeinhaltigen Produkten (nicht alle Studien sind mit dieser These einverstanden, wie immer!)
- ☹ Tabak
- ☹ Wenig Fleisch und Fisch essen
- ☹ Übermäßiger Verzehr von Mehlprodukten
- ☹ Übermäßiger Verzehr von Zucker und Süßigkeiten. Süß macht depressiv
- ☹ Übermäßig eiweißreiches Essen. Eiweiß bremst die Aminosäure: Das blutdrucksteigernde Eiweiß Tyramin und Phenylethylamin kommen zum Beispiel in Käse, Schokoladen und Rotwein vor. Tyramin regt unter anderem die Ausschüttung des Botenstoffes Nordadrenalin an. Dieser wirkt stark gefäßverengend

1.10.14 Welche Lebensmittel fördern Mundgeruch?

Ihr werdet merken, dass Menschen, die oft aus dem Mund riechen, ihre Zähne häufig in verschiedensten Formen putzen, aber das Schlimme ist, dass sie dabei diverse Chemikalien (in Zahnpasta oder Mundspülung) benutzen. Damit zerstören sie die Mundflora und töten die aeroben Bakterien, die auch gegen den Mundgeruch kämpfen und überlassen den Platz Fäulnisbakterien. Dies geschieht durch falsche und schlechte Ernährung und unzureichende Mundhygiene.

Hier erwähne ich (sicher zum Erstaunen von vieler) nicht Zwiebel und Knoblauch, denn sie sind im Gegenteil hilfreich, auch wenn sie zuerst stinken. Sie helfen dem Gleichgewicht der Mundflora und wenn man sie richtig zubereitet, stinken sie auch gar nicht. Ich esse jede Menge Zwiebel und Knoblauch und wenn ich Leute danach frage, ob ich stinke, verneinen sie. Nur die Kombination von Knoblauch und Milchprodukten macht ihn zu einem Problem.

Tipps: Du willst wissen, ob du Mundgeruch hast? Reibe deinen Zeigefinger auf dem hinteren Bereich der Zunge. Wenn du den Zeigefinger dann direkt unter die Nase hältst und er stinkt, dann stinkst du aus dem Mund.

Diese Lebensmittel fördern den Mundgeruch

- ☹ Milch und Milchprodukte
- ☹ Überwiegend Säuerliche und wenig basische Lebensmittel, Bakterien lieben ein saures Zahn-Milieu
- ☹ Alkohol
- ☹ Tabak

- ☹ Kaffee
- ☹ Fertiggerichte
- ☹ Mehl
- ☹ Zucker und zuckerhaltige Nahrung,
- ☹ Ungesundes Fleisch und Wurstprodukte
- ☹ gewürzte Chips

…wusstest du, dass auch Stress Mundgeruch fördert?

1.11 Welche Lebensmittel hemmen die Muttermilchbildung oder zerstören ihre Qualität?

Welche Lebensmittel hemmen die Muttermilchbildung?

- ☹ Salbeitee (eignet sich zum Reduzieren der Milchmenge)
- ☹ Pfefferminztee (eignet sich ebenfalls zum Reduzieren der Milchmenge)
- ☹ Schwarzer Tee
- ☹ Petersilie
- ☹ Überwiegend säuerliche und wenig basische Lebensmittel
- ☹ Fertiggerichte mit ihren zahlreichen Konservierungsstoffen, Farbstoffen und anderen Zusatzsoffen
- ☹ Gehärtetes Fett (Transfette), gesättigte Fette. Sie verändern die Struktur und Flexibilität der Zellmembranen im ganzen Körper
- ☹ Diät-Lebensmittel und -Getränke
- ☹ Zu viel trinken, auch wenn man gar keinen Durst hat – afrikanischer Tipp!
- ☹ Kohlensäurehaltiges Wasser und gesüßte Getränke. Kohlensäure kann auch Bauchschmerzen verursachen, Cocktails
- ☹ Schlechte Fette, wie hydrierte Pflanzenöle und Transfette
- ☹ Rein vegetarisches Essen scheint die Milchbildung zu hemmen, das ist eine meiner Beobachtungen
- ☹ Tabak, Kakao, Kaffee
- ☹ Rohes, ungewaschenes Obst, Gemüse oder Salate, abgepackte Salate

1.12 Krebserregende Stoffe in der Muttermilch

Gifte, wie die des Tabaks und des Alkohols, Haschisch oder andere Drogen und weitere hochtoxische und krebserregende Substanzen treten rasch in die Muttermilch über und vergiften auch das Baby.

Nikotin erreicht in der Muttermilch eine dreifach höhere Konzentration als im Blut der Mutter.

Auch krebserregende Stoffe in Tee, Kaffee, Cola, Limonade landen sehr schnell in der Muttermilch. Stilltees sind teilweise stark mit Schadstoffen, die krebserregend sein könnten, befallen und manche Kaffees enthalten den Stoff Furan, dieser steht im Verdacht Krebs zu begünstigen.

Das Bundesinstitut für Risikobewertung warnte im Sommer 2013, dass viele Kräuterteesorten mit krebserregenden Substanzen belastet sind! Vor allem Kinder, Schwangere und Stillende sollten nicht zu viel Kräutertee trinken.

Dioxine und die dioxinähnlichen polychlorierten Biphenyle (PCB). Diese chlorhaltigen Substanzen sind sehr giftig und manche auch krebserregend. Da sie in Nahrungsmittel vorhanden sind und alles was fett ist lieben, können sie auch nach dem Verzehr von Produkten, die diese Gifte enthalten, über die fettreiche Muttermilch zum Kind gelangen. Das gilt auch für andere Gifte, wie Nitrosamine, gefährliche Konservierungsstoffe, Farbstoffe usw., die Babys über die Muttermilch aufnehmen können.

Es ist deswegen von großer Wichtigkeit, darauf zu achten, was man in sich hineinlässt, wenn man schwanger ist oder ein Baby stillt.

1.13 Welche Lebensmittel sind nicht gut für Schwangere und ihre ungeborenen Babys?

Fast alle Lebensmittel, die in Kapitel 1.9.5 „Welche Lebensmittel fördern Diabestes?" aufgeführt sind; lies auch Kapitel 1.11 über krebserregende Stoffe in der Muttermilch.

Weitere Lebensmittel, die nicht gut sind:

☹ Roher Fisch und Erzeugnisse mit rohem Fisch: wie Sushi, oder eingelegter Hering

☹ Rohe oder halbrohe Eier sowie Produkte, die diese enthalten

☹ Rohmilchkäse, Weißschimmel-Weichkäse, wie Brie oder Camembert oder Blauschimmelkäse, wie Roquefort oder Gorgonzola

☹ Gekochtes Obst wie Mus, Kompott

1.14 Krebserregende Stoffe in Babynahrungsmitteln

Ein Test von Ökotest hat festgestellt, dass bestimmte Babynahrungsmittel mit krebserregenden Stoffen verseucht sind.

Im „Hipp Kartoffelpüree mit Früh-Karotten & zartem Bio-Rind" fanden die Tester sogar einen teils stark erhöhten Benzol- und Furangehalt. Beide Stoffe gelten als krebserregend. Benzol kennt man als Bestandteil von Benzin, Furan wird als Herz für Formwerkstoffe verwendet. Benzol ist eindeutig krebserregend, bei Furan vermutet man dies anhand von Tierversuchen.

Auch in „Sanostol", ein Saft zur Nahrungsergänzung für Kinder wurde Benzol gefunden.

Süßstoffe in Kindernahrungsmitteln

Süßstoffe, wie Saccharin, Aspartam oder Cyclamat sind bei der Industrie begehrt. Denn sie sind wesentlich billiger als Zucker. Aspartam, ist ein gefährlicher Süßstoff, der krebserregend ist. Viele wissenschaftliche Studien beweisen dies. Die kritischen Studien darüber werden unterbewertet. Neotam E961, ist auch ein Süßstoff der Art Aspartam, aber noch süßer. Bei meinen Recherchen stellte ich fest, dass manche Kindernahrungsmittel diesen Stoff zu enthalten scheinen, aber er ist nicht immer überall kennzeichnungspflichtig. Viele Kritiker stufen Neotam als noch toxischer ein als Aspartam.

E 473 ist ein Zusatzstoff aus Zuckerestern von Speisefettsäuren, der krebsverdächtigt ist und leider in Babynahrungsmittel zu finden ist

Babys können auch durch externe Stoffe vergiftet werden. Zum Beispiel durch

- ☹ Silikon-Schnuller, die die PAK-Verbindung Naphthalin enthalten (Ökotest August 2012) hat. PAK steht als Abkürzung für polyzyklische aromatische Kohlenwasserstoffe, die verdächtigt werden krebserregend zu sein

☹ Bisphenol in Babyfläschchen. Dies ist sehr gefährlich, da Bisphenol verdächtigt wird Krebs auszulösen. Bisphenol A (BPA) ist eine chemische Verbindung, die überwiegend in Kombination mit anderen chemischen Stoffen bei der Herstellung von Kunststoffen und Harzen zum Einsatz kommt. BPA wird beispielsweise für Polycarbonat, einen transparenten, harten Hochleistungskunststoff, verwendet; Polycarbonat wiederum wird zur Herstellung von Lebensmittelbehältnissen, wie Mehrweg-Getränkeflaschen oder Babyfläschchen verwendet. Die kanadische Regierung hat 2008 als erste Bisphenol A (BPA) in Babyflaschen verboten. Bisphenol löst sich beim Erhitzen in Mikrowelle oder Wasserkocher bzw. Kochwasser aus dem Plastik heraus!

1.15 Welche Lebensmittel sind nicht gut für die Fruchtbarkeit?

Welche Lebensmittel sind nicht gut für die Fruchtbarkeit?

Manche Menschen haben große Schwierigkeiten, ein Kind zu bekommen. Es kann manchmal an den Lebensmitteln liegen, die wir essen. Frauen entscheiden durch ihre Ernährung in der Schwangerschaft maßgeblich über die Fruchtbarkeit ihres ungeborenen Sohnes. Auch übergewichtige schwangere Frauen können die Fruchtbarkeit des noch ungeborenen Kindes beeinträchtigen.

Diese Lebensmittel können der Fruchtbarkeit schaden:

- ☹ Milch und Milchprodukte können das Gleichgewicht des sexuellen Hormons bei Männern zerstören und sie gar Impotent und Frauen unfruchtbar machen (Störungen des Eisprungs). Milchprodukte verschlechtern auch die Qualität der Spermien bei manchen Männern. Diese ur-afrikanischen Erkenntnisse, die ich vor 40 Jahren gelehrt bekam und die dazu führten, dass Milchproduktion in Afrika kaum existent war und die Menschen keine Kuhmilch tranken, werden von immer mehr wissenschaftlichen Studien bestätigt. So zeigte es 2007 die Analyse einer prospektiven Beobachtungsstudie in Human Reproduction (2007; doi:10.1093/humrep/dem019), wovon das Deutsche Ärzteblatt 2007 unter dem Titel „Fettarme Milch als Fertilitätsrisiko" berichtete. Zahlreiche Studien tendieren dazu, die afrikanischen Erkenntnisse zu bestätigen

- ☹ Fertiggerichte mit ihren zahlreichen Konservierungsstoffen, Farbstoffen und anderen Zusatzsoffen. Phytoöstrogenhaltiges Soja, das mittlerweile immer häufiger in Fertigprodukten zu finden ist, hat eine hormonähnliche Wirkungen im Körper der Männer, wie das Östrogen

- ☹ Zucker und Süßstoffe

- ☹ Fettes und kalorienreiches Essen

Welche Lebensmittel sind nicht gut für die Fruchtbarkeit?

- ☹ Gesättigte Fette und Transfette

- ☹ Schadstoffe im Essen, Chemikalien mindern die Fruchtbarkeit. Bisphenol A zum Beispiel ist eine hormonhaltige Chemikalie, die die weibliche Hormondosis bei Männern erhöht. Bisphenol A ist ein Grundstoff zur Herstellung des Kunststoffes Polycarbonat, enthalten zum Beispiel in Babyschnullern, Plastikgeschirr, Konservendosen. Er kann sich bei Kontakt mit Lebensmitteln aus dem Produkt lösen und gelangt so ins Blut.

- ☹ Gehärtetes Fett (Transfette), gesättigte Fette. Sie verändern die Struktur und Flexibilität der Zellmembranen im ganzen Körper

- ☹ Diät-Lebensmittel und -Getränke

- ☹ Kohlensäurehaltige Wasser und Getränke, besonders Wasser in Plastikflaschen, wegen der Weichmacher, die eine weibliche hormonähnliche Wirkung haben

- ☹ Östrogene im Trinkwasser. Frauen scheiden die über die Antibabypille aufgenommenen Östrogene über den Urin aus, sie gelangen ins Grundwasser und, da sie schwer herauszufiltern sind, ins Trinkwasser

- ☹ Nikotin

- ☹ Alkohol

- ☹ Zu viel Fleisch und Wurstwaren und Geflügel aus konventioneller Haltung, wegen des zu hohen Gehaltes an Schadstoffen, die den Hormonspiegel im Körper verändern

2. Ernährung und gute Lebensmittel beugen chronischen Krankheiten vor

2.1 Grundvoraussetzung für eine Ernährungsart die heilt

Die Grundvoraussetzung damit Lebensmittel heilen und helfen ist, bestimmte Sachen zu wissen und dieses Wissen anzuwenden. Es ist wichtig, eine Grundeinstellung zu gesunden Lebensmitteln zu haben. Dabei spielen basische Lebensmittel, gesunde Öle, sowie vitamin- und mineralstoffreiche Lebensmittel die zentrale Rolle.

Ich bereichere die Leser, indem ich viele exotische Lebensmittel mit auflliste, die es hier zu kaufen gibt, die aber viele noch nicht kennen, und die wundersame Heilkräfte haben.

2.2 Gesunde Darmflora:

Erste Voraussetzung für ein gesundes Abnehmen und erfolgreiche Krankheitsvorbeugung

Jegliche Regeneration, Entgiftung und Heilung beginnt im Darm, das bedeutet, über die Ernährung. Genauso wie das Abnehmen. Diese Erkenntnis hat eine zentrale Bedeutung in der afrikanischen Medizin.

Um gesund abzunehmen und Fett zu verbrennen, ist eine gesunde Flora und Darmschleimhaut erforderlich. Ist der Darm nicht in Ordnung ist kaum Heilung durch Lebensmittel und nachhaltiges Gewichtverlieren möglich, denn im Darm findet die Aufspaltung, Verarbeitung und Aufnahme von Nährstoffen statt und von dort werden sie dann im ganzen Körper verteilt.

Mit Kräutern kann man am besten seinen Darm reinigen und gesund bekommen. In meiner Herkunftsheimat gibt es eine Sauce mit über 20 Gewürzen, die man so trinken kann oder mit Maisbrei zusammen isst. Diese Sauce (Nkui) wäscht regelrecht den Bauch und beseitigt Darmschleimhautentzündungen.

Kräuter bekämpfen Krankheitserreger im Darm, Darminfektionen, Darmkrämpfe, Durchfall, stärken die Immunabwehr des Darms und regenerieren ihn, regen die Säurebildung an. Es handelt sich zum Beispiel um Oregano, Basilikum, Enzian, Anis, Sellerie, Dill, Kapuzinerkresse.

Mit Probiotika kann man dieses Ergebnis auch erfolgreich erreichen. Probiotische Milchsäurebakterien sind beispielsweise in Sauerkraut enthalten.

Weitere Lebensmittel, die die Darmflora reinigen und sie regenerieren lassen sind:

- ☺ Ingwer,
- ☺ Zwiebel
- ☺ Knoblauch

Würde man bei der Essenzubereitung öfter diese drei Lebensmittel benutzen, am besten zusammen, bräuchte man kaum noch etwas Besonderes zu tun. Es würde ausreichen. Außerdem:

- ☺ Okra

- ☺ Bitter Blatt (Bitterleaf) und alle bitteren Gemüse, wie Chicoree, Artischocken und Schwarzwurzeln

- ☺ Sehr wirksam: Tee aus Guaven und Mangoblätter und -rinde, wenn man will

- ☺ Bestimmte Obstsorten wie Apfel (Braeburn), Heidelbeeren, Brombeeren, Grüne Mango, Banane – sie haben eine desinfizierende Wirkung.

- ☺ Vitamin C über Sanddornsaft

- ☺ natürliche „Antibiotika", wie kaltgeschleuderter Bienenhonig, lindern Entzündungen im Darm

- ☺ Pflanzliche Öle sind sehr wichtig bei der Wiederherstellung einer gesunden Darmflora

- ☺ Tees wie Pfefferminze, Kamille, Ingwer

Mit Fasten kann man seine Darmflora ebenfalls bereinigen. Regelmäßige Fastentherapien wirken nach meiner eigenen Erfahrung meist besser als Medikamente.

2.3 Tabelle wichtiger Vitamine mit ihren Funktionen

und eine Liste mit Lebensmitteln, in denen sie zu finden sind

Ich habe nicht alle Lebensmittel hier aufgenommen, damit die Liste noch übersichtlich bleibt. Viele der Lebensmittel kann man einfach auf dem hiesigen Markt finden.

Es gibt exotische Lebensmittel, wie Moringa oder Okra, die sehr viele verschiedene Vitamine enthalten. Über diese Tropenfrüchte und Lebensmittel werde ich ein separates Buch schreiben.

Vitamine werden in zwei Gruppen unterteilt:

1   Fettlösliche Vitamine : A, D, E, K

2   Wasserlösliche Vitamine: B-Gruppe und C

(*** Mit Hilfe von Jumk.de)

Name	Hauptvor-kommen	Wirksamkeit	Mangel
Vitamin A (Retinol)	Lebertran, Leber, Niere, Milchprodukte, Butter, Eigelb, als Provitamin A in Karotten	Normales Wachstum, Funktion und Schutz von Haut, Augen und Schleimhaut	Wachstumsstillstand, Nachtblindheit
Pro Vitamin A Beta Carotin	In gelb-orangem und grünem Obst: Möhren, Aprikose, Spinat, Melone, Kürbis Petersilie, Grünkohl, Süßkartoffel	Vorstufe von Vit. A Antioxidantien machen freie Radikale unschädlich, unterstützen, das Immunsystem.	Beschleunigter Alterungsprozess

Tabelle wichtiger Vitamine

Name	Hauptvorkommen	Wirksamkeit	Mangel
Folsäure	Leber, Eidotter, Aprikosen, Bohnen, grüne Blattgemüse, Möhren, Avocados, Melone, Apfelsinen, Vollkornprodukte	Unverzichtbar für Wachstum und Zellteilung, insbesondere für die Bildung der roten Blutkörperchen. Besonders wichtig für Frauen im fruchtbaren Alter. Fördert die Entwicklung des Nervensystems beim ungeborenen Kind	Erhöhtes Krebsrisiko, Müdigkeit, Verdauungsprobleme, Nervosität, schlechtes Gedächtnis, Schlaflosigkeit, Verwirrung, Fehlgeburten, Atemnot
Vitamin B1 (Thiamin)	Weizenkeime, Vollkorngetreide, Erbsen, Herz, Schweinefleisch, Hefe, Haferflocken, Leber, Naturreis,	Wichtig für Nervensystem, Leistungsschwäche, Schwangerschaft, Mückenschutz (hochdosiert), Gewinnung von Energie im Körper, beeinflusst Kohlenhydrat-	schwere Muskel- und Nervenstörungen, Müdigkeit, Verdauungsstörungen, Wassersucht, Herzschwäche, Krämpfe, Lähmungen, Kribbeln in Arm&Bein

Tabelle wichtiger Vitamine

Name	Hauptvorkommen	Wirksamkeit	Mangel
Vitamin B1 forts.		stoffwechsel, wichtig für Schilddrüsenfunktion	
Vitamin B2 (Riboflavin)	Milchprodukte, Fleisch, Vollkorngetreide, Käse, Eier, Leber, Seefisch, grünes Blattgemüse, Molkepulver	Wichtig für Körperwachstum, Verwertung von Fetten, Eiweiß und Kohlenhydraten, gut für Haut, Augen und Nägel, wichtiger Energiebringer, Sauerstofftransport	(selten) Hautentzündungen, spröde Fingernägel, Blutarmut, Hornhauttrübung
Vitamin B3 (**Niacin**, Nicotinsäure)	Bierhefe, Erdnüsse, Erbsen, Leber, Geflügel, Fisch, mageres Fleisch	Auf- und Abbau von Fett, Eiweiß und Kohlenhydraten, guter Schlaf	Haut- und Schleimhautentzündungen, Kopfschmerzen, Zittern, Schlafstörungen, Schwindel, Depression, Kribbeln und Taubheitsgefühl in den Gliedmaßen

Tabelle wichtiger Vitamine

Name	Hauptvorkommen	Wirksamkeit	Mangel
Vitamin B5 (**Pantothensäure**)	Leber, Gemüse, Weizenkeime, Spargel, Fleisch, Krabben, Sonnenblumenkerne, Pumpernickel	Gegen Ergrauen, Haarausfall, Haar- und Schleimhauterkrankungen, wird benötigt zum Abbau von Fett, Eiweißen und Kohlenhydraten	Nervenfunktionsstörungen, schlechte Wundheilung, frühes Ergrauen, geschwächtes Immunsystem
Vitamin B6 (Pyridoxin)	Bananen, Nüsse, Vollkornprodukte, Hefe, Leber, Kartoffeln, grüne Bohnen, Blumenkohl, Karotten	Hilft bei Reisekrankheit Nervenschmerzen, Leberschaden, Prämenstruellem Syndrom, Eiweißverdauung, zusammen mit Folsäure wichtigstes Schwangerschaftshormon, Entgiftung	(eher selten) Darmbeschwerden, schlechte Haut, Müdigkeit, spröde Mundwinkel
Vitamin B7 (**Biotin**, Vitamin H)	Leber, Fleisch, Blumenkohl, Champignons, Vollkornprodukte, Ei, Avocado,	Hauterkrankungen, Haarwuchsschäden Leberschäden, unterstützt Stoffwechsel-	Erschöpfungszustände, Hautentzündungen, Muskelschmerzen,

Tabelle wichtiger Vitamine

Name	Hauptvorkommen	Wirksamkeit	Mangel
Vitam B7 fort.	Spinat, Milch	vorgänge, wird zusammen mit Vitamin K zum Aufbau der Blutgerinnungsfaktoren benötigt, unterstützt Kohlenhydrat- und Fettsäurestoffwechsel für Haut und Schleimhäute	Haarausfall, Übelkeit, Depression
Vitamin B9 (**Folsäure**, Vitamin M)	Leber, Weizenkeime, Kürbis, Champignons, Spinat, Avocado	Leberschäden, Zellteilung, Heilung und Wachstum der Muskeln und Zellen, Eiweißstoffwechsel, Gewebeaufbau	Blutarmut, Verdauungsstörungen, Störungen des Haar-, Knochen- und Knorpelwachstums

Tabelle wichtiger Vitamine

Name	Hauptvorkommen	Wirksamkeit	Mangel
Vitamin B12 (Cobalamin)	Leber, Milch, Eigelb, Fisch, Fleisch, Austern, Quark, Bierhefe	Aufbau Zellkernsubstanz, Bildung von roten Blutkörperchen, Nervenschmerzen, Haut- und Schleimhauterkrankungen, Leberschäden	Blutarmut, Nervenstörungen, nervöse Störungen, Veränderung an der Lunge und am Rückenmark
Vitamin C (Ascorbinsäure)	Hagebutten, Sanddorn, Zitrusfrüchte, Johannisbeeren, Kartoffeln, Paprika, Tomaten, Kohl, Spinat, Gemüse, Rettich	Entzündungs- und Blutungshemmend, fördert Abwehrkräfte, schützt Zellen vor chemischer Zerstörung, aktiviert Enzyme, Aufbau von Bindegewebe, Knochen und Zahnschmelz, schnellere Wundheilung, stabilisiert die Psyche	Zahnfleischbluten, Müdigkeit, Gelenk- und Kopfschmerzen, schlechte Wundheilung, Appetitmangel Skorbut, Leistungsschwäche

Tabelle wichtiger Vitamine

Name	Hauptvorkommen	Wirksamkeit	Mangel
Vitamin D (Calciferol)	Lebertran, Leber, Milch, Eigelb, Butter, Meeresfische, Champignons, Avocado, Hering	Regelt Calcium- und Phosphathaushalt, Knochenaufbau, fördert Kalziumaufnahme	Knochenverkrümmung- & -erweichung, Osteo-malazie, erhöhte Infektanfälligkeit, Muskelschwäche
Vitamin E (Tocopherole)	Sonnenblumen-, Mais-, Soja- und Weizenkeimöl, Nüsse, Leinsamen, Schwarzwurzel, Peperoni, Kohl, Avocado	Stärkung des Immunsystems, entzündungshemmend, Zellerneuerung, Schutz vor Radikalen, reguliert Cholesterinwerte & Hormonhaushalt, wichtig für Blutgefäße, Muskeln & Fortpflanzungsorgane	(selten) Sehschwäche, Müdigkeit, Muskelschwund, Unlust, Fortpflanzungsschwierigkeiten
Vitamin K (Phyllochinone)	Kresse, Leber, Grünkohl, Kiwi, grünes Gemüse, Zwiebeln, Haferflocken, Tomaten, Eier	Erforderlich für Bildung der Blutgerinnungsfaktoren	Hohe Dosen von Vitamin A & E wirken Vitamin K entgegen

2.4 Tabelle wichtiger Mineralien und Spurenelemente

und in welchen natürlichen Lebensmittel sie enthalten sind

Der menschliche Körper kann ohne Mineralstoffe nicht gesund sein. Die Ursache vieler Krankheiten führen Mediziner auf fehlende Mineralstoffe zurück. Der menschliche Körper kann aber natürliche Mineralstoffe wie Kalium oder Magnesium nicht selbstständig produzieren, sondern kann sie nur über die Nahrung aufnehmen.

Viele wissenschaftliche Studien zeigen, dass unser Körper künstliche Mineralstoffe nicht verwerten kann, deswegen ist die beste und richtige Zuführung nur mit natürlichen Mineralstoffen möglich.

*** Dankend von www.orthoknowledge.eu/vitamine-tabel/

Name	Hauptvorkommen	Wirksamkeit	Mangel
Bor B	Birnen, Trockenpflaumen, Rosinen, Hülsenfrüchte, Äpfel, Tomaten	Trägt dazu bei, Calciumverlust und Demineralisierung der Knochen zu verhindern. Kann Gedächtnis und kognitive Funktionen verbessern.	Knochenerkrankungen, Wachstumsprobleme, Arthritis, Pilz- und bakterielle Infektionen
Calcium Ca	Milchprodukte Hülsenfrüchte, Gemüse, Tofu, Lachs, Nüsse	Baustein der Knochen und Zähne. Erforderlich für die Nerven- und Muskelfunktionen.	Knochenentkalkung, schlechtes Gebiss und Knochengerüst, Allergien, hoher Blutdruck, Migräne, Herzprobleme

Tabelle wichtiger Mineralien und Spurenelemente

Name	Hauptvorkommen	Wirksamkeit	Mangel
Chlorid **Cl**	Kochsalz, Meeresalgen, Fischprodukte, Seetang, Oliven, Meerwasser, Wasser des Großen Salzsees	Regelt Säure-Base-Gleichgewicht im Blut & bildet eine chemische Verbindung mit Natrium und Kalium. Regt die Leberfunktion an. Spielt eine wichtige Rolle bei der Verdauung.	Frühzeitiger Haar- und Zahnausfall
Chrom **Cr**	Vollkornprodukte, Fleisch, Fisch, Leber, Bierhefe, Pilze, Eidotter	Wirkt im Körper als Glukosetoleranzfaktor (GTF), der die Insulinwirkung stimuliert.	Reizbarkeit, Depressivität, Hypoglykämie, hoher Cholesterinspiegel Angstzustände, Diabetes,
Eisen **Fe**	Meeresalgen, Muscheln, Austern, Nüsse, Kakaopulver, rotes Fleisch, Eidotter	Bestandteil der roten Blutkörperchen. Wichtig für den Sauerstofftransport durch den Körper und für das Immunsystem. Ist Bestandteil verschiedener Stoffwechselenzyme.	Blutarmut, schlechtes Hörvermögen, Regelschmerzen Restless-Legs-Syndrom, Müdigkeit

Tabelle wichtiger Mineralien und Spurenelemente

Name	Hauptvorkommen	Wirksamkeit	Mangel
Jod J	Fisch, Krusten- und Schalentiere, Ananas, Meeresalgen, Rosinen, Milchprodukte	Bildung von Hormonen in der Schilddrüse. Zur Gesunderhaltung von Haut, Haar und Nägeln.	Schilddrüsenprobleme, Kropf, zähe Schleimhaut
Kalium K	Nüsse, grüne Gemüse, Avocados, Bananen, Sojabohnenmehl, Kartoffeln, Wasser des Großen Salzsees	Bildet zusammen mit Natrium und Chlorid die lebenswichtigen Elektrolytsalze, die für das Flüssigkeitsgleichgewicht im Körper essenziell sind. Beteiligt an Muskelfunktionen, Nervenleitung, Herztätigkeit und Energieerzeugung. Stabilisiert die innere Zellstruktur.	Erbrechen, Benommenheit, Muskelschwäche und -lähmung, niedriger Blutdruck, Schläfrigkeit, Verwirrung, extreme Müdigkeit

217

Tabelle wichtiger Mineralien und Spurenelemente

Name	Hauptvorkommen	Wirksamkeit	Mangel
Kupfer Cu	Avocados, Innereien, Rübensirup, Krustentiere, Austern, Nieren, Eidotter, Fisch, Hülsenfrüchte	Bestandteil (mit Zink und Mangan) des antioxidativen Enzymsystems. Erforderlich für die Pigmentsynthese und den Eisenstoffwechsel.	Blutarmut, Ödem, Blutungen, Probleme mit der Hautpigmentierung, Haarprobleme, leichte Reizbarkeit, Verlust des Geschmackssinns, Appetitverlust
Magnesium Mg	Wasser aus dem Großen Salzsee in Utah – einem der reichhaltigsten Vorkommen an natürlichem Magnesium. Naturreis, Sojabohnen, Nüsse, Fisch, Hülsenfrüchte, Vollkornprodukte, Bierhefe, grünes Blattgemüse, Zartbitterschokolade	Beteiligt an über 200 Funktionen im Körper. Spielt eine Rolle beim Knochenaufbau, der Energieproduktion und den Muskel- und Nervenfunktionen. Auch bedeutsam für Herz und Blutkreislauf. Bestandteil vieler Enzyme. Co-Faktor für Vitamin B und C.	Unregelmäßiger Puls, Antriebsmangel, Nierensteine, Asthma, Osteoporose, Depressivität und Angstzustände, PMS, Regelschmerzen, Fibromyalgie, Glaukom, Diabetes, geringe Ausdauer (insbesondere bei Sportlern), Schlaflosigkeit, Migräne, Zahnfleischprobleme, zu hoher Cholesterinspiegel,

Tabelle wichtiger Mineralien und Spurenelemente

Name	Hauptvorkommen	Wirksamkeit	Mangel
			hoher Blutdruck, Gehörverlust, Prostataprobleme
Mangan **Mn**	Vollkornprodukte, Nüsse, Gemüse, Leber, Tee, Möhren	Bestandteil (mit Zink und Kupfer) des antioxidativen Enzymsystems. Erforderlich für den Knochenaufbau, die Gelenke und das Nervensystem.	Dermatitis, schlechte Gedächtnisfunktion, Epilepsie, Blutarmut, Diabetes, Herzbeschwerden, Arthritis
Molybdän **Mo**	Buchweizen, Weizenkeime, Hülsenfrüchte, Leber, Vollkornprodukte, Eier	Beteiligt am Stoffwechsel schwefelhaltiger Aminosäuren und an der Produktion von Harnsäure. Antioxidans. Erforderlich für die Synthese von Taurin.	Impotenz bei Männern, leichte Reizbarkeit, unregelmäßiger Puls
Natrium **Na**	Speisesalz, Schalentiere, Möhren, Artischocken, Rüben,	Sorgt dafür, dass die Muskeln und Nerven richtig funktionieren.	Sonnenstich, Benommenheit durch Hitze

Tabelle wichtiger Mineralien und Spurenelemente

Name	Hauptvorkommen	Wirksamkeit	Mangel
	getrocknetes Rindfleisch		
Phosphor P	Fleisch, Hefe, Vollkornprodukte, Käse, Nüsse, Soja, Fisch	Erforderlich für den Gesamtaufbau des Körpers. Bestandteil von ATP, dem Energieträger in den Muskeln.	Verwirrung, Appetitmangel, Schwäche, leichte Reizbarkeit, Sprachprobleme, verminderte Widerstandkraft gegen Infektionen, Blutarmut
Selen Se	Thunfisch, Hering, Tomaten, Zwiebeln, Brokkoli, Weizenkeime und Kleie	Wirkt als Antioxidans und bietet Schutz vor Alterserscheinungen. Trägt zur Prävention von Immunkrankheiten bei.	Verminderte Immunität und Widerstandskraft gegen Infektionen, verminderte Zeugungsfähigkeit bei Männern, Altersflecken, verzögertes Wachstum
Vanadium V	Petersilie, Radieschen, Kopfsalat, Knochenmehl, Krebse	Bedeutsam für das Elektrolytgleichgewicht. Für die Aktionspotentiale von Muskeln und	Nicht bekannt

Tabelle wichtiger Mineralien und Spurenelemente

Name	Hauptvorkommen	Wirksamkeit	Mangel
		Nerven. Für Knochen und Zähne.	
Zink Zn	Fleisch, Pilze, Saaten, Nüsse, Austern, Eier, Vollkornprodukte, Bierhefe	Wichtiger Hüter des Immunsystems. Unentbehrlich für die Struktur und Funktion von Zellmembranen. Erforderlich für die Fortpflanzung und den Blutzuckerspiegel.	Unfruchtbarkeit bei Männern, Hautausschlag, Arthritis, Geschwüre, Wachstumsprobleme, Allergien, Alkoholabhängigkeit

2.5 Antioxidantien

Antioxidantien

Antioxidantien sind chemische Verbindungen, die die unerwünschte Oxidation anderer Substanzen gezielt verhindern. Sie sind Radikalenfänger. Freie Radikale attackieren Zellen und verursachen oxidativen Stress. Dieser gilt als mitverantwortlich für das Altern und wird mit der Entstehung einer Reihe von Krankheiten in Zusammenhang gebracht.

Antioxidantien schützen den Körper vor diesen Angriffen, indem sie die Kettenreaktionen der freien Radikalen unterbrechen. Sie verhindern so den oxidativen Stress und wenden Zellschäden ab.

Antioxidantien können noch viel mehr tun. Sie

- ☺ bieten Schutz vor Umweltschadstoffen
- ☺ bieten Schutz vor Alzheimer, vor Lungenerkrankungen wie Asthma oder Bronchitis, vor Krebs, Herzerkrankungen und Schlaganfällen, Arteriosklerose und schützen die Augen vor Makuladegeneration (Netzhautschädigung, die zum fortschreitenden Sehverlust führt)
- ☺ senken den Cholesterinspiegel
- ☺ verlangsamen den Alterungsprozess
- ☺ unterstützen den Körper im Kampf gegen Schäden durch Zigarettenrauch, Alkohol, schlechte Ernährung, Stress,
- ☺ Und viel mehr

Die Antioxidantien findet man in vielen Gruppen unter anderem in:

Vitaminen, Mineralien, Spurenelementen, Enzymen und sekundären Pflanzenstoffen.

Antioxidantien

Vorkommen natürlicher Antioxidantien	
Verbindung(en)	**Lebensmittel mit hohem Gehalt**
Vitamin C (Ascorbinsäure)	Frisches Obst und Gemüse
Vitamin E (Tocopherole, Tocotrienole)	Pflanzenöle
Polyphenolische Antioxidantien (Resveratrol, Flavonoide)	Tee, Kaffee, Soja, Obst, Olivenöl, Kakao, Zimt, Oregano, Rotwein, Granatapfel
Carotinode (Lycopin, Betacarotin, Lutein)	Obst, Gemüse, Eier.

(Quelle: Wikipedia)

Muttermilch ist ebenfalls eine Quelle von Antioxidantien für das Baby. Eine Reihe von Antioxidantien werden als Bestandteil der Muttermilch an den Säugling weitergegeben um dort ihre Wirkung zu entfalten.

Es gibt nicht nur natürliche Antioxidantien, sie werden auch synthetisch hergestellt. Diese können aber gesundheitliche Risiken mit sich bringen. Krebsfördernde Wirkungen wurden schon in vielen Studien nachgewiesen. Bei einigen Antioxidationsmitteln wurde im Tierversuch belegt, dass Wachstum und Infektabwehr beeinträchtigt werden können. Beim Menschen können auch Allergien auftreten. Deswegen ist es ratsam, möglichst wenig solcher künstlichen Radikalenfänger zu sich zu nehmen.

Antioxidantien

Nur weil auf einem Fertiggericht „Antioxidant" steht, sollte man nicht glauben, dass man etwas Gutes für seine Gesundheit tut!

In Lebensmitteln zugelassene synthetische Antioxidantien

E 220 Schwefeldioxid	**E 331 & E 332** Salze der Zitronensäure
E 221 Sulfite Natriumsulfit	
E 222 Natriumhydrogensulfit	**E 331** Natriumzitrat
E 223 Natriumdisulfit	**E 332** Kaliumzitrat
E 224 Kaliumdisulfit	**E 385** Calcium-Dinatrium-EDTA
E 226 Kalziumsulfit	
E 227 Kalziumhydrogensulfit	**E 450** Diphosphate
E 228 Kaliumhydrogensulfit	**E 450a** Dinatriumdiphophat
E 270 Milchsäure	**E 450b** Trinatriumdiphophat
E 300 Ascorbinsäure	**E 450c** Tetranatriumdiphosphat
E 301 Natrium-L-Ascorbat	
E 302 Calcium-L-Ascorbat	**E 450d** Dikaliumdiphosphat
E 304 Ascorbinsäureester	**E 450e** Trekaliumdiphosphat
E 306 Tocopherol	**E 450f** Dikalziumdiphosphat
E 307 Alpha-Tocopherol	**E 450g** Kalziumdihydrogendiphosphat
E 308 Gamma-Tocopherol	
E 309 Delta-Tocopherol	**E 451** Triphosphate
E 310 Propylgallat	**E 451a** Pentanatriutriphosphat
E 311 Octygallat	
E 312 Dodecylgallat	**E 451b** Pentakaliumtriphosphat
E 315 Isoascorbinsäure	
E 316 Natriumisoascorbat	**E 452** Polyphosphat
E 319 tertiär-Butylhydrochinon (TBHQ)	**E 452a** Natriumpolyphosphat
	E 452b Kaliumpolyphosphat
E 320 Butylhydroxianisol	**E 452c** Natriumkalziumpolyphosphat
E 321 Butylhydroxitoluol	
E 322 Lecithin	**E 452d** Kalziumpolyphosphat
E 330 Citronensäure	**E 512** Zinn-II-Chlorid

Antioxidantien

Achtung: In folgenden verarbeiteten Lebensmitteln werden synthetische Antioxidantien eingesetzt (nur ein Auszug):

- ☹ Säuglingsanfangsnahrung
- ☹ Milchprodukte: Käse
- ☹ Fettes Essen, Gesättigte Fette (Transfette), kalorienreiches Esse, Fertiggerichte, Fast Food, Tiefkühlessen, schlechtes Öl, Mayonnaise und Salatdressing, tierisches Fett, Pizza, paniertes Essen, usw.
- ☹ Fleisch- und Fleischersatzprodukte: Fleischwaren, Wurstwaren, Geräuchertes, Gepökeltes, Innereien, Schnitzel, Gebratenes Fleisch, Leberkäse, Tofu, aber auch Fisch und Fischkonserven
- ☹ Getrockneter oder gefrorener Fisch mit roter Haut, gesalzener Trockenfisch
- ☹ Nüsse mit Schalen
- ☹ Süßigkeiten, Speiseeis, Konfitüre, Kaugummi
- ☹ Obst und Gemüse: geschälte Kartoffeln, tiefgefrorene Kartoffelprodukte, getrocknete Kartoffelerzeugnisse, geschnittenes und verpacktes Gemüse und Obst, getrocknete Tomaten, weiße Gemüsesorten getrocknet oder tiefgefroren, Trockenfrüchte, Obstkonserven
- ☹ Gesüßte Getränke: ACE–Getränke, Fruchtgetränke, Fruchtnektar, gesüßte Säfte oder Soda wie Cola und Limo; Tee und Kaffee mit Zucker, Energy-Drinks.
- ☹ Weizen: Weißmehl, Kuchen, Eierteigwaren, Brot, Teigwaren, Kuchenmischungen, Hefe
- ☹ Speiseöle, Speisefette

2.6 Omega-3-Fettsäuren – wichtige Bestandteile der Nahrung:

Welche Lebensmittel enthalten die mehrfach ungesättigten Fettsäuren?

Omega-3 Fettsäuren gehören zu den mehrfach ungesättigten Fettsäuren, wie DHA und sind wichtige und notwendige Bestandteile unserer Ernährung und sie werden vor allem im Gehirn gebraucht. Das menschliche Gehirn besteht zu einem großen Teil aus DHA, das zur Stärkung der Hirnleistung und der Bekämpfung von zahlreichen Krankheiten, wie zum Beispiel Alzheimer, Herzinfarkt, Demenz, Thrombose und ADHs benötigt wird, außerdem hilft es gegen Übergewicht.

Omega 3-Fettsäuren werden weiter benötigt für: die Produktion von Hormonen, die Synthese von Eiweiß, die Bekämpfung von Entzündungen und Infektionen, die Bildung körpereigener Abwehrzellen. Sie schützen das Herz, senken die Blutfettwerte, den Blutdruck, reduzieren den Blutzuckerspiegel und vieles mehr.

DHA kann sowohl über die Nahrung, vor allem durch Öle von fettreichen Meeresfischen, wie Makrele, Hering, Aal und Lachs, zugeführt werden, als auch im menschlichen Organismus aus der essentiellen alpha-Linolensäure synthetisiert werden.

Gute Lebensmittel, die Omega-3-Fettsäuren enthalten:

- ☺ Fisch: Lachs, Hering, Turnfisch, Makrele, Aal
- ☺ Öl: Hanföl, Leinöl, Waldnussöl, Algenöl, Rapsöl, Sojaöl, diese enthalten zwar kein DHA und EPA, dafür jedoch deren Vorstufe, die Omega-3-Fettsäure ALA (Alpha-Linolensäure). Diese Vorstufe kann der Körper in DHA und EPA umwandeln. 20 Gramm Rapsöl (ca. zwei Esslöffel) entsprechen dabei etwa einer Menge von 1 bis 1,5 Gramm Omega-3-Fettsäuren. Das würde für den Tagesbedarf ausreichen.
- ☺ Leinsamen, Walnüsse

Eine längere Einnahme von sehr hohen Dosen an Omega-3-Fettsäuren aus Ernährungsergänzungsmitteln kann zu gesundheitlichen Problemen führen, wie zum Beispiel der Erhöhung des Cholesterinspiegels, der Schwächung des Immunsystems, der Vermehrung von Infektionskrankheiten und entzündungsbedingte Krankheiten, Übelkeit, Erbrechen, usw.

2.7 Einige Tropenlebensmittel mit starker Heilkraft

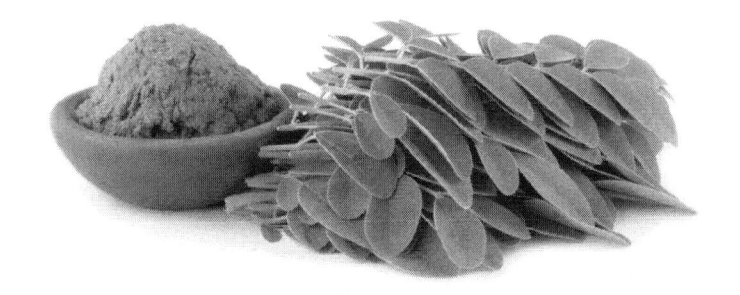

2.7.1 Moringabaum (Moringa Oleifera) – die nährstoffreichste Pflanze der Welt, in Kamerun als „mother's best friend" oder „Baum des Lebens" bekannt, heilt viele Krankheiten

Ich werde darüber ausführlicher in dem Buch „Gesund und vital: Heilkraft aus den Tropen" berichten.

Dieser Baum scheint eine der wertvollsten Pflanzen und Lebensmittel für unsere Gesundheit zu sein.

In Kamerun kann man fast alles an diesem Baum essen (Blätter, Rinde, Samen, Blüten, Schoten usw.). Ich habe lange gebraucht, um den wissenschaftlichen Namen dieser Pflanze zu kennen. In Kamerun nennt man sie nur „Stirb-nicht-Pflanze, Mutters bester Freund, Baum des Lebens" usw. Ich wusste, dass der Baum ein Wunderbaum ist, ohne genau zu wissen warum. Erst als ich mehr darüber erfahren wollte und intensiv alle Pflanze in Kamerun studierte, fand ich den Namen und war nicht überrascht, dass es weltweit schon wissenschaftliche Literatur und Studien darüber gab. In Kamerun benutzt man ihn, um viele Krankheiten zu behandeln, wie Anämie, Krebs, Mutter- und Kindersterblichkeit, Diabetes, Hautkrankheiten, Entzündungen, Wundheilung, Herz-Kreislauf-Erkrankungen, Rheuma, Demenz, Parkinson, AIDS, Augen und Zahnkrankheiten, Impotenz, Bronchitis, Fieber, brüchige Knochen, Unterernährung, Durchfall, Magenschmerzen, Pilzinfektionen, kranke Darmflora und viel mehr.

Weiterhin kann Moringa verwendet werden, um Wasser durch die Zerstörung von 90 bis 99% der Bakterien zu reinigen. Seine Samen enthalten 40% Öl. Dieses Öl wertvoller wie Olivenöl. Moringa ist ein Top Bio-Futtermittel für Tiere und ein hervorragendes Düngungsmittel.

Er besitzt einen enorm hohen **Gehalt an Nährstoffen, Vitaminen und Mineralstoffen** und hat ein extremes und außergewöhnliches antioxidatives Potential.

„Die Kombination und Zusammensetzung der **Vitalstoffe** ist sehr konzentriert, ausgewogen und einzigartig unter allen bekannten Pflanzen" steht zu lesen auf http://www.moringafarm.eu/. Laut dieser Seite enthält der Moringabaum:

- ☺ 14 Vitamine
- ☺ 13 Mineralien
- ☺ 8 essentielle Aminosäuren
- ☺ 10 nicht essentielle Aminosäuren
- ☺ Omega-3-, -6- und -9-Fettsäuren
- ☺ sekundäre Pflanzenstoffe
- ☺ über 46 Antioxidantien
- ☺ Zeatin, Salvestrole und Chlorophyll

Auf der Seite ist weiterhin zu lesen:

„ ...Vergleichsergebnisse von Moringa Blattpulver zu 1058 Lebensmitteln, basierend auf der Grundlage des Ernährungs-Informations-Systems der Universität Hohenheim.

- ☺ **100 Gramm Blattpulver** aus Moringa Oleifera enthalten im Vergleich:
- ☺ 17 x so viel **Calcium** wie 3,5%ige Kuhmilch
- ☺ 1,3 x mehr essentielle **Aminosäuren** als Eier
- ☺ 6 x mehr Alpha-**Linolensäure** als Linolsäure
- ☺ 1,9 x mehr **Ballaststoffe** als Vollkornweizen
- ☺ 8,8 x mehr **Eisen** als ein Rinderfilet (Lende)
- ☺ 6 x mehr herzschützende **Polyphenole** als Rotwein
- ☺ 4,7 x mehr **Folsäure** als Rinderleber
- ☺ 4,5 x mehr **Vitamin E** als Weizenkeimlinge
- ☺ 1,5 x mehr **Zink** als ein Schweineschnitzel
- ☺ etwa so viel **Vitamin C** wie ein Obstsalat
- ☺ 7 x mehr **Magnesium** als Garnelen
- ☺ 37 x mehr **antioxidative Wirkung** als Weintrauben
- ☺ 6,9 x mehr **Vitamin B1** und **B2** als Hefe
- ☺ 3 x mehr **Kalium** als Bananen
- ☺ bis 3 x mehr augenschützendes **Lutein** als Grünkohl
- ☺ 4 x mehr **Vitamin A** als Karotten
- ☺ sehr hohe Anteile an **ungesättigten Fettsäuren** (Omega 3, 6 und 9)
- ☺ des Weiteren sehr große Mengen an natürlichem **Chlorophyll**"

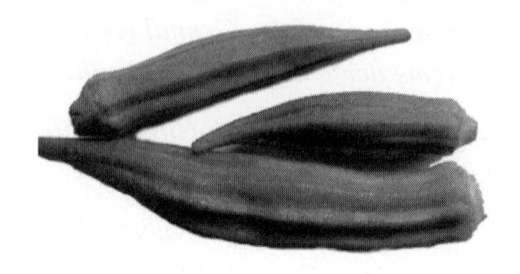

2.7.2 Okra, ein weiteres Wunder (Heil-) Lebensmittel, Quelle vieler Vitamine und Mineralstoffe

„Wer sich regelmäßig Okraschoten schmecken lässt, tut seinem Darm offenbar einen großen Gefallen. Das grüne Gemüse aus Afrika ist auf dem Vormarsch nach Europa. Dabei bewährt es sich nicht nur als wandelbare Zutat in der Küche, sondern entfaltet als geschätzte Heilpflanze auch seine gesundheitsfördernden Kräfte". www.zentrum-der-gesundheit.de

Nährwerte Okra* pro 100g / Tagesbedarf eines Erwachsenen

Energie: 81 kJ / 19 kcal
Ballaststoffe: 4,9 g
Fett: 0,2 g
Kohlenhydrate: 2,2 g
Proteine: 2,1 g

Beta-Carotin: 394 µg / 800 µg
Vitamin C: 36 mg / 60 mg
Magnesium: 38 mg / 250-500 mg
Calcium: 64 mg / 800 mg

Eisen: 653 µg / 15 mg
Phosphor: 75 mg / 1000 mg

* Nährwertangaben für Okra laut DGE (Deutsche Gesellschaft für Ernährung)

Dazu kommen Vitamine B2, B3, B6, B9 und Kupfer

In Afrika ist Okra mehr als ein normales Lebensmittel, es ist ein starkes Antioxidationsmittel.

Okra hilft bei Darmproblemen, Diabetes, schmerzhafter Regel, Entzündungen in Mund und Rachen, Asthma, Erkältung, Fieber, Impotenz, trockener Scheide, Lustlosigkeit, Depression, schwachem Herzmuskel und vielem mehr.

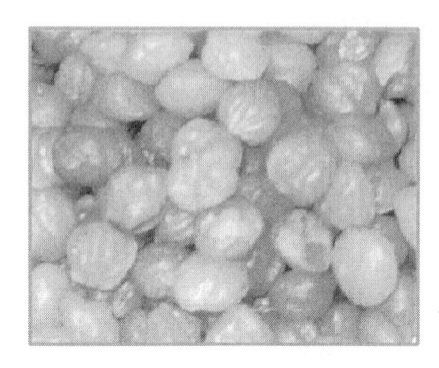

2.7.3 Djansang, Heilkraut aus Kamerun

Djansang oder Njangsa ist ein gelber Kern aus der grünen, nierenförmigen Frucht eines Baumes im Regenwald Afrikas. Er ist Nahrung und Medizin zugleich.

Das United States Department of Agriculture (USDA) und das Nationale Institut für Ernährung und Landwirtschaft der USA (NIFA) haben 2013 eine Studien über diesen Korn veranlasst, die zeigt, wie es wichtig ist.

Njangsa Kernöl ist reich an mehrfach ungesättigten Fettsäuren und Djansang ist reich an Kalzium, Magnesium, Eisen, Chlor, Phosphor, Kalium. Wie der Samen enthält das Öl Vitamin E und A, Proteine, Kohlenhydrate. Das Öl hat eine natürliche heilende und lindernde Wirkung für die Haut bei Verbrennungen. Es bietet auch Schutz gegen Sonnenbrand. Den Wert dieses Öls haben Kosmetikfirmen erkannt und benutzen es in zahlreichen Cremes. Die Frauen in Kamerun benutzen dieses Öl, um eine elastische und faltenfrei Haut zu haben.

Geröstet und zu einer Paste gemahlen, werden die Samen auch verwendet, um eine köstliche Sauce, erinnernd an Erdnusssauce, zu machen. Man kann aber die Kerne auch einfach so pürieren und Saucen damit verfeinern.

Die Blätter und Rinde von Djansang werden benutzt um zahlreiche Krankheiten zu heilen oder ihnen vorzubeugen: Husten, Malaria, Gelbfieber, Magenschmerzen, Durchfall, Rheuma, Schlaflosigkeit, Herz-Kreislaufkrankheiten, Entzündungen in Körper. Augenentzündungen und Unfruchtbarkeit bei Frauen. Es ist ein sehr starkes Antioxidant gegen freie Radikale.

Djansang wird auch als natürliche Antibaby-Pille benutzt, es verbessert die Qualität der Muttermilch und stärkt die sexuelle Lust und Potenz bei Frau und Mann.

Djansang enthält Lupeol. Lupeol ist ein sekundärer Pflanzenstoff, der zu den pentacyclischen Triterpenen gehört und zugleich zur Gruppe der Alkohole zählt. Lupeol ist seit mehr als hundert Jahren bekannt und ist als potentiell leicht verfügbares Malaria- und Krebsmittel mit geringer Toxizität für die medizinische Forschung von Interesse. Es soll das Wachstum der Tumorzellen hemmen. Durch das Lupeol wirkt Djansang ist auch antimikrobiell.

Djangsang-Kerne kann man in den meisten Afro-Shops kaufen oder im Internet. Achtung vor Pulver, es enthält oft Beimischungen. Am bestens kauft man die Kerne und püriert sie selbst. Dann fügt man ein bisschen Olivenöl hinzu, lässt das Ganze ein paar Tage stehen und filtert es dann. Das Öl benutzt man auch für die Haut. Du wirst nach einiger Zeit erstaunliche Ergebnisse erleben.

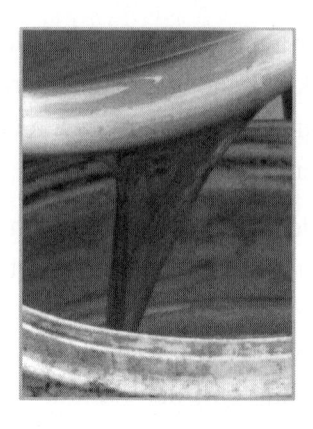

2.7.4 Palmöl

„Das Rote Palmöl gilt als wahrer Nährstoff-Pool. Neben seiner ausgezeichneten Fettsäuren-Zusammensetzung enthält es auch Phytosterole, Flavonoide, Phenolsäuren, Glycolipide, Vitamin K, Q-10 und Squalen.

Zudem ist es DIE Quelle für Vitamin E, denn es besitzt alle vier Tocotrienole, deren enorme antioxidative Aktivität bis zu 60 Mal höher ist als jene von normalem Vitamin E. In Verbindung mit seinem Beta-Carotin, Alpha-Carotin, Lycopin sowie weiteren 20 Carotinen ist es ein ausgezeichnetes antioxidatives Lebensmittel, das Zähne und Zahnfleisch vor den Angriffen freier Radikale schützt." So das Zentrum der Gesundheit (www.zentrum-der-gesundheit.de).

2.7.5 Kokosnuss und Kokosöl

Kokosöl zählt aufgrund seiner vielfältigen positiven Auswirkungen auf die Gesundheit zu den wertvollsten Lebensmittel. Es wirkt antibakteriell, antiviral, antifungal und antiparasitär.

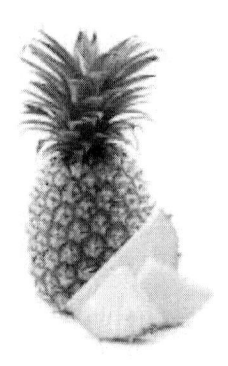

2.7.6 Ananas Gute-Laune-Frucht, Ideal für Gehirn, Psyche und bei Übersäuerung und zur Bekämpfung viele Krankheiten

Die Ananas ist nicht nur eine leckere Frucht, sie ist eine starkes Heilmittel, das unserem Körper wichtige Mineralien und Spurenelemente, wie Magnesium, Calcium, Phosphor, Kalium, Eisen, Mangan, Zink und Jod zuführt. Die tropische Gute-Laune-Frucht ist auch ein Lieferant wichtiger Vitamine, unter anderem von Beta-Carotin (Pro-Vitamin A), Biotin, Vitamin C, Vitamin E, Riboflavin, Thiamin, Niacin, und vielen mehr. Frischer Ananassaft wirkt sehr positiv bei Fieber.

Ananas ist eine ideale Frucht, die bei der Entsäuerung des Körpers eine wichtige Rolle spielt, denn sie wirkt aufgrund ihrer Mineralstoffe sehr basisch.

Auch für die Psyche und bei Stresssituationen wirkt die Ananas wahre Wunder, sie macht gute Laune, ist gut für das Gehirn und die Haut und fördert die Lust am Sex. Sie enthält natürliches Vanillin und den Neurotransmitter Serotonin und dessen Vorstufe

Tryptophan, die gute Laune, gute Stimmung, Entspannung und Zufriedenheitsgefühle stimulieren, Heißhungerattacken bremsen, Zorn, Unruhe, Aggressivität, Ängsten und Nervosität entgegenwirken und außerdem euphorisierend und erotisierend wirken.

Tryptophan wird in den USA sogar als Antidepressivum, in Deutschland hingegen als mildes Schlaf- und Beruhigungsmittel angeboten. Es wurde festgestellt, dass Menschen, die Depression haben, einen sehr niedriger Serotoninspiegel haben.

In Afrika wird Ananas auch bei Hautproblemen, Verletzungen, inneren und äußeren Entzündungen, Scharlach, Blasenbeschwerden, Nierenentzündungen, Magen- und Verdauungsproblemen, Muskelverspannungen und Krämpfen, usw. eingesetzt. Sie wirkt entzündungshemmend.

Wegen ihres Enzyms Bromelain hilft die Ananas, dem Körper Fett zu verbrennen und ihn zu entschlacken. Bromelain kann auch gegen Krankheiten, wie z.B. Krebs helfen, sagen manche Studien.

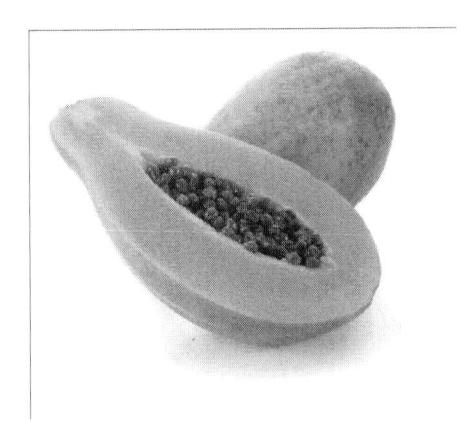

2.7.7 Papaya, die Alleskönnerin

In Kamerun, meiner Geburtsheimat, wurde Papaya nicht nur als leckere, kalorienarme Frucht gemocht, sondern auch als Arzneimittel benutzt. Internationale wissenschaftliche Studien belegen diese Erkenntnisse und dieses Wissen aus Afrika über die Wirkung der Papaya für die Gesundheit von Menschen und Tieren.

Man kann alles an der Papaya gebrauchen, die Haut der Frucht, das Fruchtfleisch, die schwarze Kerne, die Blätter und den Saft des Baumes.

Wegen ihres Enzyms Papain und den essentiellen Nährstoffen, die sie enthält (Magnesium, Calcium, Kalium Mangan, Eisen, Selen, Phosphor, Kupfer, Zink, Ballaststoffe), kann die Papaya gegen viele Krankheiten helfen.

Magen-Darm-Beschwerden, Blähungen, Verstopfungen, Magengeschwüren und Parasiten und bauchspeicheldrüsenbedingte Verdauungsbeschwerden werden gelindert. Verantwortlich dafür ist das proteinspaltende Enzym Papain und die Ballaststoffe. Die Kerne der Papaya werden in Kamerun als Entwurmungsmittel benutzt

Papaya hilft bei:

- ☺ Cellulite
- ☺ Falten und Hautprobleme
- ☺ Wundheilung
- ☺ Verbrennungen
- ☺ Ungesundem Sperma
- ☺ Entzündungen, Ödemen und Schwellungen (Papaya Blätter)
- ☺ Rheuma
- ☺ Krebszellen, wegen der enthaltenen Antioxidantien (Vitamine, Mineralien, Spurenelemente, Enzyme), die bekanntlich unsere Zellen schützen, indem sie uns vor freien Radikalen schützen
- ☺ Und viel mehr

Die Papayakerne sind noch wertvoller als die Frucht selbst. Sie werden in Afrika auch als Verhütungsmittel benutzt und sind sehr wichtig für die Gesundheit von bestimmten inneren Organen, wie der Leber.

Isoliertes Chymopapain wird zur Injektionsbehandlung von Bandscheibenschäden benutzt.

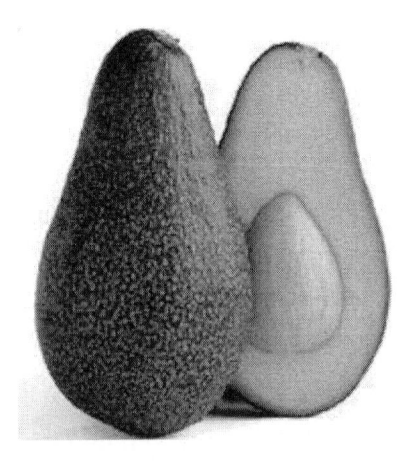

2.7.8 Avocado gegen das Cholesterin und Leukämie

Die Avocado ist eine Frucht mit sehr gesundem, pflanzlichem Fett, die sehr wichtige Vitamine (A, E, Beta und Alpha-Carotin, Biotin) enthält.

Die Avocado verbessert die Aufnahme von fettlöslichen Nährstoffen merklich.

Entgegen der früheren Annahme in den westlichen Ländern, dass die Avocado wegen ihres hohen Anteils an Fett auch dick mache, zeigen viele Studien, wie zum Beispiel die im Journal of the American Heart Association veröffentlichte, eindeutig, dass Avocado nicht dick macht, sondern sogar den Cholesterinspiegel senkt. Es heißt, dass schon eine Avocado pro Tag genügt, um den Cholesterinspiegel positiv zu beeinflussen. Was auch die Kenntnisse der Menschen in Kamerun bestätigen. In Kamerun wird eine Avocado sogar noch mit pflanzlichem Öl zubereitet, damit ihre vitalisierende Stoffe noch schneller und stärker im Körper wirken. Die Menschen in Kamerun sind vorwiegend sportlich und muskulös.

Avocados können helfen, eine seltene, aber tödliche Art der Leukämie-Erkrankung, die myeloischen Leukämie (AML) zu bekämpfen, wie eine Studie aus Kanada bestätigte. „Die Fettmoleküle der Avocado greifen die Stammzellen der Leukämie-Erkrankung an und wir müssen ehrlich zugeben, dass es auch heutzutage nur wenige Medikamente gibt, die dazu in der Lage sind", sagten die Forscher.

Avocado wird auch genutzt, um Magen-Darm-Beschwerden zu lindern, Zähne und Knochen zu stärken und sie spielt eine Rolle beim Sehvorgang und beim Muskelaufbau, sagte mir mein Lehrer während meiner Rituallehre.

Avocadokerne sind auch ein Heilmittel. Darüber und über weitere Früchte werde ich in den kommenden Büchern „Die Heilkraft der Tropenfrüchte" und „Die Heilkraft von Lebensmitteln aus den Tropen: Gemüsen, Wurzelknollen, Kräutern, Nüsse" detailliert berichten.

AUFPASSEN: gezüchtete Südfrüchte haben nicht mehr die gleiche Wirksamkeit für die Gesundheit. Avocados aus Südspanien zum Beispiel sind, wie viele Südfrüchte, die von dort kommen, vitalstoffarm. Bio-Früchte garantieren die positivsten Ergebnissen.

2.8 Natürliche Antibiotika

natürliche Lebensmittel, die antibakteriell und wie Antibiotika wirken

Natürliche Antibiotika

Die Tiere in der Natur haben auch manchmal chronische Infektionen, heilen sich aber selbst, ohne irgendwelche Industrie-Antibiotika, nur mit pflanzlichen Mitteln.

Mehrere tausend Tonnen Chemie- Antibiotika schlucken Menschen pro Jahr weltweit. Oft sind diese überflüssig und sie helfen auch gar nicht richtig bei allen Krankheiten. Diese Chemikalien können sogar noch weitere Krankheiten verursachen. Auch wenn die Wirksamkeit von Antibiotika bei vielen Krankheiten lebensrettend ist und nicht in Frage steht, kann man dennoch in vielen Fällen darauf verzichten und sich an die Natur wenden. Die Natur hat für die Menschen vorgesorgt und uns natürliche Mittel zur Verfügung gestellt, die zum Teil besser wirken, als die Medikament aus dem Labor, die manchmal Milliarden gekostet haben.

Ätherische Öle sind Inhaltsstoff zahlreicher Lebensmittel und die Grundlage antibiotisch wirkender pflanzlicher Mittel

Hier sind einige natürliche Lebensmittel, die das Wachstum von anderen **Mikroorganismen** hemmen oder diese gar abtöten können:

- ☺ Moringa, ein Wundermittel, ein Mittel für alles
- ☺ Ingwer
- ☺ Zwiebel
- ☺ Knoblauch
- ☺ Heißes Palmöl
- ☺ Palmkerne gemahlen
- ☺ Wasserdost
- ☺ Cranberrys
- ☺ Thymian
- ☺ Schafgarbe

247

Natürliche Antibiotika

- ☺ Myrte
- ☺ Kapuzinerkresse
- ☺ Umckaloabowurzel
- ☺ Kapland-Pelargonie
- ☺ Kurkuma
- ☺ Propolis
- ☺ Honig
- ☺ Meerrettich
- ☺ Salbei
- ☺ Grüne Mango
- ☺ Grüne Papaya
- ☺ Scharfe Chili Schoten und ihre Blätter
- ☺ Okra

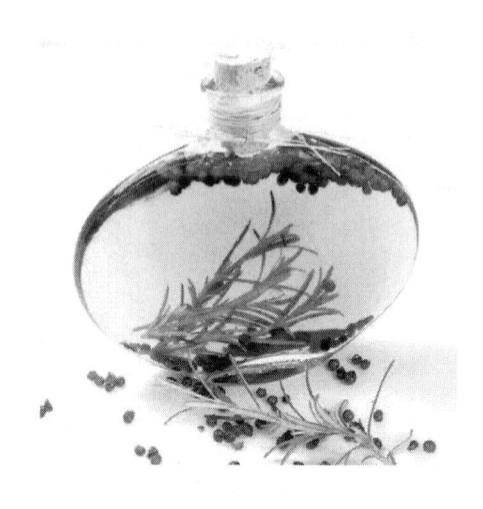

2.9 Reichlich pflanzliches Öl ist sehr gesund

Eine gute Balance aus gesättigten und ungesättigten Ölen tut dem Körper sehr gut

Ich finde nicht okay, wie manche Ernährungsberater uns weismachen wollen, dass Öl ungesund ist. Was Naturvölker seit tausenden von Jahren benutzen und womit sie auch Krankheiten bekämpfen, kann nicht heute ungesund sein. Man sollte nur vergleichen, um selbst die Wahrheit zu sehen. In den Ländern Afrikas und Asiens, zum Beispiel in Kamerun oder China, wird das Essen in reichlich pflanzlichem Öl zubereitet. Es wird viel frittiert. Aber wir finden dort Menschen mit den wenigsten Zivilisationskrankheiten, die mit Fett in Verbindung gebracht werden. Und in den westlichen Ländern findet man Menschen, die häufig an solchen Krankheiten leiden, obwohl sie sehr wenig Öl aus Pflanzen benutzen.

> Während meiner Lehre in Afrika lernte ich, dass der Körper die Kombination aus gesättigten und ungesättigten pflanzlichen Ölen und sogar tierisches Fett aus Tierfleisch braucht. Es müssen nur gesunde Öle und gesunde Tiere sein.

Ich lernte sehr früh, dass jede Zelle unseres Körpers (Gehirn, Knochen, Haut, Muskel usw.) auf Fettsäuren angewiesen ist.

Wie ich schon in vielen Bereichen dieses Buches erklärt habe, ist Öl nicht ungesund, nur weil es fett ist. Im Gegenteil! Reines Öl ist nicht nur gesund, sondern bekämpft auch bestimmte Krankheiten und oft braucht der Körper erst dieses Mittel, um bestimmte Nährstoffe richtig zu transportieren und aufzunehmen.

Reichlich pflanzliches Öl ist sehr gesund

Öl hilft auch bei der Gewichtsreduktion. Ich habe erzählt, wie wir als Kind reines Öl als Abführmittel nahmen und wie es auch wirkte. In Kamerun „trinkt" man Öl sagt man. Aber die Menschen dort sind viel schlanker und muskulöser als Menschen hier in Europa. Ich selbst koche für meine ganze Familie in Deutschland mit reichlich Öl.

Gutes pflanzliches Öl (Kokosöl, Palmöl, Erdnuss-Öl, Olivenöl, Rapsöl auch Sonnenblumenöl) hilft dem Magen bei seiner Arbeit, es reinigt den Darm und hilft bei der Ausscheidung von schlechtem Stoffen, Giften, Fetten und Müll aus dem Körper, es ist antibakteriell, schützt vor Infektionen, stärkt das Immunsystem, hilft beim Muskelaufbau, stärkt die Nerven, lässt uns Vitalstoffe gut aufnehmen. Palmöl zum Beispiel ist sehr gut gegen Übelkeit oder Vergiftungen. Auch bei Rauch und Gasvergiftungen benutzt man in Afrika Palmöl. Schwangere Frauen nehmen oft rohes Palmöl zu sich, damit es ihnen nicht schlecht wird, und es hilft dem Kind sich gut zu entwickeln. Man sagte mir, dass es wichtig ist, dass Schwangere ständig und besonders kurz vor der Geburt Palmöl zu sich nehmen, denn es erleichtert die Geburt. Ich stelle fest, dass Frauen in Kamerun im Zuge der Werbung der Industrie, immer mehr „moderne" Öle zu sich nehmen und auch schwierigerer Geburten haben als die Frauen früher. „Zufällige" Koinzidenz?

Öl hilft einer guten Verdauung und trägt dazu bei, dass das Essen lecker schmeckt und dass man weniger isst. Man ist schneller übersättigt und dadurch nimmt man auch ab.

Schlechte pflanzliche Öle und schlechte tierische Öle und Fette, voller Chemikalien, sind eine Gefahr für den Körper. Butter, Sahne und Co. sind mit großer Vorsicht zu verzehren, weil auch die Tiere, die uns diese Produkte geben mit Chemikalien vollgepumpt werden. Diese chemischen Zusatzstoffe landen automatisch in den Produkten dieser Tiere und vergiften uns, wenn wir sie verzehren.

In einem Bericht der Zeitschrift Mens Health 2010 stand folgendes *"Fette haben wichtige Aufgaben im Körper. Sie bilden einen schützenden Bestandteil der Zellmembranen, dienen als Transporter für fettlösliche Vitamine, können im Körper als Depotfett gespeichert und bei Energiebedarf angezapft werden. Es gibt gesättigte, **einfach**ungesättigte und mehrfach ungesättigte Fettsäuren. Die mehrfach ungesättigten dürfen auf Ihrem Speiseplan nicht fehlen. Wichtig ist die **Balance** von Omega-3- und Omega-6-Fettsäuren," sagt Ernährungswissenschaftlerin und Buchautorin Ulrike Gonder, **Fett!**, Hirzel-Verlag, um 17 Euro). Omega-6-Fettsäuren nehmen Sie mit der Nahrung automatisch in ausreichendem Maße auf. Um aber auch eine entsprechende Menge an Omega-3-Fettsäuren zu bekommen, müssen Sie öfter mal Seefisch, Walnüsse, Lein- und Rapsöl auf die Speisekarte setzen. Die Omega-3-Fettsäuren kurbeln die **Fettverbrennung** und die Wärmeabgabe an, sie wirken gefäßerweiternd und blutdrucksenkend," sagt Professor Worm."*

Ich würde sagen, dass gesunde und chemikalienfreie Öle gesund für den Körper sind und ungesunde Öle auch ungesund und gefährlich für den Körper sind. Aber Fakt ist, dass unsere Zellen, Membranen und Organe Öl brauchen.

Gute Öle, besonders, wenn sie nicht mit Chemikalien vermischt sind, sind: Hanföl, Makadamiaöl, Sesamöl, Kürbiskernöl, Walnussöl, Mandelöl, Pekannussöl, Leinsamenöl, Avocadoöl, Kokosöl, Palmöl, Erdnussöl.

Reichlich pflanzliches Öl ist sehr gesund

Fette gehören neben Kohlenhydraten und Proteinen zu den drei Grundnährstoffen

Ungesättigte Fette gelten als "gute" Fette, die in einfach und mehrfach ungesättigte Fette aufgeteilt werden. Nur die Omega-6-Fettsäure und die Omega-3-Fettsäure müssen mit der Nahrung zugeführt werden, deshalb werden sie auch als essentielle Fettsäuren bezeichnet.

Omega-6-Fettsäuren sind zum Beispiel für das Wachstum, Wundheilung oder zum Schutz gegen Infektion verantwortlich. Omega-3-Fettsäuren sind in Lachs, Thunfisch, Hering, Makrele und Tofu enthalten und Omega-6-Fettsäuren in Sonnenblumen-, Distel-, Mais-und Sojaöl

Mehrfach ungesättigte Fette stecken zum Beispiel in fetthaltigem Fisch wie Lachs, Hering und Makrele und in Pflanzenölen.

Einfach ungesättigte Fette sind zum Beispiel in Olivenöl, Rapskernöl oder Nüssen zu finden. Sie spielen eine wichtige Rolle in der Blutgerinnung und bei der Übertragung von Nervenbotschaften und verbessern die Balance des Cholesterinwertes.

Übergewicht und ihre Folge entsteht nicht durch zu viel Fettaufnahme in der Ernährung, sondern durch die schlechte Fette.

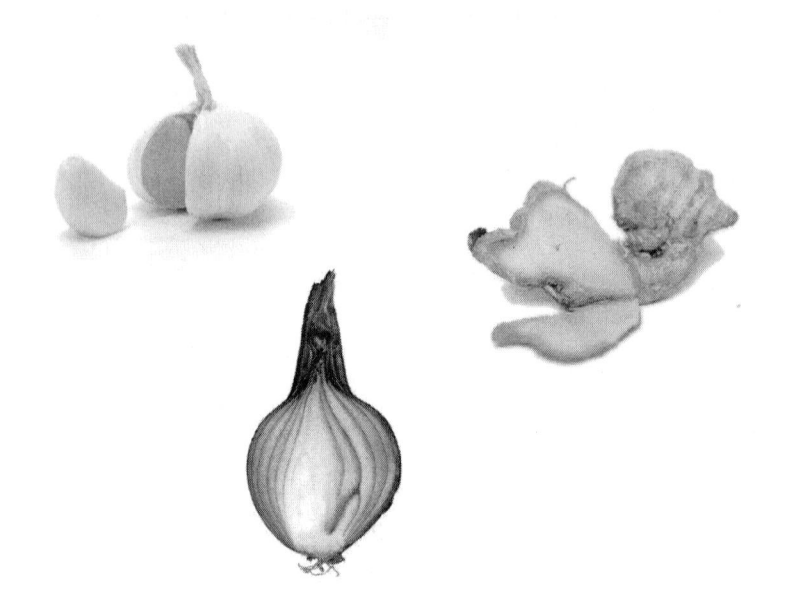

2.10 Ingwer, Zwiebel, Knoblauch

drei magische, unterirdische, geheime Waffen für die Gesundheit und gegen das Übergewicht

Ingwer, Zwiebel, Knoblauch

Beim Kochen ist es sehr ratsam, mindestens diese drei Gewürze frisch zu nutzen. Das Essen schmeckt dann nicht nur gut, sondern es ist auch gesund. Zwiebeln regen die Verdauungsdrüsen an und bauen die Darmflora auf. Knoblauch ist sehr wichtig für den Körper. Knoblauch kann sehr viel, das wussten die Menschen schon vor tausenden von Jahren. In Afrika wird der Knoblauch sogar als „Dopingmittel" bezeichnet. Zusammengemischt mit Zwiebel und Ingwer hilft er sehr gut beim Abnehmen.

In Westafrika und in der Karibik nutzt man die gesunde Kraft des Ingwers seit mehr als 3000 Jahren, besonders in Westafrika. Erst vor einigen Jahren entdeckte die moderne Medizin die Kraft des Ingwers, aber die Pharmaindustrie ist die Gewinnerin dieser Erkenntnisse und nicht die Menschen, denen man nicht richtig und klar erklärt, wie und was sie mit Ingwer erreichen können.

Der Ingwer ist leicht scharf, wenn man ihn frisch isst und sehr würzig im Essen. Die Ingwerwurzeln regen den Appetit und den Kreislauf an, stärken den Magen und fördern die Verdauung, sie sind antibakteriell, fördern die Durchblutung, steigern die Produktion des Gallensaftes, bauen Fett im Körper ab, fördern die Lust am Sex und noch vieles mehr.

Wenn man beim Kochen diese drei Gewürze, die aus der Erde kommen, in das Öl mit hineinmischt, dann hilft man später dem Körper, den Großteil der Fette auszuscheiden.

2.10.1 Makossa hot rotic, die magische scharfe Sauce mit Ingwer, Knoblauch, Zwiebel und mehr. So lecker hat dir noch keine Sauce geschmeckt. Einmal essen und süchtig werden. Stärkt den Körper gegen viele Beschwerden und hilft beim Abnehmen

Dies ist eine wunderscharfe Sauce, die ursprüngliche als Potenzsteigerungssauce gedacht war, die aber auch sehr gut beim Abnehmen hilft. Die Sauce ist eine Mischung aus ausgewählten potenzsteigernden Kräutern. Natürlich, ohne Chemie, ohne Konservierungsstoffe und Geschmacksverstärker! Regt an, macht Lust auf Sex, fördert die Durchblutung, der Körper wird wärmer und erregter. Nicht nur hilfreich bei Potenzschwäche, sondern außerdem eine echte Delikatesse zu Fleisch, Fisch, Käse, Weißbrot, Reis, Nudeln etc. Regelmäßig gegessen wirst du ein dauerhaftes Ergebnis und allgemeines Wohlbefinden verspüren. Diese Sauce sollte nicht mehr auf deiner Speisekarte fehlen! Wirksam bei Männern wie Frauen!

Die Zutaten sind: frischer Ingwer (am besten Bio-Qualität und möglichst frisch und saftig, nicht faserig), Zwiebeln, Knoblauch, frische gelbe, rote oder grüne Habanero-Chilis (sehr sehr scharf, also Vorsicht bei der Zubereitung! Gibt es im Asia- oder Afro-

Shop, manchmal auch in gut sortierten Supermärkten mit Feinkostabteilung), Lauchzwiebeln, viel frisches Basilikum, scharfes Chilipulver, frischer Bärlauch (wenn vorhanden), frische Petersilie, getrockneter Liebstöckel (im Gewürzhandel erhältlich, manchmal auch in Teeläden), Salz, Brühepulver, Öl (ich benutze ganz normales Pflanzenöl, man kann auch Olivenöl benutzen, wenn es einem schmeckt).

In dem Buch (erhältlich bei Amazon) „Potenzmittel, hoch dosiert – aus reinen Lebensmitteln: Was Männer unbedingt wissen müssen, afrikanisch inspiriert" wird das Rezept detailliert erklärt. Falls du die fertige Sauce haben möchtest, kein Problem. Geh auf meine Seite www.mycoacher.jimdo.com und bestelle sie dir. Wenn du sie selbst machen willst und meine kostenlose Hilfe und Beratung brauchst, auch kein Problem. Schreib mir an leser@dantse-dantse.com oder ruf mich einfach an.

2.11 SEX und Bewegung

Keine Lebensmittel, aber als natürliche Mittel helfen sie auch gegen psychische und körperliche Krankheiten

Bewegung ist eine gute Unterstützung beim Abnehmen.

Sport und Bewegung helfen, die Muskulatur zu stärken und den Stoffwechsel anzuregen, was dazu führt, dass die Fettverbrennung beschleunigt und gesteigert wird.

Ich finde ein moderates Sporttreiben am besten, zum einen, um nicht sehr schnell wieder die Lust zu verlieren und zum zweiten, weil du sofort wieder zunimmst, wenn du erst sehr viel Sport machst und dann keinen mehr.

Besonders wenn man schon sehr kräftig war, ist es ratsam, das Abnehmen mit Sport zu kombinieren, damit du hinterher nicht dünn aussiehst, aber dafür die Haut hängt.

Als Sport reicht es schon ein bisschen zu joggen, zu walken, öfter spazieren zu gehen und vieles zu Fuß zu machen. Besorge dir ein Trampolin und hüpfe zu Hause jedes Mal, wenn du ein paar Minuten Zeit hast: Du wirst erstaunen, wie ein bisschen Bewegung deinem Körper und deiner Seele gut tut.

Sex allein hilft meiner Meinung nach nicht so sehr beim Abnehmen. Aber bestimmte Sexpraktiken doch. Wenn der Sex aktiv und intensiv ist, mit vielen Bewegungen und wechselnden Stellungen und mindestens 10 Minuten dauert, kann er auch bewirken, dass Kalorien verbrannt werden.

2.12 Bittere Lebensmittel und Stoffe

sind gut für unsere Gesundheit und helfen beim Abnehmen, bitter macht fit und schlank

Bitter macht gesund und schlank, sagte meine Mutter jedes Mal, wenn wir ein kamerunisches Gericht, genannt „Dolet" aßen. Dieses Gericht wird mit bitterem Gemüse zubereitet. Auch die Säfte dieses Gemüses tranken wir, um den „Bauch zu reinigen", wie man gewöhnlich sagte. In der Erkältungszeit, riet man uns, Lebensmittel mit Bitterstoffen zu essen, sie würden das Immunsystem stärken.

Trink und iss bitter nicht nur für die Figur sondern auch für die Gesundheit. Die ursprüngliche Ernährung des Menschen war nicht süß und salzig. Sie umfasste eine Vielzahl bitterstoffhaltiger Lebensmittel: Gewürze, Gemüse (Wurzeln und Blattgemüse) und Wildpflanzen.

Als ich meine Lehre in Kamerun über die Natur und ihre zahlreichen Möglichkeiten, den Menschen zu helfen absolvierte, sagte man mir, dass Stoffe, die für den Körper sehr wichtig sind, sowie Giftstoffe nur dann gut aufgenommen bzw. ausgeschieden werden können, wenn unsere Verdauung einwandfrei funktioniert. Erst wenn die Verdauung optimal funktioniert, kann auch das Abnehmen nachhaltig erfolgreich und gesund sein. Bittere Lebensmittel helfen einer guten Verdauung.

Bittere Lebensmittel, wie z.B. Chicorée, regen durch die enthaltenen Bitterstoffe den Stoffwechsel an und fördern die Verdauung. „Er [Chicorée] regt die Bildung von Magensaft und Pankreassaft an und so die Verwertung von Lebensmitteln" sagt ein Wissenschaftler und bestätigt damit die seit Jahrtausenden vorhandenen Ur-Erkenntnisse aus Afrika.

Durch bittere Stoffen und Lebensmittel verringern sich die Heißhungerattacken. Außerdem hat man schneller ein Sättigungsgefühl und isst weniger.

Bittere Lebensmittel und Stoffe

Da bittere Lebensmittel die Lust auf süßes und ungesundes Essen reduzieren und selbst wenige Kalorien haben, tragen sie dazu bei, dass der Körper weniger Fett ansammelt und man daher Gewicht verliert.

Folgenden Gemüse und Kräuter enthalten große Mengen an Bitterstoffen:

- ☺ Artischocke
- ☺ Baldrian (Katzenkraut)
- ☺ Chicorée
- ☺ Kohlrabi
- ☺ Radicchio
- ☺ Beifuß (auch Gänsekraut, Wilder Wermut)
- ☺ Hopfen (Wilder Hopfen) Endivien
- ☺ Rosenkohl
- ☺ Löwenzahn
- ☺ Brokkoli
- ☺ Grapefruit
- ☺ Oliven
- ☺ Kakao (pur ohne Zucker)
- ☺ Pfefferminze
- ☺ Rucola

Mit diesen Lebensmitteln kann man tolle Gerichte und Getränke zubereiten!

2.13 Basische Lebensmittel

basische Ernährung ist die Basis für einen gesunden, ausgeglichenen und starken Körper und für die Beseitigung von Krankheiten

*„Die basische Ernährung versorgt den Menschen mit leicht aufnehmbaren basischen Mineralstoffen sowie mit allen Nähr- und Vitalstoffen, die der Körper benötigt, um in sein gesundes Gleichgewicht zu finden. Gleichzeitig verschont die basische Ernährung den Menschen mit all jenen sauren Stoffwechselrückständen, die bei der üblichen Ernährungsweise im Körper entstehen. Auf diese Weise wird der Säure-Basen-Haushalt harmonisiert, so dass in allen Körperbereichen wieder der richtige und gesunde pH-Wert entstehen kann. Das Ergebnis ist ein aktiver und gesunder Mensch voller Tatkraft und Lebensfreude."
http://www.zentrum-der-gesundheit.de/basische-ernaehrung-2.html#ixzz3NToymZj3*

Die basische Ernährung verhindert eine Übersäuerung des Körpers. Übersäuerung ist die Ursache von vielen chronischen Krankheiten und Beschwerden.

2.14 Tabellen basischer Lebensmittel

und guter säurebildender Lebensmittel

2.14.1 Tabelle basenbildenden Obstes

Äpfel	Mangos
Ananas	Mirabellen
Aprikosen	Nektarinen
Avocado	Oliven (grün, schwarz)
Bananen	Orangen
Birnen	Pampelmusen
Clementinen	Papayas
frische Datteln	Pfirsiche
Erdbeeren	Pflaumen
Feigen	Preiselbeeren
Grapefruits	Quitten
Heidelbeeren	Reineclauden
Himbeeren	Stachelbeeren
Honigmelonen	Sternfrüchte
Johannisbeeren (rot, weiß, schwarz)	Wassermelonen
Kirschen (sauer, süß)	Weintrauben (weiß, rot)
Kiwis	Zitronen
Limetten	Zwetschgen
Mandarinen	

2.14.2 Tabelle basischer Kräuter und Salate

Basilikum	Lollo-Bionda-Salat
Bataviasalat	Majoran
Bohnenkraut	Meerrettich
Borretsch	Melde (spanischer Spinat)
Brennnessel	Melisse
Brunnenkresse	Muskatnuss
Chinakohl	Nelken
Chicoree	Oregano
Chilischoten	Petersilie
Dill	Pfeffer (weiß, rot, schwarz, grün)
Eichblattsalat	Pfefferminze
Eisbergsalat	Piment (Nelkenpfeffer)
Endivien	Portulak (Postelein)
Feldsalat	Radicchio
Fenchelsamen	Romanasalat
Friseesalat	Rosmarin
Gartenkresse	Rucola (Rauke)
Ingwer	Safran
Kapern	Salbei
Kardamom	Sauerampfer
Kerbel	Schnittlauch
Koriander	Schwarzkümmel
Kopfsalat	Sellerieblätter
Kreuzkümmel	Spinat, jung
Kümmel	Thymian
Kurkuma (Gelbwurz)	Vanille
Lattich	Ysop
Liebstöckel	Zimt
Löwenzahn	Zitronenmelisse
Lollo-Rosso-Salat	Zucchiniblüten

2.14.3 Tabelle basischer Sprossen und Keime

Alfalfa-Sprossen	Linsen-Sprossen
Amaranth-Sprossen	Mungobohnen-Sprossen
Braunhirse-Sprossen	Broccoli-Sprossen
Bockshornklee-Sprossen	Rettich-Sprossen
Rucola-Sprossen	Adzukibohnen-Sprossen
Hirse-Sprossen	Senfsprossen
Koriander-Sprossen	Sonnenblumkerne-Sprossen
Kresse	Weizenkeimlinge
Leinsamen-Sprossen	Gerstenkeimlingen

2.14.4 Tabelle basischer Nüsse und basischer Samen

Mandeln	Mandelmus
Erdmandeln	Maroni (Esskastanien)

Hinweis: Alle anderen Nüsse/Samen/Ölsaaten gehören zu den **guten säurebildenden Lebensmitteln. Ihr Säurepotential kann durch Einweichen über Nacht, also kurzes Ankeimen noch weiter vermindert werden.**

2.14.5 Tabelle basischen Eiweiß und basischer Nudeln

Lupinenmehl	Lupineneiweißtabletten
Basische Konjac-Nudeln	

2.14.6 Gute säurebildende Lebensmittel

- ☺ Nüsse (Walnüsse, Haselnüsse, Paranüsse, Pekannüsse, Macadamianüsse, etc.)
- ☺ Ölsaaten (Leinsaat, Sesam, Hanfsaat, Sonnenblumenkerne, Kürbiskerne, Mohn etc. – lässt man die Saaten keimen, werden sie – je nach Keimdauer – basisch)
- ☺ Hülsenfrüchte (Kernbohnen, Linsen, Kichererbsen, getrocknete Erbsen etc.)
- ☺ Kakaopulver in hoher Qualität, am besten in Rohkostqualität sowie selbst gemachte Schokolade
- ☺ Hirse
- ☺ Mais (z. B. auch Polenta, Maisteigwaren) in kleinen Mengen
- ☺ Pseudogetreide (Quinoa, Amaranth, Buchweizen)
- ☺ Bio-Getreide z. B. Dinkel, Kamut oder Gerste in kleinen Mengen – idealerweise als Keimbrot oder in Sprossenform (wenn keine Unverträglichkeiten oder Gesundheitsbeschwerden vorliegen)
- ☺ Getreideprodukte wie Bulgur und Couscous in kleinen Mengen, aber aus Dinkel, nicht aus Weizen
- ☺ In überschaubaren Mengen hochwertige tierische Produkte aus biologischer Landwirtschaft z. B. Bio-Eier oder Fisch aus Bio-Aquakultur
- ☺ Hochwertiger Bio-Tofu und hochwertige fermentierte Sojaprodukte wie Miso und Tempeh
- ☺ Hochwertige pflanzliche Proteinpulver (wenn ein Proteindefizit besteht) wie z. B. Hanfprotein oder Reisprotein

Quelle:http://www.zentrum-der-gesundheit.de/saure-und-basische-lebensmittel.html#ixzz3KncqLST6

2.14.7 Tabelle der Nährwerte basischer Lebensmittel

Lebensmittel-Nährwerte (pro 100 g)	kcal	kJ	BE	KH (g)	Fett (g)	EW (g)
Adzukibohnensprossen	52	219	0	3	0,5	3
Alfalfasprossen (Luzerne, Schneckenklee, Ewiger Klee)	24	100	0	0,4	0,7	4
Altbier, Alt-Bier	49	208	0,5	3	0	0,5
Amaranthsprossen	31	128	0	2	0,6	4
Ananas	55	234	1	12,4	0,2	0,5
Anistee	9	38	0	0,9	0,4	0,4
Apfel	54	228	1	11,4	0,6	0,3
Apfelsaft, grüner Apfel	48	202	1	11,1	0	0,1
Apfelsaft, roter Apfel	46	193	1	10,3	0,3	0,3
Apfelsinen (Orangen)	42	179	1	8,3	0,2	1
Aprikosen, Marillen	43	183	1	8,5	0,1	0,9
Auberginen, Melanzani, Melanzane	17	73	0	2,7	0,2	1,2
Austernpilze	11	45	0	0	0,1	2,3
Avocados	221	909	0	0,4	23,5	1,9
Bananen (stark basisch wirkend)	88	374	2	20	0,2	1,2
Basilikum, frisch	46	194	0,5	7,5	0,7	2,4
Bataviasalat, roter Kopfsalat, Crisp-Salat	12	50	0	1,5	0,3	0,7
Berliner Weiße mit Schuss (Waldmeister, Himbeer)	51	214	0,6	7	0	0,3
Birnen	55	233	1	12,4	0,3	0,5
Bleichsellerie, Staudensellerie, Stielsellerie, Stangensellerie	15	65	0	2,2	0,2	1,2

Tabelle der Nährwerte basischer Lebensmittel

Lebensmittel-Nährwerte (pro 100 g)	kcal	kJ	BE	KH (g)	Fett (g)	EW (g)
Blumenkohl, Karfiol, Korfiol (stark basisch wirkend)	22	95	0	2,3	0,3	2,5
Bochkshornkleesprossen	25	1ß3	0	3,1	0,6	1,5
Bohnen, grün (grüne Bohnen, Gartenbohnen, Prinzessbohnen, Keniabohnen, Buschbohnen, Stangenbohnen, Welschbohnen, Bräckbohnen, Türkische Erbsen, Rickbohnen, Schneidebohnen, Schnittbohnen, Fäsölchen, Fisolen)	33	138	0,5	5,1	0,2	2,4
Bohnen, weiß, reif (stark basisch wirkend)	260	1102	3	40,1	1,6	21,3
Bohnenkraut, getrocknet	307	1260	4,5	54	6	7
Borretsch, getrocknet	189	776	1,5	17	6	14,8
Boviste (Stäublinge)	18	73	0	1	1	1
Brechbohnen, Schnippelbohnen, Schnibbelbohnen (stark basisch wirkend)	29	122	0,5	5,1	0,2	1,5
Brennesseln	70	289	0,5	4,9	5,2	0,7
Brennnesseltee	3	13	0	0,5	0	0,1
Broccoli (Brokkoli)	26	111	0	2,5	0,2	3,3
Brunnenkresse	20	80	0	2,5	0,3	1,5
Buttermilch, natur	40	170	0,5	4	1	3,5
Champignons (Egerlinge, Angerlinge)	16	67	0	0,6	0,3	2,7

Tabelle der Nährwerte basischer Lebensmittel

Lebensmittel-Nährwerte (pro 100 g)	kcal	kJ	BE	KH (g)	Fett (g)	EW (g)
Chicorée	17	70	0	2,3	0,2	1,3
Chili-Schoten, grün oder rot	19	81	0	2,9	0,3	1,2
Chinakohl	13	54	0	1,3	0,3	1,2
Chlorella-Alge, getrocknet (grüne Süßwasser-Algen)	428	1798	1,5	18	11	60
Clementinen, Klementinen	37	155	1	9	0,3	0,7
Dampfbier (obergärig, aber ähnlich Exportbier)	65	273	0,5	5	0	0,5
Datteln, frisch	56	235	1	12,9,0	0,1	0,5
Dill, frisch	51	216	0,5	6,6	0,9	3,8
Dill, getrocknet	373	1566	0,5	46,3	8,4	25
Eisbergsalat	13	55	0	1,9	0,3	0,7
Endivien, Frisée (basisch wirkend)	10	43	0	0,3	0,2	1,8
Erbsen, grün (stark basisch wirkend)	81	342	1	12,3	0,5	6,6
Erdbeeren	32	136	0,5	5,5	0,4	0,8
Espresso, schwarz	2	8	0	0,3	0	0,1
Feigen, frisch	61	260	1	12,9	0,5	1,3
Feigen, getrocknet (stark basisch wirkend)	250	1059	5	55	1,3	3,5
Feldsalat, Nüsschensalat, Ackersalat, Vogerlsalat, Mäuseöhrchensalat, Rapunzelsalat, Nüsslisalat, Nüsslersalat, Sonnenwirbel (stark basisch wirkend)	14	57	0	0,7	0,4	1,8
Fenchelsamen, getrocknet	376	1579	3,5	38	16	17
Fencheltee	10	42	0	1	0,4	0,4
Frühlingszwiebeln	24	104	0	3	0,5	2

Tabelle der Nährwerte basischer Lebensmittel

Lebensmittel-Nährwerte (pro 100 g)	kcal	kJ	BE	KH (g)	Fett (g)	EW (g)
Gartensalat (Kopfsalat, Grüner Salat, Buttersalat, Butterkopfsalat, Häuptlesalat, Lattich, Schmalzsalat, stark basisch wirkend)	11	48	0	1,1	0,2	1,3
Gemeiner Riesenschirmling (Parasol)	14	58	0	0	0,5	2,2
Gomasio, Gomashio (Sesam-Salz)	541	2272	0	0,9	50,6	15,9
Grapefruits, Pampelmusen	38	161	0,5	7,4	0,1	0,6
Grapefruitsaft, Pampelmusensaft	47	197	1	10,1	0,1	0,5
Grüner Kardamom, getrocknet	254	1068	5,5	62	7	12
Grünkohl, Braunkohl, Federkohl	37	157	0	3	0,9	4,3
Gurken (Salatgurken, Schlangengurken, stark basisch wirkend)	12	50	0	1,8	0,1	0,6
Heidelbeeren, Blaubeeren, Schwarzbeeren, Bickbeeren, Waldbeeren, Wildbeeren, Mooßbeeren, Moosbeeren, Zeckbeeren	36	154	0,5	6,1	0,6	0,6
Himbeeren	34	143	0,5	4,8	0,3	1,3
Hokkaido-Kürbis, Butternuss-Kürbis, Butternut-Kürbis	64	270	1	12,6	0,6	1,7
Ingwer	69	290	1	12	1	2,5
Ingwertee	2	8	0	0,6	0,1	0,2

Tabelle der Nährwerte basischer Lebensmittel

Lebensmittel-Nährwerte (pro 100 g)	kcal	kJ	BE	KH (g)	Fett (g)	EW (g)
Johannisbeeren, rot und weiß (Träuble, Meertrübeli, Ribiseln)	33	139	0,5	4,8	0,2	1,1
Johannisbeeren, schwarz	39	168	0,5	6,1	0,2	1,3
Kamillentee	3	13	0	0,5	0	0,1
Kapern (Konserve)	415	1756	4,5	52	20,2	6
Kartoffelbrei, fertig zubereitet (Stampfkartoffeln, Quetschkartoffeln, Kartoffelstampf, stark basisch wirkend)	74	312	1	12,2	1,9	2
Kartoffeln, roh (sehr stark basisch wirkend)	70	298	1,5	14,8	0,1	2
Keimsprossen (Durchschnittswerte für Braunhirsesprossen, Gerstensprossen, Koriandersamensprossen, Leinsamensprossen, Rettichsprossen usw.)	26	108	0	2,8	0,4	2,5
Kerbel, frisch	51	208	0,5	6,5	0,5	4,5
Kirsche, sauer (Sauerkirschen)	53	225	1	9,9	0,5	0,9
Kirsche, süß (Süßkirschen, Herzkirschen)	62	265	1	13,2	0,3	0,9
Kiwi	51	215	1	9,1	0,6	1
Knollensellerie (stark basisch wirkend)	18	77	0	2,3	0,3	1,6
Kohlrabi, Oberrübe, Rübkohl, Kohlraben	24	102	0	3,7	0,1	1,9

Tabelle der Nährwerte basischer Lebensmittel

Lebensmittel-Nährwerte (pro 100 g)	kcal	kJ	BE	KH (g)	Fett (g)	EW (g)
Kölsch-Bier 4,9 Vol.%	56	235	0,5	4	0	0,5
Koriander, getrocknet	327	1371	2,5	26	18	12,5
Kresse, Brunnenkresse, Gartenkresse, frisch	33	139	0	2,4	0,7	4,2
Kreuzkümmelsamen, getrocknet	430	1764	3	35	22,5	18
Kümmelsamen	375	1576	3	37	15	20
Kümmeltee	10	42	0	0,9	0,4	0,5
Kürbis	24	101	0,5	4,6	0,1	1,1
Kürbiskerne, schalenlos gewachsen bzw. geschält	560	2369	1,5	14,2	45,6	24,3
Kurkuma, Kurkume, Curcuma, gelber Ingwer, Safranwurzel, Gelbwurzel, getrocknet (farbgebend bei Curry)	366	1536	5	58,5	10	7,8
Lauch	24	103	0	3,2	0,3	2,2
Liebstöckel, Liebstöckl, frisch	51	210	0,5	6	1	4
Limonen, Limetten	31	130	0	1,9	2,4	0,5
Lindenblütentee	3	13	0	0,5	0	0,1
Löwenzahnblätter (stark basisch wirkend)	60	245	1	9,6	1,1	2,5
Majoran, getrocknet	292	1226	3,5	42	7	12,5
Mandarinen (stark basisch wirkend)	46	195	1	10,1	0,3	0,7
Mandelmus, Mandelnussmus	648	2720	1	9,5	56,5	19,8
Mandeln, süß, ohne Schale	599	2507	0,5	3,7	54,1	18,7
Mango	57	243	1	12,5	0,5	0,6

Tabelle der Nährwerte basischer Lebensmittel

Lebensmittel-Nährwerte (pro 100 g)	kcal	kJ	BE	KH (g)	Fett (g)	EW (g)
Mangold, Blattmangold, Schnittmangold, Rippenmangold, Stielmangold, Krautstiel, Rübstiel	14	59	0	0,7	0,3	2,1
Meerrettich, Kren, frisch gerieben	67	281	1	12,2	0,5	2,9
Melde, Gartenmelde (spanischer Spinat)	24	99	0	2,9	0,3	2,1
Mini-Paprika, Snack-Paprika (Paprikaschoten, Paprika-Schoten)	37	154	0,5	6,4	0,5	1,4
Mirabellen	63	269	1,5	14	0,2	0,7
Mohnsamen	477	1976	0,5	4,2	42,2	20,2
Möhren (Karotten, Mohrrüben, gelbe Rüben, Rübli, Rüebli, Fingermöhren)	25	108	0,5	4,8	0,2	1
Molke, sauer (Käsewasser, Schotte, Sirte, Zieger, Waddike, Whey, Milch-Serum	21	89	0,5	4,2	0,2	0,6
Molke, süß (Käsewasser, Schotte, Sirte, Zieger, Waddike, Whey, Milch-Serum	25	106	0,5	4,7	0,2	0,8
Morcheln (eingeweicht)	10	40	0	0	0,3	1,7
Muh-Err-Pilze, Judasohren, Holunderschwamm, Wolkenohrenpilze (eingeweicht)	10	40	0	0	0,3	1,7

Tabelle der Nährwerte basischer Lebensmittel

Lebensmittel-Nährwerte (pro 100 g)	kcal	kJ	BE	KH (g)	Fett (g)	EW (g)
Mungobohnensprossen, Mungobohnenkeimlinge, Mungbohnensprossen, Jerusalembohnensprossen, Lunjabohnensprossen, Mung Dal Sprossen, MungDaal Sprossen	24	99	0,5	2	0,2	3,2
Muskatnuss, getrocknet	548	2303	4	45	36,5	5,8
Nektarinen	42	180	1	9	0,1	1,4
Ofenkartoffeln (stark basisch wirkend)	111	467	1,5	16	4	2
Okrafrüchte, "Okraschoten", frisch	19	81	0	2,2	0,2	2
Oliven, grün, mariniert	138	569	0	1,8	13,9	1,4
Oliven, schwarz, mariniert	135	555	0	1,5	13,8	1,1
Orangensaft (O-Saft)	44	185	1	9	0,2	0,7
Oregano, Dorst, echter Dost, wilder Thymian, getrocknet	349	1465	4	50	10,5	11
Papaya	12	53	0	2,4	0,1	0,5
Paprika, gelb (Paprikaschoten, Paprika-Schoten)	28	117	0,5	4,9	0,3	1,2
Paprika, grün (Paprikaschoten, Paprika-Schoten)	20	86	0	2,9	0,3	1,2
Paprika, rot (Paprikaschoten, Paprika-Schoten)	33	141	0,5	6,4	0,4	1
Pastinak, Pastinaken (roh)	58	245	1	12	0,2	0,7

Tabelle der Nährwerte basischer Lebensmittel

Lebensmittel-Nährwerte (pro 100 g)	kcal	kJ	BE	KH (g)	Fett (g)	EW (g)
Pellkartoffeln, gekocht, Stampfkartoffeln (stark basisch wirkend)	70	298	1,5	14,8	0,1	2
Petersilie (Blätter), frisch	50	214	0,5	7,4	0,4	4,4
Petersilie (Wurzel), frisch	41	174	0,5	6	0,5	2,9
Pfeffer, schwarz, getrocknet (schwarzer Pfeffer)	278	1166	4,5	51,9	3,3	11
Pfeffer, weiß, getrocknet (weißer Pfeffer)	278	1166	4,5	51,9	3,3	11
Pfefferminze (frisch)	44	185	0,5	5,5	0,5	4
Pfefferminztee	3	13	0	0,5	0	0,1
Pfefferschoten, Peperoni	20	83	0	0,7	0,6	2,9
Pfifferlinge (Eierpilze, Eierschwammerln, Rehlinge)	11	47	0	0,2	0,5	1,5
Pfifferlinge, getrocknet (Eierpilze, Eierschwammerln, Rehlinge)	93	391	0	1,8	2,2	16,5
Pfirsiche	41	176	1	8,9	0,1	0,8
Pflaumen	48	205	1	10,2	0,2	0,6
Piment, getrocknet (Nelkenpfeffer)	314	1318	4	50	9	6
Porree	24	103	0	3,2	0,3	2,2
Portulak, gewöhnliches Tellerkraut, Kuba-Spinat, Winterportulak, Postelein	29	119	0,5	4,5	0,4	1,6
Preiselbeeren (Moosbeeren)	35	148	0,5	6,2	0,5	0,3
Quitten, Apfelquitten, Birnenquitten	39	165	0,5	6,9	1	0,4

Tabelle der Nährwerte basischer Lebensmittel

Lebensmittel-Nährwerte (pro 100 g)	kcal	kJ	BE	KH (g)	Fett (g)	EW (g)
Radicchio (Lollorosso, Lollo rossa, roter Lollo), Radicchio-Treviso	13	53	0	1,5	0,2	1,2
Radieschen	14	58	0	2,2	0,1	1
Reineclaude, Reneclode, Reneclaude, Reneklode, Ringlotte, Ringlo	45	187	1	10,2	0,2	0,2
Rettich (stark basisch wirkend)	13	57	0	1,9	0,2	1
Romanasalat, Römersalat, Römischer Salat, Lattuga, Kochsalat, Bindesalat, Lattich, Fleischkraut, Zuckerhut, Herbstzichorie, Herbstchicorée	16	67	0	1,8	0,2	1,6
Romanesco (Blumenkohl-Art)	30	127	0	4,5	0,5	1,7
Rosinen (stark basisch wirkend)	277	1178	6	63,9	0,6	2,5
Rosmarin, frisch	60	252	1	10	2	0
Rote Rüben (Rote Beeten, Rote Beten, Randen, Rahnen, Rohnen stark basisch wirkend)	41	175	0	8,6	0,1	1,5
Rotkohl, Rotkraut, Blaukraut	22	92	0	3,5	0,2	1,5
Rucola, Eichblattsalat, Rauke	11	48	0	1,1	0,2	1,3
Safran (Crocussativus), getrocknet	356	1496	5	61,5	6	11,5
Salbei-Gewürz, getrocknet	334	1403	3,5	43	12	11
Salbei, frisch	87	365	1	12	3,2	1,9
Salbeitee	9	38	0	0,9	0,4	0,4

Tabelle der Nährwerte basischer Lebensmittel

Lebensmittel-Nährwerte (pro 100 g)	kcal	kJ	BE	KH (g)	Fett (g)	EW (g)
Salzkartoffeln, gekocht (stark basisch wirkend)	70	298	1,5	15,4	0,1	1,8
Sauerampfer (stark basisch wirkend)	22	92	0	2	0,4	2,4
Schalotten (Edelzwiebeln, Lauchzwiebeln, Frühlingszwiebeln)	77	325	1,5	16,1	0,1	2,5
Schnittlauch, frisch	27	114	0	1,6	0,7	3,6
Schwarzwurzeln	16	66	0	1,6	0,4	1,4
Seetang (Seealgen, Meeresalgen)	54	228	1	12	0,5	1,8
Seetang, getrocknet (Seealgen, Meeresalgen)	278	1166	5	55	2	8
Sesampaste (Tahina, Tahini Sesampüree, Sesammus)	638	2680	0	1	60	18,1
Sesamsamen	598	2472	0	1	58	18,2
Shitake, Shijtake, Shiitake, getrocknet	336	1411	4,5	53	3,5	20,5
Sojabohnen, reif (Soyabohnen)	323	1350	0,5	6,3	18,1	33,7
Sojaflocken (Soja-Flocken, Soyaflocken)	360	1512	0,5	4	20	37,5
Sojakleie	129	541	0,5	7	4	15
Sojamehl, Vollfett (Soyamehl)	347	1449	0	3,1	20,6	37,3
Sojamilch (Soyamilch)	36	151	0	0,7	1,9	3,6
Sojasahne (Soyasahne)	184	773	0	2	18	2
Sojasprossen (Soyasprossen)	50	211	0,5	4,7	1	5,5
Spargel (stark basisch wirkend)	18	77	0	2,2	0,2	1,9
Spinat, Blattspinat (stark basisch wirkend	15	64	0	0,6	0,3	2,5

Tabelle der Nährwerte basischer Lebensmittel

Lebensmittel-Nährwerte (pro 100 g)	kcal	kJ	BE	KH (g)	Fett (g)	EW (g)
Spirulina, getrocknet (Algen in alkalischen Binnengewässern, antiviral gegen Epstein-Barr-Virus)	376	1579	0	3	12	60
Spitzkohl (Zuckerhut)	23	97	0	2,7	0,4	2
Stachelbeeren	37	158	0,5	7,1	0,2	0,8
Steinpilze (Fichtensteinpilz, Bronzeröhrling bzw. Schwarzhütiger Steinpilz, Sommersteinpilz, Kiefernsteinpilz, Herrenpilze)	20	85	0	0,5	0,4	3,6
Steinpilze, getrocknet (Fichtensteinpilz, Bronzeröhrling bzw. Schwarzhütiger Steinpilz, Sommersteinpilz, Kiefernsteinpilz, Herrenpilze)	124	523	0,5	4,1	3,2	19,7
Sternfrucht, Carambole, Karambole (oxalsäurehaltig)	44	185	1	9,5	0,3	0,5
Stielmus, roh, Rübstielmus	28	116	0	2,8	0,6	2,5
Süßkartoffeln, Batate, Weiße Kartoffeln, Knollenwinde, süße Kartoffeln	111	467	2	24,1	0,6	1,6
Tee, grün, ohne Zucker (Grüner Tee, Grüntee)	0	2	0	0,1	0	0
Tee, Kräutertee	3	13	0	0,5	0	0,1
Tee, Mate grün /geröstet	0	2	0	0	0	0,1
Tee, weiß, ohne Zucker (Weißer Tee, Weißtee)	0	2	0	0,1	0	0
Thymian, getrocknet	292	1227	4	45	7,5	9

Tabelle der Nährwerte basischer Lebensmittel

Lebensmittel-Nährwerte (pro 100 g)	kcal	kJ	BE	KH (g)	Fett (g)	EW (g)
Thymiantee	3	13	0	0,5	0	0,1
Tomaten, Paradeisa, Paradeiser passiert (stark basisch wirkend)	19	79	0	2,7	0,2	1,2
Tomatensaft	17	71	0	2,9	0,1	0,8
Trüffeln, Trüffelpilze	40	167	0	3	1	4,3
Vanilleschoten (Orchideenart), getrocknet	278	1166	5	56,1	3,3	4
Wakame (Seaweed, Braunalgen z. B. für Miso) Achtung: etwa 15 mg Jod pro 100 Gramm!	55	229	1	9	1	2
Wassermelonen	37	159	1	8,3	0,2	0,6
Weintrauben, rot (Weinbeeren)	74	312	1,5	17	0,3	0,7
Weintrauben, weiß (Weinbeeren)	67	286	1,5	16,1	0,3	0,7
Weiße Rüben, weiße Rübchen, Mairübchen, Mairüben, Nevetten, Navets	24	103	0	4,6	0,2	1
Weißkohl, Weißkraut, Kappes, Kaps, Kabis	25	104	0	4,1	0,2	1,4
Weizenbier (Weiße, Weißbier, Hefeweizenbier, Hefeweißbier)	52	222	0,5	3	0	0,3
Weizenbier alkoholfrei (Weiße, Weißbier, Hefeweizenbier, Hefeweißbier)	24	101	0,5	5,4	0	0,4
Wirsingkohl, Wirsching (stark basisch wirkend)	25	107	0	2,4	0,4	3

Tabelle der Nährwerte basischer Lebensmittel

Lebensmittel-Nährwerte (pro 100 g)	kcal	kJ	BE	KH (g)	Fett (g)	EW (g)
Ysopblätter (Bienenkraut, Duftisoppe, Eisenkraut, Eisop, Esope, Essigkraut, Gewürzysop, Heisop, Hisopo, Hizopf, Ibsche, Isop, Ispen. Josefskraut)	30	126	0	2,9	0,6	3
Zimtstangen, Zimtpulver	283	1189	5	57	3,5	4
Zitronen	35	151	0,5	3,2	0,6	0,7
Zitronenmelisse, frisch	50	205	0,5	5,5	1	4,2
Zitronensaft	26	109	0	2,4	0,1	0,4
Zucchini, Zucchetti, Zuchine; Zucchine (Kürbis-Art)	18	76	0	2	0,4	1,6
Zuckermelonen, Honigmelonen	54	230	1	12,4	0,1	0,9
Zwetschgen, Zwetschen, Zwetschken, Quetschen (Pflaumenart)	40	168	1	8,9	0,1	0,6
Zwiebeln, rote Zwiebeln (stark basisch wirkend)	28	117	0	4,9	0,3	1,3

Legende:
kcal = Kilokalorien
kJ = Kilo-Joule
BE = Brot-Einheiten (gerundet)
KH (g) = enthaltene Kohlenhydrate in Gramm
Fett (g) = enthaltenes Fett in Gramm
EW (g) = enthaltene Eiweiße/Proteine in Gramm.
1g Fett = 9,3 kcal
1g EW = 4,2 kcal
1g KH = 4,1 kcal
1g Alkohol = 7,0 kcal
1g org. Säure = 3,0 kcal

Quelle: http://www.lebensmittel-tabelle.de/basische-lebensmittel.html

2.15 Gifte in Lebensmitteln, Gegenmaßnahmen und Alternativen

Gift	Empfehlungen, Was tun	Alternativen
Acrylamid	Seltener Konsum von Kartoffelchips, Pommes frites / Frittiertes nicht über 175°C erhitzen. Pommes frites lieber hell, dick, saftig, als dünn, dunkel und trocken.	Z.B. Maischips statt Kartoffelchips
Agaritin	Champignons nicht roh essen! Agaritin wird beim Kochen/Braten vernichtet (ab 70°C).	Gegarte Champignons. Keine ungekochten, getrockneten Pilze essen
Alkohol (Ethanol)	Nicht jeden Tag trinken, möglichst nie „besaufen"	THC; Spaß haben ohne Drogen ;)
Anthrachinon	Vorerst seltener Schwarz- und Grüntee trinken, warten bis Problem gelöst wurde...	Andere Teesorten, vornehmlich Bio-Tees (Bio-Schwarztee enthält jedoch nicht weniger Anthrachinon)
Antibiotika	Wenig oder kein Fleisch essen. Konsum von Milchprodukten reduzieren. Meeresfrüchte aus Aquakultur, nur Bio	Fleisch und Milchprodukte aus Bio-Produktion (Bio-Tiere dürfen nur ein Mal Antibiotika in ihrer Lebenszeit bekommen)

Gift	Empfehlungen, Was tun	Alternativen
Aluminium	Insbesondere säurehaltige Lebensmittel meiden, die mit Aluminium in Berührung kommen.	Kochtöpfe aus Stahl, Getränke in Glasflaschen, anstatt in Dosen
Arsen	Reis vor dem Kochen waschen oder einweichen und das Wasser abkippen! Besonders belastet: Reis aus Asien	Geschälter Reis weniger belastet, parboild Reis höher, Vollkornreis am höchsten.
Aspatarm	Der Konsum von Aspatarm sollte gemieden werden: Krebsverdacht. Für Allergiker bedenklich. Viele unterschiedliche Meinungen und Einschätzungen!	Stattdessen Zucker in Maßen oder Stevia
Azofarbstoffe	Gefärbte Lebensmittel und Süßigkeiten, die knallrot oder gelb sind, sind häufig mit Azofarbstoffen gefärbt.	Natürliche Lebensmittelfarben
BHT	Häufige Aufnahme vermeiden.	Produkte ohne BHT
Benzol	Lebensmittel meiden, die sowohl Benzoesäure als Konservierungsstoff als auch Ascrobinsäure enthalten!	Produkte ohne Benzoesäure.

Gifte in Lebensmitteln, Gegenmaßnahmen und Alternativen

Gift	Empfehlungen, Was tun	Alternativen
Benzoesäure / Natriumbenzoat	Konsum reduzieren, insbesondere, wenn E 210 in Getränken mit Ascorbinsäure enthalten ist. E-Nummer: E 211	Konservierungsstoffe meist nicht unbedingt notwendig
Bisphenol A (BPA)	Löst sich aus Plastik beim Erhitzen in Mikrowelle oder Wasserkocher heraus!	Polyethylenverpackungen enthalten meist kein BPA. Der Ersatzstoff BPS ist im Übrigen ebenso schädlich.
Cadmium	Bio-Lebensmittel haben geringere Cadmium-Anteile, da sich Cadmium an Phosphate (Kunstdünger) anlagert. Bitterschokolade aus Südamerika viel stärker belastet als afrikanische. Weniger Schokolade essen.	Bio-Lebensmittel, afrikanische Schokolade (Achtung Kinderarbeit)
Cholesterin		Keine. Cholesterin ist wichtiger Stoff. Tip: Kein Fleisch konsumieren, bzw. tierische Fette in der Ernährung stark reduzieren.

Gift	Empfehlungen, Was tun	Alternativen
Cumarin	Produkte mit Cassia-Zimt meiden. Offizieller Grenzwert für Cumarin: nicht mehr als 4 Zimtsterne für Kinder pro Tag!	Ceylonzimt, andere Gewürze
Cyclamat	Cyclamat meiden.	Zucker in Maßen, Stevia
Fungizide	Vorsicht bei Caipirinha mit nicht-bio Limetten! Obst, Gemüse gut waschen!	
Gehärtete Fette	Margarine und Fertigprodukte meiden.	Olivenöl, Bio-Margarine ohne gehärtete Fette, Butter
Gentechnisch veränderte Lebensmittel	Gentechnisch veränderte Lebensmittel meiden und politisch bekämpfen.	Konventionell, durch Kreuzung gezüchtete Lebensmittel
Gesättigte Fettsäuren		Pflanzliche Fette, v.a. Diestel-, Oliven-, Raps- und Sonnenblumenöl. Reduktion des Konsums tierischer Fette!

Gift	Empfehlungen, Was tun	Alternativen
Glutamat / Geschmacksverstärker		Qualitativ hochwertiges Essen benötigt keinerlei Geschmacksverstärker. Hefeextrakt enthält weniger Glutamat als das industriell hergestellte E-621.
Glycidamid	Seltener Konsum von Kartoffelchips, Pommes frites / Frittiertes nicht über 175°C erhitzen. Pommes frites lieber hell, dick, saftig, als dünn, dunkel und trocken. Bratöl sollte wenig ungesättigte Fettsäuren enthalten.	Z.B. Maischips statt Kartoffelchips
Glyphosat	Glyphosat ist vermutlich krebserregend und ist durch die tägliche Aufnahme durch den Menschen ein entscheidendes Gesundheitsrisiko.	Bio-Nahrungsmittel! Für die Herstellung von Lebensmitteln aus konventioneller Landwirtschaft werden sehr häufig glyphosathaltige Pestizide verwendet.

Gift	Empfehlungen, Was tun	Alternativen
Histamin		Diese Nahrungsmittel meiden, Konsum reduzieren. Insbesondere Rotwein. Histaminfreier Wein ist käuflich zu erwerben.
Melamin		Melamingeschirr ohne Erhitzen gut verwendbar. Alternativen natürlich Porzellan und Steingut.
Methanol		Weniger Alkohol trinken, oder weniger belastete Getränke höher belasteten vorziehen.
Mineralöl (MOSH / MOAH)		Keine Lebensmittel essen, die direkten Kontakt zu bedruckter oder recyeleter Papierverpackung hatten.

Gift	Empfehlungen, Was tun	Alternativen
Natriumnitrit, Nitritpökelsalz	Wurst/Käse mit Nitrit auf keinen Fall über 130 Grad erhitzen! Pizza keinesfalls mit Salami, Schinken, Gouda belegen! Sonst entstehen bei der Verdauung krebserregende Nitrosamine. Gefährlich für Baybys.	Käse und Wurst mit anderen Konservierungsmitteln oder unkonserviert
Natriumfluorid, Fluor	Alle Produkte mit Fluoriden meiden!!!	Meersalz (und Zahnpaste) ohne Zusätze
Natamycin	Käserinde auf keinen Fall mitessen, es sei denn, sie wird auf der Verpackung explizit als essbar bezeichnet. Rinde und 5 mm vom Käse abtrennen und wegwerfen, da Natamycin auch in den Käse hineindiffunidert	Bio-Käse enthält kein Natamycin.
Nitrat		Weniger betroffene Gemüse vorziehen. Vor allem in den Wintermonaten.
Patentblau		-

Gift	Empfehlungen, Was tun	Alternativen
PET-Flaschen: Acetaldehyd/ Östrogen		Glasflaschen! PET-Flaschen sind überflüssig.
Phthalate	Packungen mit Weichmachern grundsätzlich meiden! Vor allem wenig Lebensmittel aus Konservendosen essen.	Kunststoffe ohne Weichmacher, alternative Verpackungsmaterialien
Phytoöstrogene	Nicht zu viel Soja essen und nicht jeden Tag. Bei normalem Konsum überwiegen die positiven gesundheitlichen Eigenschaften deutlich. Kinder sollten nur **wenige** Sojaprodukte essen.	Für Vegetarier: Statt Tofu auch mal Ei, Käse, Saitan, Falafel essen.
Polyzyklische Kohlenwasserstoffe (PAK)	Gegrillte Lebensmittel meiden. Insbesondere die schwarzen Stellen! Konsum geräucherter Lebensmittel reduzieren.	Braten statt grillen. Gasgrill statt Kohlegrill, ungeräucherte Nahrung vorziehen.

Gift	Empfehlungen, Was tun	Alternativen
Pyrrolizidinalkaloide	Lebensmittel meiden, bei deren Produktion giftige Pflanzen mit den Nahrungspflanzen vermischt werden können (leider sind das auch sehr häufig Kräutertees).	Lebensmittel, bei denen man sich über die Herkunft sicher sein kann. Bio-Tees sind nur selten mit dieser Substanz belastet.
Radioaktivität	Entsprechende Lebensmitteln meiden und sich weiterhin informieren, wie sich Strahlenwerte z.B. in Pazifikfisch (Seelachs / Fischstäbchen!) entwickeln.	Lebensmittel aus anderen Regionen / Fanggebieten (Fisch).
Saccharin		Stattdessen Zucker in Maßen oder Stevia.
Safrol		Diese Lebensmittel meiden oder nur in geringen Mengen aufnehmen.
Schimmelgift / Aflatoxine u.a.	Verschimmelte Lebensmittel wegwerfen! Insbesondere welche aus Getreide, Gemüse, Obst (bei Käse kann man ihn großzügig abschneiden).	Gefährdete Lebensmittel aus vertrauenswürdigen Ländern kaufen (Stichwort gute Lagerung)

Gift	Empfehlungen, Was tun	Alternativen
Schmelzsalze, Phosphate	Nicht essen. Bei Hamburgern weglassen	Guter Käse enthält keine Schmelzsalze und schmeckt sehr viel besser.
Semicarbazid		Beschichtungen ohne Weichmacher (z.B. Polyethylen, Polypropylen. Lebensmittel ohne entsprechende Verpackung.
Silikone		Rein pflanzliches Bratöl ohne Additive
Solanin	Stängel der Tomate rausschneiden und nicht essen. Jegliche Sprossen von Kartoffeln großzügig abschneiden. Keine grünen Kartoffeln oder Tomaten essen!	-
Stevia		Wenig Zucker
Sulfite		Wein ohne künstlich zugesetzte Sulfite
Trans-Fettsäuren		Risikolebensmittel meiden
Vanillin		Echte Vanille, Verzicht auf das Aroma
Zuckerkulör (Ammoniumsulfit)	Es gibt keine Grenzwerte, sollte aber gemieden werden.	Getränke ohne Farbstoffe oder mit natürlichen Farbstoffen wie Malzextrakt

http://www.gesundheitstabelle.de/index.php/schadstoffe-gifte/gifte-lebensmittel

2.16 Tipps für Veganer und Vegetarier

Tipps für Veganer und Vegetarier

Lebensmittel | Thema	Vorkommen | Verwendung	Tipps | Alternativen
Begriffe 'Vegan' und 'Vegetarisch'	Begriffe sind nicht geschützt.	Genau hinschauen, welche Zutaten auf Produkten ausgewiesen sind. Man sollte sich generell genau informieren, wenn man Vegetarier oder Veganer ist.
Bienenwachs / Honig	Bienenwachs dient als Überzugmittel bei vielen Süßigkeiten. Honig wird pur gegessen und findet sich in vielen Fertigprodukten und Süßigkeiten.	Veganer verzichten meist auf Produkte mit Honig- oder Bienenwachsanteilen. Die Bienenhaltung wird von vielen Veganern als negativ gesehen.

Tipps für Veganer und Vegetarier

Lebensmittel | Thema	Vorkommen | Verwendung	Tipps | Alternativen
Eier	Männliche Küken werden in der Regel direkt nach dem Schlüpfen <u>aussortiert</u> und getötet. Dies gilt ausdrücklich auch bei fast allen Bio-Eiern!	In manchen Bio-Läden finden sich auch Eier aus einer Tierhaltung, die männliche Küken am Leben lässt (zumindest bis zur Schlachtung). Die einzige wirklich tierfreundliche Variante beim Eierkonsum, sind Eier von Hof-Hühnern, die nicht zur Schlachtung gehalten werden und wo auch die Hähne nicht getötet werden.
Eisen	Bei vegetarischer und veganer Ernährung sollte Rücksicht auf Eisen genommen werden.	Wer Veganer ist, sollte zumindest etwas darauf achten, regelmäßig eisenhaltige pflanzliche Lebensmittel zu essen.

Tipps für Veganer und Vegetarier

Lebensmittel | Thema	Vorkommen | Verwendung	Tipps | Alternativen
Fleischersatz	Vegetarier und Veganer haben in der Regel (genau wie ihre karnivorischen Artgenossen) das Bedürfnis nach der Aromanote "Umami". Als Fleischersatz eignen sich besonders gut Gemüsefrikadellen oder Tofu, Sojageschnetzeltes und Saitan, die in Bezug auf die Konsistenz sehr ähnlich sind. Wichtig ist aber die Zubereitung, sonst schmecken sie fade.	Tipp für Tofu/Sojageschnetzeltes: Würzen mit reichlich Sojasauce, Kreuzkümmel und Koriander. Dann in Pfanne mit reichlich Öl und kleingeschnittenen Zwiebeln braten (Sojageschnetzeltes zuvor in kochendem Wasser einweichen).
Fruchtsäfte und Limonaden	Klare Fruchtsäfte werden meist mit Gelatine (z.T. Fisch-Gelatine) gefiltert. Die Gelatine ist im Endprodukt nicht mehr enthalten.	Direktsäfte, frisch gepresste Säfte. Limonaden ohne Saftanteil.

Lebensmittel | Thema	Vorkommen | Verwendung	Tipps | Alternativen
Gelatine (E 441)	Weingummi/Gummibärchen, Kaubonbons, Pudding etc. Tierisch: Vom toten Schwein oder Rind (Haut). **Achtung:** Auch in vielen Medikamenten, analogen Filmrollen und in Photopapier enthalten. Außerdem in Paintball-Munition.	Pektin, Agar-Agar, Stärke, Johannisbrotkernmehl, Kelp-Alge. Einige weiche Süßigkeiten wie Lakritzschnecken enthalten keine Gelatine.
Glycerin (E 422)	Glycerin ist zum Teil tierischen Ursprungs.	Meistens ist Glycerin pflanzlicher Herkunft. Es fällt unter anderem als Reststoff in der Biodieselproduktion an.
Medikamente	Sehr viele Pillen und Tabletten haben eine Hülle aus Gelatine.	Viele Medikamente sind auch mit nicht-tierischer Hülle verfügbar.
Käse (Lab)	Viele Käse werden mit <u>Lab</u> hergestellt und sind damit NICHT VEGETARISCH!	Beim Kauf von Käse ist darauf zu achten, dass auf der Packung "mit mikrobiologischem Lab hergestellt" steht.

Lebensmittel | Thema	Vorkommen | Verwendung	Tipps | Alternativen
Margarine	Achtung: Margarinen sind nicht immer vegetarisch oder vegan. Zum Teil sind sie mit Fischöl (Omega-3-Margarinen) oder Molke angereichert.	Zutatenliste auf der Verpackung beachten!
Omega-3-Fettsäuren	Nahrungsergänzungsmittel häufig hergestellt aus Fisch und oder Robben.	Pflanzliche Träger von Omega-3-Fettsäuren sind verfügbar. Z.B. in Leinöl, Chiaöl, Perillaöl usw.
Milchprodukte	Vegetarier essen häufig Milchprodukte. Hierbei kann eine Reduktion der Aufnahme aus gesundheitlichen Gründen und aus Gründen des Tierschutzes sinnvoll sein.	Es wird ein Zusammenhang zwischen Milchkonsum und Krebserkrankungen vermutet. Auch zu beanstanden: Der Tierschutz in der Massentierhaltung.

Lebensmittel | Thema	Vorkommen | Verwendung	Tipps | Alternativen
Proteine / Eiweiß	Eiweiße sind wichtig für eine ausgewogene Ernährung. Auch für Vegetarier und Veganer besteht eigentlich kein Mangel. Dennoch sollte man auf die tägliche Aufnahme auch eiweißhaltiger pflanzlicher Lebensmittel achten.	
Schellack (E 904)	Unbedenkliches Baumharz, das von Läusen aus dem Baum geholt wird. Möglicherweise für Veganer problematisch. Vegetarier dürften im Allgemeinen wenig Mitleid mit Läusen haben :)	Wird als Kunststoffersatz, Möbelpflege oder Nahrungsergänzungsmittel verwendet. Alternativen sind meist chemisch.

Lebensmittel | Thema	Vorkommen | Verwendung	Tipps | Alternativen
Talg	Tierfett, das Bestandteil in vielen Kosmetika, Vogelfutter, Kerzen (Stearin), Schmiermitteln (z.B. für Saiteninstrumente) und zum Teil vegetarischen Speisen ist. Nicht verwechseln mit mineralischem Talk in Lebensmitteln (E-553b).	Rein pflanzliche Kosmetika. Naturkosmetika haben meist keine tierischen Bestandteile.
Taurin	In Energy-Drinks findet sich in der Regel Taurin als Zusatzstoff. Es erhöht laut Marketing angeblich die Konzentration, was aber wissenschaftlich nicht belegt ist. Taurin ist zwar ein Stoff, der in Säugetieren vorkommt, es gibt aber auch synthetisch hergestelltes.	Für Vegetarier und Veganer ist das Taurin in Energy-Drinks unbedenklich, da synthetisch hergestellt.

Lebensmittel | Thema	Vorkommen | Verwendung	Tipps | Alternativen
Tierversuche	Tierversuche werden meist in der medizinischen/ pharmazeutischen Forschung angewendet. Seltener auch für die Entwicklung von Kosmetika.	Für Kosmetika bestehen Listen von Unternehmen, die nicht von Tierversuchen Gebrauch machen (siehe Peta). Tierversuche für Medikamente und Grundlagenforschung können aus Konsumentensicht schwer verhindert werden.
Vitamin A	Zwei Drittel der Vitamin-A-Zufuhr stammt bei den meisten Menschen aus Fleisch- und Milchprodukten. Ein Mangel ist selten.	Veganer sollten darauf achten, genügend pflanzliche Lebensmittel mit der Vitamin-A-Vorstufe Carotine (Provitamin A) zu sich zu nehmen.
Vitamin B12	Vegetarier decken in der Regel ihren Vitamin B12-Bedarf über Milchprodukte und Eier.	Wer Veganer ist, sollte sich um eine ausreichende Vitamin B12-Aufnahme Gedanken machen. Über rein pflanzliche Nahrung kann eine solche nicht gewährleistet werden.

Lebensmittel | Thema	Vorkommen | Verwendung	Tipps | Alternativen
Vitamin D und Vitamin D3-Präperate	Vitamin D3 ist immer tierischer Herkunft. Gewonnen entweder aus Fisch, Milch, Eiern oder tierischen Fetten.	Synthetische Herstellung ist auch möglich.
Wein	Tierische Zusatzstoffe. Billiger Wein und die meisten klaren Säfte werden mit Gelatine vom toten Schwein oder Fischen gefiltert. Gelatine ist zwar nicht mehr im Endprodukt enthalten, wurde aber für die Produktion verwendet.	Es gibt Hersteller, die den Wein anders filtern. Dies gilt vor allem für teurere Weine oder dann, wenn es auf der Verpackung vermerkt ist (Vegan).
Wolle / Wollfett	Wolle in der Regel vom Schaf. Wollfett zum Teil auch in Kosmetika enthalten.	Grundsätzlich in Ordnung. Ggf. fragwürdige Tierhaltung. Schafe werden (wie andere Zuchttiere) außerdem meist lange vor der natürlichen Lebenserwartung geschlachtet.

Lebensmittel | Thema	Vorkommen | Verwendung	Tipps | Alternativen
Zusatzstoffe	Viele Lebensmittel-Zusatzstoffe (E-Nummern) enthalten tierische Anteile, ohne dass dies dem Verbraucher unbedingt bewusst ist. Die Wichtigsten sind in dieser Tabelle aufgeführt, alle weiteren sind aus entsprechenden Tabellen zu entnehmen.	Wer sichergehen will, welche natürlichen Zusatzstoffe tierischer Herkunft ist, sollte die entsprechenden Tabellen studieren.
Zucker (Raffiniert)	Raffinierter Zucker wird in einigen Ländern zum Teil mit Tierkohle entfärbt (z.B. USA). In Deutschland wird dies nicht gemacht.	In der Regel braucht man sich hierzulande wenig Gedanken zu diesem Thema machen. In anderen Ländern ggf. recherchieren, ob dort Tierkohle in der Zuckerproduktion üblich ist.

Quelle: http://gesundheitstabelle.de/index.php/2012-11-04-20-02-49/tips-fuer-vegetarier-veganer

2.17 Die Heilkraft der natürlichen Lebensmittel

Liste der Volkskrankheiten und natürliche Lebensmittel, die dagegen helfen

Die Schulmedizin behandelt meist nicht die Ursache, sondern nur das Symptom, während die Naturmedizin ganzheitlich behandelt, das heißt, sie fängt da an, wo die Krankheit entstanden ist.

Mit der Wahl der richtigen Lebensmittel heilen wir nicht nur, sondern wir bekämpfen die Krankheit schon, bevor sie entsteht. Lebensmittel haben eine präventive Wirkung die nachhaltig ist für den Körper.

In dieser ersten Auflage ist das Wirkprinzip dieser Lebensmittel nicht immer erklärt. Eine Empfehlung pro oder contra kann man nicht geben, jeder muss selbst herausfinden, ob und welche Lebensmittel ihm gut tun oder nicht.

Ich gehe davon aus, dass ihr nun eure Ernährung umgestellt habt und viel mehr basische, bittere Lebensmittel, Vitamine und Mineralien zu euch nehmt. Ich gehe von dieser Basis aus. Das bedeutet, dass basische und bittere Lebensmittel nun grundsätzlich zu eurer Ernährung gehören. Ich werde nicht mehr bei jeder Krankheit erwähnen, dass du vitaminreiche Lebensmittel zu dir nehmen solltest, denn sie sind wichtig, um alle Arten von Krankheiten zu bekämpfen.

Wenn ich Mineralstoffe nenne, wie Magnesium, Kalium oder Calcium meine ich hier Lebensmittel, die diese Elemente enthalten. In Kapitel 2.3 habe ich schon einige Lebensmittel aufgelistet, die bestimmte Mineralstoffe beinhalten. Du kannst die Liste selbstverständlich erweitern. Meine Tipps hier sind als Grundlage zu verstehen.

2.17.1 Welche Lebensmittel helfen gegen Alzheimer?

Gute Lebensmittel gegen Alzheimer sind:

☺ Basische Lebensmittel (siehe Liste im Kap. 2.12)

☺ Bittere Lebensmittel, wie Grünkohl, Brokkoli, und Co. (Kap. 2.11)

☺ Moringa

☺ Omega-3-Fettsäurenhaltige Ernährung: Fisch (Lachs, Hering, Turnfisch), Hanföl, Olivenöl

☺ Gutes, gesundes und reichliches pflanzliches Öl, wie Kokosöl, Rapsöl Palmöl, Sesamöl

☺ Lebensmittel mit hohem Folsäuregehalt, wie Spinat

☺ Natürliche Lebensmittel und Früchte mit hohem Vitaminen B, C und E Gehalt

☺ Knoblauch

☺ Ingwer

☺ Zwiebel

☺ Rotes Obst kann nach wissenschaftlichen Studien Gehirn-Erkrankungen bis zu 40% reduzieren: Erdbeere, Heidelbeere, Himbeere, Heidelbeere, Holunder und Preiselbeeren. Die Mischung macht sie noch wirksamer.

☺ Ernährung reich an Flavonoiden (Trauben, Apfel, Kirschen, Beeren, Birne, Pflaumen, Auberginen, Grünkohl, Zwiebel)

☺ Calciumreiche, gesunde, natürliche Lebensmittel

☺ Magnesiumreiche, gesunde, natürliche Lebensmittel

- ☺ Curcuma
- ☺ Waldnüsse
- ☺ Paranüsse
- ☺ Eigelb (Cholin)
- ☺ Avocado
- ☺ Juckbohnen
- ☺ Vocanga afrikana
- ☺ Chili Schoten
- ☺ Maniokawurzel
- ☺ Maniokablätter
- ☺ Kochbanane
- ☺ Corossol (Saba-Saba)

2.17.2 Welche Lebensmittel helfen gegen Angststörungen und Depression?

☺ Basische Lebensmittel (siehe Liste im Kap. 2.12)

☺ Bittere Lebensmittel, wie Grünkohl, Brokkoli und Co. (Kap. 2.11)

☺ Lebensmittel mit hochwertigen pflanzlichen und tierischen Proteinen, wie Fleisch, Fisch, Eier, Soja, Hülsenfrüchte (Bohnen, Erbsen, Linsen usw). Die Mischung aus tierischen und pflanzlichen Produkten ist sehr, sehr wichtig. Nur pflanzliche Proteine reichen nicht aus. Mein Vater sagte mir, dass man in seinem Dorf festgestellt hatte, dass Menschen, die kaum Fleisch essen, öfter den Teufel sahen. Das bedeutet in der modernen Wissenschaft, dass diese Menschen Krisen hatten, unter Angststörungen und Depressionen litten und immer schnell mit ihren Nerven am Ende waren, vielleicht fehlen wegen des Mangels an diese Nährstoffen die Neurotransmitter? Meine Beobachtungen mit meinen Klienten scheinen diese afrikanische Feststellung zu bestätigen. Viele, die unter Angst litten, aßen kaum oder sehr wenig Fleisch, Fisch und Ei aber dafür viel Käse und viele Milchprodukte.

☺ Tryptophanreiche Lebensmittel Cashew-Kerne, Bohnen (besonders Sojabohnen), Sonnenblumenkerne, Sesam, Amaranth, Quinoa, Hafer, Hirse, Weizenkeime, Pilze

☺ Gutes, qualitativ hochwertiges, pflanzliches Öl, wie Leinöl, Walnuss öl, Extra natives Olivenöl, Palmöl, Erdnussöl usw. in ordentlicher Menge. Keine Angst du nimmst nicht zu, im Gegenteil du nimmst ab

- ☺ Nahrungsmittel, die reich an Vitaminen und Mineralien sind
- ☺ Nüsse
- ☺ Sonnenblumenkerne
- ☺ Sesam
- ☺ Quinoa
- ☺ Hirse
- ☺ Schlafbeeren oder Winterbeeren
- ☺ Safou
- ☺ Unraffinierte Zucker
- ☺ Gegrillte frischer Mais (Achtung ohne Butter)
- ☺ Scharfes Essen aus scharfen Chili Schoten, Ingwer, Ginseng, Zwiebel, Knoblauch in ordentlichen Mengen
- ☺ Ingwer Tee
- ☺ Ingwer Tee mit Zitrone
- ☺ Ingwer, auch roh gegessen
- ☺ Ginseng
- ☺ Kakaofrucht
- ☺ Blattgemüse und Brokkoli
- ☺ Maniokablätter
- ☺ Palmwein

2.17.3 Welche Lebensmittel helfen gegen Arteriosklerose?

Bei einer Arteriosklerose kommt es zur Verengung der Arterien durch Ablagerungen von Fett, Thromben, Bindegewebe und Kalk. Die Schlagadern werden verhärtet und Blut fließt nicht mehr gut oder wird ganz unterbrochen, dann droht ein Infarkt. Schlechte Ernährung oder mangelnde Bewegung erhöhen das Arteriosklerose-Risiko.

Viele Studien zeigen, dass eine Ernährung auf der Grundlage von Fisch, Fleisch, gesunden basischen und bitteren Lebensmitteln, sowie Obst sehr wirksam vor Herz-Kreislauf-Erkrankungen und Gefäßschäden schützt.

Folgende Lebensmittel helfen oder schützen vor Arteriosklerose:

☺ Basische Lebensmittel (siehe Liste im Kap. 2.12)

☺ Bittere Lebensmittel, wie Grünkohl, Brokkoli und Co. (Kap. 2.11)

☺ Heidelbeeren

☺ Verzicht auf Milchprodukte

☺ Mehrfach ungesättigte Fettsäuren (Omega-3 & 6 Fettsäuren)

☺ Vitamine B6, E, C

☺ Magnesium

☺ Kalium

☺ Calcium

☺ Saft des Granatapfels

☺ Ballaststoffe

☺ Sport

2.17.4 Welche Lebensmittel helfen gegen Asthma, Lungen- und Atemwegserkrankungen, Bronchitis?

Neben den üblichen Therapien, Sprays und Medikamenten gibt es auch natürliche und ganzheitliche Methoden, um Asthma, Lungen und Atmungserkrankungen nachhaltig zu bekämpfen, oder zumindest ihre Symptome zu lindern. Der große Teil des Immunsystems befindet sich in Darm. Störungen in Darm (Schädigung der Darmflora) beeinflussen somit unser Gleichgewicht und fördern Krankheiten wie Asthma. Die Stärkung des Darms hilft also gegen Atemwegserkrankungen.

Diese Lebensmittel helfen:

- ☺ Muttermilch für Kinder
- ☺ Basische Lebensmittel (siehe Liste im Kap. 2.12)
- ☺ Bittere Lebensmittel, wie Grünkohl, Brokkoli und Co. (Kap. 2.11)
- ☺ Ballaststoffreiches Essen in der Schwangerschaft schützt Kinder vor Asthma
- ☺ Moringa
- ☺ Ingwer
- ☺ Ginseng
- ☺ Zwiebel
- ☺ Knoblauch
- ☺ Grünkohl

Welche Lebensmittel helfen gegen...

- ☺ Pfeffer aus scharfen Chili Schoten
- ☺ Vitaminen D, sehr wichtig (Sonne; fettiger Fisch wie Lachs, Makrele, Thunfisch; Hühnereier, Leber, usw.)
- ☺ Vitamine B 12 (Fisch, Fleisch, Eier, Rind und Kalbsleber, Gans, Ente, Algen, fermentierte pflanzliche Lebensmittel, wie Sauerkraut und Bier)
- ☺ Vitaminen C in Zitrusfrüchten, Hagebutte, Acerolakirsche, Gemüse wie Paprika usw.
- ☺ Palmöl, Kokosöl
- ☺ Omega 3 Fettsäuren
- ☺ Magnesiumreiche Lebensmittel
- ☺ Bittersüßstengel
- ☺ Nachtkerzenprodukten
- ☺ Kolanüsse
- ☺ Kaffeebohnen
- ☺ Kakaobohnen
- ☺ Schwarzkümmel
- ☺ Okraprodukte
- ☺ Kochbanane

2.17.5 Welche Lebensmittel helfen gegen Augenbeschwerden und Sehschwäche?

Will man seine Sehkraft bis ins hohe Alter erhalten, dann muss man seine Augen genauso pflegen, wie den Rest des Körpers. Dabei spielt die Ernährung eine sehr große Rolle. Die Augen werden, wie andere Organe des Körpers auch, über das Blut mit Nährstoffen aus der Nahrung versorgt und sind somit interaktiv mit dem ganzen Körper verbunden. Deswegen bestimmt was und wie wir essen auch die Gesundheit der Augen.

Der natürliche Pflanzenfarbstoff Lutein (in Weißkohl, Grünkohl, Spinat, Rucola) kann eine Makula-Degeneration nicht nur vorbeugen, sondern diese auch kurzfristig stoppen, meinten Ernährungswissenschaftler der Universität Jena.

Für die gute Sehkraft bis ins hohe Alter sind Vitamine A, C und E sehr wichtig.

Weitere wichtigste Lebensmittel für die Augen sind:

- ☺ Basische Lebensmittel (siehe Liste im Kap. 2.12)
- ☺ Bittere Lebensmittel, wie Grünkohl, Brokkoli und Co. (Kap. 2.11)
- ☺ Moringa
- ☺ Zwiebel bzw. Zwiebelsaft gegen Bakterien in Augen
- ☺ Knoblauch
- ☺ Ingwer
- ☺ Maniokasaft bei Bindehautentzündung
- ☺ Schwarze Johannesbeere

Welche Lebensmittel helfen gegen...

- ☺ Blaubeere
- ☺ Kirschen (können gegen Entzündungen besser wirken als Aspirin)
- ☺ Zitrusfrüchte
- ☺ Ringelblumen
- ☺ Paprika
- ☺ Karotten (Beta-Carotin)
- ☺ Gutes und gesundes pflanzliches Öl: Olivenöl, Kokosöl, Bio-Sonnenblumenöl, Weizenkeimöl, Sesamöl usw.
- ☺ Palmöl (enthält Carotinoiden, wichtige Vitalstoffe für die Augen)
- ☺ Omega-3 Fettsäuren
- ☺ Traubenkerne
- ☺ Nüsse und Mandeln
- ☺ Sonnenblumenkerne
- ☺ Quinoa
- ☺ Papaya
- ☺ Ananas
- ☺ Okra
- ☺ Karotten
- ☺ Brokkoli
- ☺ Tomaten
- ☺ Magnesium
- ☺ Calcium

- ☺ Selen
- ☺ Zink
- ☺ Süßkartoffel
- ☺ Mango
- ☺ Reines Quellwasser

2.17.6 Welche Lebensmittel helfen gegen Blasenentzündungen, -störungen und -schwäche?

Blasenentzündungen werden meistens von Bakterien verursacht, aber auch von Pilzen. In Darm oder Scheidenflora entstehen sie und gelangen in die Blase und Harnröhre. So schwillt die Blasenwand an und entzündet sich, wenn der Körper sich nicht alleine gegen die Bakterien wehren kann.

Diese Lebensmittel helfen bei Blasenproblemen:

- ☺ Basische Lebensmittel (siehe Liste im Kap. 2.12)
- ☺ Bittere Lebensmittel, wie Grünkohl, Brokkoli und Co. (Kap. 2.11)
- ☺ Moringa
- ☺ Okra
- ☺ Okrablätter-Tee
- ☺ Bitterlimone
- ☺ Ingwer
- ☺ Zwiebel
- ☺ Knoblauch
- ☺ Tee aus Goyave Blättern und Rinden
- ☺ Grüne Mango, noch nicht reif
- ☺ Palmöl und andere gute Öle
- ☺ Natrium
- ☺ Calcium

- ☺ Kochbanane
- ☺ Banane
- ☺ Manioka
- ☺ Maniokablätter
- ☺ Süßkartoffel
- ☺ Ballaststoffe
- ☺ Schalen von Zitrusfrüchten
- ☺ Flohsamen
- ☺ Preiselbeere
- ☺ Oregano
- ☺ Thymian
- ☺ Meerrettich
- ☺ Kapuzinerkresse (eine Mischung mit Meerrettich wirkt sehr gut bei Blasenentzündung)

2.17.7 Welche Lebensmittel helfen gegen Bluthochdruck?

☺ Bluthochdruck ist eine Gefäßerkrankung, bei der der Blutdruck des arteriellen Gefäßsystems zu hoch ist. Das bedeutet, der Druck, den das Blut bei jedem Herzschlag auf die Gefäße ausübt, ist zu hoch. Eine wichtige Rolle bei der Entstehung und Verstärkung von Bluthochdruck spielt die Ernährung. Wir essen zu süß, zu salzig, zu säuerlich, zu fettreich (schlechtes Fett, künstliches Fett in Fertiggerichten und Süßigkeiten), mit zu vielen Zusatzstoffen (Chemikalien), und zu wenigen Vitaminen. Die Konsequenzen sind Übergewicht, erhöhte Blutfettwerte und Bluthochdruck, die dann zu Herz- und Gefäßerkrankungen sowie Herzinfarkten und Schlaganfällen führen können.

☺ Mit natürlichen Lebensmitteln kann man dagegen vorgehen oder vorbeugen:

☺ Basische Lebensmittel (siehe Liste im Kap. 2.12)

☺ Bittere Lebensmittel, wie Grünkohl, Brokkoli (Kap. 2.11)

☺ Moringa

☺ ACE-hemmende und blutdrucksenkende Lebensmittel wie Brokkoli, Kartoffel, Rosenkohl, Knoblauch, Erdnüsse, Sojabohnen usw.

☺ Früchte, wie Ananas, Papaya, Avocado, Äpfel

☺ Heidelbeeren

☺ Verzicht auf Milchprodukte und tierische Fette, wie Wurstwaren, Butter

☺ Mehrfach ungesättigte Fettsäuren (Omega-3 % 6 Fettsäuren)

- ☺ Fettarme Fische z.B. Forelle, Kabeljau, Rotbarsch, Scholle, Seelachs
- ☺ Mageres Fleisch z.B. Hähnchen, Pute,
- ☺ Gutes Öl, wie Kokosöl, Olivenöl, Palmöl usw. am besten Bio
- ☺ Fisch
- ☺ Kartoffeln
- ☺ Yamswurzel
- ☺ Maniokawurzel
- ☺ Kochbanane
- ☺ Banane
- ☺ Eine spezielle, japanische Sojazubereitung namens Natto
- ☺ Ingwer
- ☺ Scharfe Chili Schoten
- ☺ Zwiebel
- ☺ Knoblauch
- ☺ Sellerie
- ☺ Lebensmittel reich an Vitamin A, B, C und E
- ☺ Magnesium
- ☺ Kalium (Bananen, Orangen, grüne Blattgemüse usw.)
- ☺ Saft des Granatapfels
- ☺ Brennnessel
- ☺ Löwenzahn
- ☺ Birkenblätter
- ☺ Ballaststoffe
- ☺ Dünsten, dämpfen, kochen, kurz braten, garen

2.17.8 Welche Lebensmittel helfen gegen einen erhöhten Cholesterinspiegel?

Ohne Cholesterin ist kaum Leben möglich. Cholesterin ist eine sehr wichtige Substanz, die für Synthese von wichtigen Hormonen verantwortlich ist. Es ist sehr wichtig für den Transport von Nährstoffen, es ist ist sehr wichtig für die Reparatur kaputter Zellen. Der Körper kann Cholesterin selbst herstellen, aber die Zufuhr durch Nahrungsmittel kann seinen Spiegel im Blut stark beeinflussen. Ein zu hoher Cholesterinwert kann gefährliche Auswirkungen für die Gesundheit haben.

Mit einer guten und gesunden Ernährung mit natürlichen Lebensmitteln lässt sich der Cholesterinspiegel ganz gut senken.

☺ Basische Lebensmittel (siehe Liste im Kap. 2.12)

☺ Bittere Lebensmittel, wie Grünkohl, Brokkoli (Kap. 2.11)

☺ Moringa

☺ Waldnüsse, Mandeln, Pistazien

☺ Tropenfrüchte wie Ananas, Papaya, Avocado, Mango (afrikanisch Irvingia gabonensis)

☺ Äpfel, rote Trauben, Birnen

☺ Saba-Saba (Corossol oder Sauersack oder Stachelannone) sehr wirksam

☺ Papaya

☺ Guave

☺ Yamswurzel

☺ Hirse

- ☺ Hülsenfrüchte wie Kidneybohnen, Kichererbsen, Erbsen, Linsen Sojabohnen.
- ☺ Leinsamen
- ☺ Okraprodukte
- ☺ Ingwer
- ☺ Knoblauch
- ☺ Zwiebel
- ☺ Chili Schoten
- ☺ Spargel
- ☺ Kakao (natur)
- ☺ Kolanüsse
- ☺ Bitacolanüsse
- ☺ Gutes Öl: Sojaöl, Olivenöl, Palmöl, Erdnussöl, Sesamöl, Kürbiskernöl
- ☺ Sojaprodukte
- ☺ Fisch (Lachs, Hering, Makrele, Turnfisch) und weitere Omega 3-Fettsäuren
- ☺ Gesundes Fleisch
- ☺ Eier
- ☺ Tomaten
- ☺ Quinoa
- ☺ Amaranth
- ☺ Kochbanane
- ☺ Süßkartoffel
- ☺ Kartoffel
- ☺ Manioka

2.17.9 Welche Lebensmittel helfen gegen Darm-Magen-Infektionen und Durchfall?

- ☺ Basische Lebensmittel (siehe Liste im Kap. 2.12)
- ☺ Bittere Lebensmittel, wie Grünkohl, Brokkoli, und Co. (Kap. 2.11)
- ☺ Moringa
- ☺ Tee aus Mango Blättern und Rinden
- ☺ Tee aus Goyave Blättern und Rinden
- ☺ Grüne Mango, noch nicht reif
- ☺ Ananas
- ☺ Papaya grün
- ☺ Papayakerne
- ☺ Mango (am besten ungezüchtete)
- ☺ Avocado
- ☺ Palmöl und andere gute Öle
- ☺ Natrium
- ☺ Calcium
- ☺ Saba-Saba (Corossol oder Sauersack oder Stachelannone) sehr wirksam
- ☺ Kochbanane
- ☺ Banane
- ☺ Manioka

- ☺ Maniokablätter
- ☺ Süßkartoffel
- ☺ Ballaststoffe
- ☺ Schalen von Zitrusfrüchten
- ☺ Flohsamenschalen
- ☺ Leinsamen
- ☺ Apfel
- ☺ Ingwer
- ☺ Okra
- ☺ Okrablätter
- ☺ Okrablätter-Tee
- ☺ Sorghumhirsen
- ☺ Schafgarbe

2.17.10 Welche Lebensmittel helfen gegen schlechte Verdauung und dienen der Darmreinigung?

- ☺ Basische Lebensmittel (siehe Liste im Kap. 2.12)
- ☺ Bittere Lebensmittel, wie Grünkohl, Brokkoli und Co.(Kap. 2.11)
- ☺ Moringa
- ☺ Löwenzahn
- ☺ Chili Schoten
- ☺ Kolanuss
- ☺ Grüne Mango
- ☺ Ananas
- ☺ Papaya
- ☺ Avocado
- ☺ Apfel
- ☺ Trauben
- ☺ Mischung aus Ingwer, Knoblauch, Chili Schoten und Zwiebel
- ☺ Tee aus Mango Blättern und Rinde
- ☺ Tee aus Goyave Blättern und Rinde
- ☺ Palmöl und andere gute Öle (reichlich)
- ☺ Zwiebeln, Bohnen und Kohlgemüse

☺ Okraprodukte

☺ Flohsamen

☺ Quinoa

☺ Bittermelone

2.17.11 Welche Lebensmittel helfen gegen Depressionen und psychische Schwächen?

Ein Zusammenhang zwischen psychischen Krankheiten und Lebensmitteln war in Afrika schon längst bekannt. Ich erinnere mich, dass ich, als ich klein war, einen Cousin hatte, der stark psychisch krank war. Ich weiß, dass er bestimmte Lebensmittel nicht essen durfte und von anderen viel mehr als wir. Die Wissenschaft scheint langsam diese Erkenntnisse zu akzeptieren.

Hier sind einige natürliche Lebensmittel, die Depressionen und psychischen Krankheiten positiv entgegenwirken:

- ☺ Basische Lebensmittel (siehe Liste im Kap. 2.12), vor allem Kohlenhydrate
- ☺ Bittere Lebensmittel, wie Grünkohl, Brokkoli (Kap. 2.11)
- ☺ Milchprodukte vermeiden
- ☺ Chili Schoten
- ☺ Ingwer
- ☺ Ginseng
- ☺ Proteine (Eiweiß)
- ☺ Omega-3 Fettsäuren (Fischöl, hilft gut)
- ☺ Gutes Öl (Palmöl pur ist sehr wirksam)
- ☺ Magnesium
- ☺ Calcium
- ☺ Jod
- ☺ Vitamine B, B3, B6, B12 und B9 (Folsäure)

…Depressionen und psychische Schwächen?

- ☺ Vitamine A, C, D und E
- ☺ Ananas
- ☺ Papaya
- ☺ Juckbohnen
- ☺ Früchte mit einem hohen Gehalt an Chinasäure (wie Kiwi, Wildheidelbeeren, Preiselbeeren, Pflaumen, Pfirsiche)
- ☺ Zitrusfrüchte
- ☺ Saba-Saba (Corossol oder Sauersack oder Stachelannone)
- ☺ Kochbanane (Serotoninhaltig)
- ☺ Bananen
- ☺ Brennnessel
- ☺ Kolanuss (sehr wirksam)
- ☺ Bitacola
- ☺ Kakao (pur)
- ☺ Kakaofruchtfleisch
- ☺ Okra
- ☺ Nachtkerzenprodukte
- ☺ Kurkuma
- ☺ Safran
- ☺ Nüsse (wie Waldnüsse, Palmkernnüsse)
- ☺ Amaranth
- ☺ Quinoa
- ☺ Kürbiskerne
- ☺ Tofu aus Kürbiskernen
- ☺ Sesam

2.17.12 Welche Lebensmittel helfen gegen Diabetes?

Diabetes oder Zuckerkrankheit ist eine Volkskrankheit, der mit folgenden Lebensmitteln positiv entgegengewirkt wird:

☺ Basische Lebensmittel (siehe Liste im Kap. 2.12)

☺ Bittere Lebensmittel, wie Grünkohl, Brokkoli und Co. (Kap. 2.11)

☺ Moringa

☺ Heidelbeeren oder Blaubeeren (Anthocyane)

☺ Kirschen

☺ Bittermelone

☺ Ahornsirup

☺ Ingwer

☺ Ginseng

☺ Knoblauch

☺ Omega-3 Fettsäuren (Lachs, Makrele, Seeforelle, Hering)

☺ Gesundes Öl, wie Kokosöl, Palmöl unraffiniert

☺ Okrakerne

☺ Okraprodukte

☺ Sorghumhirsen

☺ Bohnen und andere Hülsenfrüchte

☺ Waldnüsse

☺ Mandeln

- ☺ Kaffee (natur)
- ☺ Kakao (Bohne oder gemahlen)
- ☺ Kakaofruchtfleisch
- ☺ Bohnen
- ☺ Kurkuma
- ☺ Tindola oder Scharlachranke
- ☺ Würzige scharfe Mischung aus Chili Schoten, Ingwer, Knoblauch und Zwiebel (sehr wirksam)
- ☺ Bockshornklee (in Curry)
- ☺ Kletterrebe
- ☺ Zimt
- ☺ Vitamine
- ☺ Kürbiskerne
- ☺ Kochbanane (grün)
- ☺ Yamswurzel
- ☺ Maniokawurzel und Blätter
- ☺ Zitrusfrüchte
- ☺ Kaktusfeige
- ☺ Quinoa
- ☺ Amaranth
- ☺ Hirse

2.17.13 Welche Lebensmittel helfen gegen Durchfall?

☺ Basische Lebensmittel (siehe Liste im Kap. 2.12)

☺ Bittere Lebensmittel, wie Grünkohl, Brokkoli und Co. (Kap. 2.11)

☺ Moringa

☺ Ingwer

☺ Zwiebel

☺ Kochbanane auch in Breiform

☺ Banane

☺ Mango (afrikanisch Irvingia gabonensis)

☺ Makaboknolle in Breiform

☺ Möhren püriert als Suppe (**Achtung:** bei Durchfall keine rohen Karotten essen)

☺ Palmöl natur, einfach ein wenig davon auflecken hilft auch sehr gut gegen Bauchschmerzen

☺ Tee aus Guave Blättern

☺ Djansang-Produkte (Wurzel und Nuss)

☺ Manioka Breisuppe

☺ Salz

☺ Flohsamen

☺ Magnesium

☺ Calcium

☺ Kalium

- ☺ Natrium
- ☺ Okraprodukte
- ☺ Mango (Naturmango) püriert
- ☺ Schlafmohnsamen

2.17.14 Welche Lebensmittel helfen gegen Entzündung, Wunden und Verletzungen?

- ☺ An ersten Stelle fermentierte Lebensmittel, wie Sauerkraut (roh)
- ☺ Basische Lebensmittel (siehe Liste im Kap. 2.12)
- ☺ Bittere Lebensmittel, wie Grünkohl, Brokkoli und Co. (Kap. 2.11)
- ☺ Moringa
- ☺ Omega-3 Fettsäuren, wie Hanföl
- ☺ Sauerkirschen können Entzündungen zehnmal besser reduzieren als Aspirin
- ☺ Magnesium, zu finden in Hirse, Basilikum, Mohn, Sonnenblumenkernen, Quinoa, Hirse, Kürbiskernen, Vollkornreis, Brennnesseln, Mandeln, Meeresalgen, Mangold, Spinat, Majoran, Salbei, Ananas, Papaya, Avocado uvm.
- ☺ Brokkoli
- ☺ Spinat
- ☺ Ingwer
- ☺ Knoblauch
- ☺ Zwiebel
- ☺ Kurkuma
- ☺ Papaya (grün, unreif)
- ☺ Ananas (grün, unreif)

☺ Mango (grün, unreif)
☺ Beeren, je dunkler desto besser
☺ Palmöl auch für offene Entzündungen
☺ Kokosöl
☺ Schwarzkümmel
☺ Chili Schoten
☺ Okraprodukte
☺ Okrablättersaft für offene Entzündungen
☺ Honig
☺ Palmöl
☺ Palmkerne
☺ Schafgarbe
☺ Myrte

2.17.15 Welche Lebensmittel helfen gegen Erkältung, Heuschnupfen, Halsschmerzen, Husten?

Mein Favorit ist frischer Ingwer, gemischt mit frischen Zitronen. Ich brauche nichts anders, da ich sowieso die anderen Regeln, wie basisch und vitaminreich zu essen, respektiere.

☺ Totaler Verzicht auf Milchprodukte

☺ Basische Lebensmittel (siehe Liste im Kap. 2.12)

☺ Bittere Lebensmittel, wie Grünkohl, Brokkoli, Löwenzahn, und Co. (Kap. 2.11). Sie stärken!

☺ Moringa

☺ Okraprodukte

☺ Okrakerne, getrocknet, senken das Fieber bei Kinder

☺ Ingwer, am besten roh essen, sehr wirksam gegen Halsschmerzen und verstopfte Nase. Ingwer verhindert die Erkältung fast ganz, wenn er gegessen wird, bevor die Erkältung entsteht. Ingwer schützt auch gegen Virenansteckung, das bedeutet, wer Ingwer isst, ist er immun gegen Erkältungen. Ich bin dank ihm fast nie erkältet.

☺ Zwiebel

☺ Ginseng

☺ Nachtkerzenprodukte

☺ Chili Schoten

☺ Knoblauch

- ☺ Umckaloabo
- ☺ Thymian
- ☺ Honig (natur)
- ☺ Schwarzkümmel
- ☺ Myrte
- ☺ Kapuzinerkresse
- ☺ Zitrusfrüchte
- ☺ Zitronen
- ☺ Vitamin A-reiche Lebensmittel
- ☺ Vitamine C
- ☺ Vitamine D
- ☺ Zink enthalten in Rindfleisch
- ☺ Sandorn: Sanddorn-Beeren haben zehnmal mehr Vitamin C als Zitrusfrüchte
- ☺ Holunder
- ☺ Beeren, je dunkler desto besser

2.17.16 Welche Lebensmittel beugen vor / helfen gegen Fieber?

☺ Basische Lebensmittel (siehe Liste im Kap. 2.12)

☺ Bittere Lebensmittel, wie Grünkohl, Brokkoli und Co. (Kap. 2.11)

☺ Moringa

☺ Suppen mit basischen und bitteren Lebensmitteln

☺ Lebensmittel, die ätherische Öle enthalten

☺ Milchprodukte vermeiden

☺ Ingwer

☺ Zwiebel

☺ Nachtkerzenprodukte

☺ Chili Schoten

☺ Knoblauch

☺ Umckaloabo

☺ Thymian

☺ Honig (natur)

☺ Schwarzkümmel

☺ Myrte

☺ Kapuzinerkresse

☺ Manioka-Blätter

☺ Mango-Blätter und Rinde

☺ Mango (grün, unreif)

- ☺ Guave-Blätter
- ☺ Papayaprodukte
- ☺ Zitronen (am besten noch grün)
- ☺ Beeren, wie Holundersaft

2.17.17 Welche Lebensmittel helfen gegen Haarverlust und vorzeitiges Ergrauen?

☺ Basische Lebensmittel (siehe Liste im Kap. 2.12)

☺ Bittere Lebensmittel, wie Grünkohl, Brokkoli und Co. (Kap. 2.11)

☺ Siliziumreiche Lebensmittel: Hirse, Gerste, Hafer, Brennnessel. Silizium ist das Mineral für gesundes, glänzendes und dichtes Haar.

☺ Soja

☺ Ingwer (viel)

☺ Knoblauch (viel und täglich zeigt top Wirkung), Knoblauch verlangsamt die Entstehung von grauen Haaren sehr gut

☺ Zwiebel (viel)

☺ Karotten

☺ Meeresgemüse, wie Arame, Wakame, Hijiki

☺ Okraprodukte

☺ Scharfes Essen aus Chili, Ingwer, Knoblauch, Zwiebel

☺ Leinsamen

☺ Mohn

☺ Omega-3 Fettsäuren

☺ Walnüsse

☺ Kakaofleisch

☺ Kochbanane

- ☺ Maniokawurzel
- ☺ Maniokablätter
- ☺ Süßkartoffel

2.17.18 Welche Lebensmittel helfen gegen Hautprobleme: unreine Haut, Pickel, Cellulite, Schuppenflechte?

Die Haut ist der Spiegel der Gesundheit.

Anhand der Hautqualität eines Menschen kann man erahnen, was er isst. Schlechtes und ungesundes Essen, sowie Chemikalien in Schönheitsprodukten und Stress zerstören unsere Haut. Viele Leute sagen, dass Afrikaner genetisch nicht so schnell altern und nicht so schnell Falten haben. Man behauptet, dass afrikanische Frauen nicht so viel Cellulite hätten. Ich weiß nicht, ob alles (nur) genetisch bedingt ist, ich weiß nur, dass die Menschen in Afrika anders essen, als Menschen in den westlichen Ländern. Schon sehr früh in Afrika habe ich gelernt, dass die Ernährung sehr unsere Haut beeinflusst. Ich wusste schon als Kind, dass die Haut auch ernährt sein möchte und sich auch von dem ernährt, was wir essen.

Folgende natürliche Lebensmittel tun unsere Haut gut:

- ☺ Basische Lebensmittel (siehe Liste im Kap. 2.12)
- ☺ Bittere Lebensmittel, wie Grünkohl, Brokkoli und Co. (Kap. 2.11)
- ☺ Moringa
- ☺ Palmöl,
- ☺ Palmölkerne (sehr wirksam)
- ☺ Kokosnuss
- ☺ Kokosöl

...Hautprobleme, Pickel, Cellulite, Schuppenflechte?

- ☺ Kokosbutter
- ☺ **Kakaobutter (sehr wirksam)**
- ☺ **Avocado**
- ☺ Karité Butter (Sheabutter unraffiniert)
- ☺ Omega-3 Fettsäuren
- ☺ Ingwer
- ☺ Knoblauch
- ☺ Schwarzkümmel
- ☺ Okrakerne für eine reine Haut
- ☺ Papaya, auch als Gesichtsmaske
- ☺ Papayakerne zermahlen, sehr wirksam gegen Cellulite
- ☺ Ananas, auch als Gesichtsmaske
- ☺ Ananas-Blätter und Ananas-Fruchtfleisch und Stängel zusammen zermahlen als Peeling
- ☺ Kolanuss
- ☺ Bitacola
- ☺ Sorghum
- ☺ Zellschützenden Antioxidantien (Vitamine A, C, E-reiche Lebensmittel)
- ☺ Beeren, je dunkler desto besser (Holunder zum Beispiel: ein Glas Holundersaft hat ein Schutzpotential von 14 Gläsern roten Traubensafts und 55 Gläsern Apfelsaft, sagt Michaela Axt-Gadermann, Dermatologin und Professorin für Gesundheitsförderung an der Hochschule Coburg in einem Beitrag in „Die Welt" vom 12.06.2012)

Welche Lebensmittel helfen gegen...

- ☺ Selen
- ☺ Silizium
- ☺ Rosmarin
- ☺ Löwenzahn
- ☺ Brokkoli (sehr wirksam)
- ☺ Spinat
- ☺ Tomaten und Karotten (enthalten Karotinoide)
- ☺ Kochbanane
- ☺ Maniokawurzel
- ☺ Maniokablätter
- ☺ Süßkartoffel
- ☺ Mango
- ☺ Saba-Saba (Corossol oder Sauersack oder Stachelannone)
- ☺ Kaolin (Heilerde)
- ☺ Kaolin mit Extrakten von Chili Schoten als Massagecreme, aber nicht für das Gesicht (weil es leicht brennen kann). Gut, um die Haut von kleinen Mitessern und Schmutz zu reinigen. Wirkt sehr gut gegen Cellulite.

2.17.19 Welche Lebensmittel helfen gegen Herz-Kreislauferkrankungen und Herzinfarkt?

Herz-Kreislauferkrankungen sind typische Zivilisationskrankheiten, sogenannte Wohlstandserkrankungen, die viel mit schlechter Ernährung, bzw. der modernen Ernährung und Lebensweise zu tun haben. Als Todesursache stehen sie mittlerweile an erster Stelle. Ich erinnere mich, wie wohlhabende Menschen in Kamerun sich freuten zu erzählen, dass sie diese Krankheiten hatten, als ich noch klein war. Es war ein Zeichen dafür, dass sie zivilisiert waren und lebten, wie die Europäer. Sie aßen kaum Nahrungsmittel aus Kamerun, kauften nur Fertigprodukte aus Europa in Supermärkten und fingen an, morgens mit Weißbrot, Wurst und Milch zu frühstücken. Milchprodukte aller Art ersetzten Gemüse, Getreide, Kräuter, Hülsenfrüchte usw. Sonnenblumenöl aus Europa ersetzte das gesunde Erdnuss-Öl und Palm-Öl aus Kamerun. Deswegen tauchte fast nur bei dieser Bevölkerungsschicht diese Krankheit auf. Einige die ich gut kannte, änderten ihre Ernährungsgewohnheiten und aßen wieder „afrikanisch" und es ging ihnen besser. Das war damals der Beweis für meinen Lehrer dafür, dass die moderne Ernährung den Grundstein für Herzbeschwerden legt.

Die moderne Medizin schafft es nicht, die Entstehung dieser Krankheiten zu verhindern. Warum sind diese Erkrankungen trotz der heutigen medizinischen Möglichkeiten nicht rückläufig? Weil wir uns schlecht ernähren:

Übermäßiger Verzehr von Fertigprodukten – wie Pizza, Chips, Süßigkeiten, von Wurst, raffiniertem Zucker, Weißmehlprodukten, Farbstoffen, Geschmacksverstärkern, Milchprodukten, vitamin- und mineralstoffarmen Nahrungsmittel etc.

Mit einer gesunden Ernährung kann man Herzkrankheiten erfolgreich entgegenwirken und vorbeugen. Einige dieser Lebensmittel sind:

- ☺ Basische Lebensmittel (siehe Liste im Kap. 2.12)
- ☺ Bittere Lebensmittel, wie Grünkohl, Brokkoli und Co. (Kap. 2.11)
- ☺ Moringa
- ☺ Avocado (top)
- ☺ Ingwer
- ☺ Zwiebel
- ☺ Knoblauch
- ☺ Kaffee
- ☺ Kolanüsse
- ☺ Bitacola
- ☺ Kaffeebohnen
- ☺ Kakaofrüchte und -bohnen
- ☺ Vitamin D
- ☺ Okraprodukte
- ☺ Kochbanane (Plantain)
- ☺ Maniokawurzel
- ☺ Maniokablätter

- ☺ Yamswurzel
- ☺ Njangsang-Gewürze
- ☺ Chili Schoten
- ☺ Ananas
- ☺ Papaya
- ☺ Nicht gezüchtete Mangos
- ☺ Safou (afrikanische Pflaume)
- ☺ Beeren
- ☺ Gutes und gesundes Öl schützt das Herz, wie Kokosöl, Olivenöl, Erdnussöl usw.
- ☺ Omega-3 Fettsäuren (Lachs, Makrele, usw.)
- ☺ Nüsse
- ☺ Karotten
- ☺ Sellerie
- ☺ Zitrusfrüchte
- ☺ Kürbis

2.17.20 Welche Lebensmittel helfen gegen Impotenz, Lustlosigkeit und Erektionsstörung?

☺ Milchprodukte sind Potenzfeinde

☺ Basische Lebensmittel (siehe Liste im Kap. 2.12)

☺ Bittere Lebensmittel, wie Grünkohl, Brokkoli und Co. (Kap. 2.11)

☺ Moringa

☺ Chili Schote

☺ Ingwer

☺ Ginseng

☺ Zwiebel

☺ Knoblauch

☺ Okra, wirkt sehr

☺ Kolanuss

☺ Bitacola

☺ Gorilla Kolanuss

☺ Juckbohnen

☺ Austern (enthalten viel Zink)

☺ Bohnen

☺ Rindfleisch, am besten bio

☺ Zink

☺ Magnesium

- ☺ Vitamin D
- ☺ Brokkoli
- ☺ Nüsse
- ☺ Kakaobohne
- ☺ Avocado
- ☺ Petersilienwurzel
- ☺ Omega-3 Fettsäuren
- ☺ Gutes, gesundes und reichliches pflanzliches Öl (Palmöl ist sehr gut dafür, Kokosöl usw.)
- ☺ Yohimbe-Rinde als Gewürze
- ☺ Manioka-Wurzel
- ☺ Manioka Blätter
- ☺ Kochbanane
- ☺ Maca

2.17.21 Welche Lebensmittel helfen gegen Krebs, bzw. beugen vor?

Nach Herz-Kreislauferkrankungen zählen Krebserkrankungen zu den häufigsten Todesursachen in der westlichen Welt. Wie auch bei Herzerkrankungen spielt die Ernährung bei Krebserkrankungen eine sehr wichtige Rolle. Viele wissenschaftliche Studien belegen, dass eine gesunde Ernährung Krebs vorbeugen kann oder begleitend bei einer Krebstherapie sehr helfen kann. Einige dieser Lebensmittel sind:

- ☺ Vermeiden: billige und industrielle Milch und Milcherzeugnisse. Insgesamt den Verzehr von Milchprodukten verringern
- ☺ Basische Lebensmittel (siehe Liste im Kap. 2.12)
- ☺ Bittere Lebensmittel, wie Grünkohl, Brokkoli und Co. (Kap. 2.11)
- ☺ Moringa
- ☺ **Wundermittel gegen Krebs? Saba-Saba** (Corossol oder Sauersack oder Stachelannone) sehr wirksam, auch die Blätter
- ☺ Ingwer (sehr wirksam)
- ☺ Knoblauch
- ☺ Zwiebel
- ☺ Scharfe Chili Schoten
- ☺ Beeren, je dunkler desto besser
- ☺ Ananas
- ☺ Pilze
- ☺ Papaya

- ☺ Kokosnuss
- ☺ Kolanüsse
- ☺ Kochbanane
- ☺ Manioka und Maniokaprodukte
- ☺ Kürbiskerne (ungezüchtete Kürbisse)
- ☺ Guave
- ☺ Kurkuma
- ☺ Vitamin D
- ☺ Zink
- ☺ Selen
- ☺ Tomaten
- ☺ Omega-3 Fettsäuren
- ☺ Gutes und gesundes pflanzliches Öl
- ☺ Kamerunische wilde Mangos
- ☺ Safou (Prunes oder auch afrikanische Plaume)
- ☺ Kürbis-Blätter
- ☺ Kürbis
- ☺ Soja

2.17.22 Welche Lebensmittel helfen gegen Menstruationsschmerzen?

☺ Sehr wichtig: Verzicht auf Milch, Milchprodukte und Fertiggerichte

☺ Basische Lebensmittel (siehe Liste im Kap. 2.12)

☺ Bittere Lebensmittel, wie Grünkohl, Brokkoli und Co. (Kap. 2.11)

☺ Moringa

☺ Okraprodukte (wirken gut)

☺ bitter leaves (Ndole)

☺ Ananas

☺ Papaya

☺ Omega-3 Fettsäuren

☺ Gesundes pflanzliches Öl (gute Menge, wirkt sehr gut)

☺ Palmöl (natur), ein bisschen roh zu sich nehmen

☺ Bio-Fleisch

☺ Fisch

☺ Schafgarbe

☺ Magnesium

☺ Vitamin E

☺ Hülsenfrüchte

☺ Nüsse

- ☺ Kakaofruchtfleisch
- ☺ Saba-Saba
- ☺ Ingwer
- ☺ Chili
- ☺ Lebensmittel reich an ätherischen Ölen
- ☺ Kurkuma

2.17.23 Welche Lebensmittel helfen gegen Migräne und Kopfschmerzen?

- ☺ Verzicht auf Milch, Milchprodukte und Milchderivate
- ☺ Basische Lebensmittel (siehe Liste im Kap. 2.12)
- ☺ Bittere Lebensmittel, wie Grünkohl, Brokkoli und Co. (Kap. 2.11)
- ☺ Moringa
- ☺ Proteine
- ☺ Gutes und gesundes pflanzliches Öl (reichlich)
- ☺ Omega-3 Fettsäuren
- ☺ Nachtkerze
- ☺ Vanille und Vanille-Extrakt (enthalten Eugenol, ätherisches Öl)
- ☺ Limetten oder auch Zitronen
- ☺ Magnesium
- ☺ Vitamin B
- ☺ Vitamin E
- ☺ Schwarzkümmel
- ☺ Ingwer
- ☺ Zwiebel
- ☺ Knoblauch
- ☺ Ananas (reif)

- ☺ Mango (reif)
- ☺ Papaya (reif)
- ☺ Beeren
- ☺ Guave
- ☺ Zitrusfrüchte
- ☺ Frittierte süße Kochbanane
- ☺ Chili Schoten
- ☺ Kurkuma (Curcumin)
- ☺ Curry
- ☺ Paprikapulver
- ☺ Thymian
- ☺ Salbei
- ☺ Lebensmittel reich an ätherischen Ölen
- ☺ Süßkartoffel

*** Nicht Vergessen: Tee ist gut, liest man überall, aber zu viel Tee führt zu Migräne (von meinem Lehrer in Kamerun). Du wirst sehen, dass Menschen, die viel Tee trinken am meisten Migräne haben. Genauso ist es auch mit Fruchtsäften.

Menschen, die wenig Fleisch (Rindfleisch, Huhn usw.) und Fisch essen, leiden häufiger an Migräne.

2.17.24 Welche Lebensmittel helfen gegen Müdigkeit und Antriebslosigkeit?

- ☺ Basische Lebensmittel (siehe Liste im Kap. 2.12)
- ☺ Bittere Lebensmittel, wie Grünkohl, Brokkoli und Co. (Kap. 2.11)
- ☺ Moringa
- ☺ Chili Schoten
- ☺ Ingwer
- ☺ Ginseng
- ☺ Knoblauch (kann sogar dopen)
- ☺ Zwiebel
- ☺ Mischung aus Ingwer, Zwiebel, Knoblauch, wirkt fantastisch
- ☺ Lebensmittel reich an Antioxidantien
- ☺ Kalium
- ☺ Beinwell
- ☺ Kolanuss (sehr wirksam)
- ☺ Bitacola (sehr wirksam)
- ☺ Kaffeebohnen
- ☺ Kakaofruchtfleisch
- ☺ Kakaobohnen
- ☺ Ananas
- ☺ Papaya

- ☺ Guave
- ☺ Mango (natur, ungezüchtet)
- ☺ Zitrusfrüchte
- ☺ Frische Säfte, am besten gemischt
- ☺ Nüsse
- ☺ Gesundes und gutes pflanzliches Öl
- ☺ Omega-3 Fettsäuren
- ☺ Banane
- ☺ Kochbanane
- ☺ Fleisch von Rind und Huhn
- ☺ Fisch
- ☺ Lebensmittel reich an Aminosäuren (Nüsse, Soja, Getreide, Mais)
- ☺ Lebensmittel reich an Vitamine B, C ,E, D
- ☺ Selenreiche Lebensmittel
- ☺ Zinkreiche Lebensmittel
- ☺ Calciumreiche Lebensmittel
- ☺ Eisenreiche Lebensmittel

2.17.25 Welche Lebensmittel helfen gegen Zahnschmerzen, Zahnfleischentzündung und Karies?

Menschen, die basisch, bitter und scharf essen, haben viel weniger Zahnerkrankungen aller Art.

Folgende Lebensmittel können helfen:

- ☺ Basische Lebensmittel (siehe Liste im Kap. 2.12)
- ☺ Bittere Lebensmittel, wie Grünkohl, Brokkoli und Co. (Kap. 2.11)
- ☺ Kokosnuss und Kokosöl stoppen Karies
- ☺ Öl als Mundspülung (Olivenöl, Sesamöl, Kokosnussöl …). Ölziehen kann das Risiko für Zahnerkrankungen, Zahnfleischschmerzen und -blutungen tatsächlich senken, es bekämpft zugleich Entzündungen in Mundbereich
- ☺ Ingwer
- ☺ Moringa
- ☺ Ingwer
- ☺ Zwiebel
- ☺ Okra
- ☺ Knoblauch
- ☺ Chili Schoten, am bestens mit Ingwer gemischt
- ☺ Vitamin D gegen Karies, es regt die Bildung körpereigener antibakteriell wirkender Peptide (kurze Aminosäureketten)

an, die die Bildung von kariesauslösenden Bakterien hemmen

- ☺ Guave Blätter
- ☺ Ginseng
- ☺ Salzmundspülung
- ☺ Nelken
- ☺ Innere Rinde der Orangen, um die Zähne aufzuhellen
- ☺ Thymian
- ☺ Petersilien und Petersilienwurzel
- ☺ Weizengras-Saft
- ☺ Weizenblätter
- ☺ Myrrhe
- ☺ Vitamin A
- ☺ Ausreichend Vitamine D und K, wichtig um Calcium aufzunehmen
- ☺ Ausreichend Calcium, Magnesium, Zink, Vanadium, Bor und weitere mineralstoffreiche Lebensmittel
- ☺ Beinwell
- ☺ Salzlösungen
- ☺ Holzkohle (kein Lebensmittel, aber hilft sehr als Mundspülung)

2.17.26 Welche Lebensmittel helfen gegen Mundgeruch?

Ihr werdet merken, dass Menschen, die oft aus dem Mund riechen, ihre Zähne häufig in verschiedensten Formen putzen, aber das Schlimme ist, dass sie dabei diverse Chemikalien (in Zahnpasta oder Mundspülung) benutzen. Damit zerstören sie die Mundflora und töten die aeroben Bakterien, die auch gegen den Mundgeruch kämpfen und überlassen den Platz Fäulnisbakterien. Dies geschieht durch falsche und schlechte Ernährung und unzureichende Mundhygiene.

Was wir essen und trinken kann den Mundgeruch beeinflussen.

Diese Mittel helfen:

- ☺ Basische Lebensmittel (siehe Liste im Kap. 2.12)
- ☺ Bittere Lebensmittel, wie Grünkohl, Brokkoli und Co. (Kap. 2.11)
- ☺ Zu viele Milchprodukte vermeiden. (Menschen, die viele Milchprodukte essen, riechen viel aus dem Mund)
- ☺ Exzessives Mund- und Zungeputzen mit chemischen Mitteln vermeiden. Man soll nicht vergessen, dass Zahnpasta Chemie ist.
- ☺ Weniger Mundspülmittel benutzen.
- ☺ Zahncreme ohne überflüssige synthetische Bestandteile, am bestens fluoridfreie, benutzen (Diese Punkte ist zwar kein Lebensmittel, aber wichtig zu erwähnen)
- ☺ Moringa
- ☺ Ingwer essen, 5 Minuten warten und dann den Mund spülen
- ☺ Ingwer-Tee

- ☺ Ginseng
- ☺ Kolanuss, Bitacola
- ☺ Pfefferminzblätter
- ☺ Wasser
- ☺ Pfefferminze
- ☺ Aloe Vera
- ☺ Kokosöl
- ☺ Zitronengras
- ☺ Zitrusfrüchte
- ☺ Zitronen, am besten heiß
- ☺ Ananas
- ☺ Apfel
- ☺ Trauben
- ☺ Petersilie
- ☺ Thymian
- ☺ Salbei
- ☺ Fenchel,
- ☺ Dill
- ☺ Tee aus Zitronenmelisse, Zitronengras, Ingwer
- ☺ Zink
- ☺ Gesundes und gutes pflanzliches Öl, wie Olivenöl (reichlich, auch als Mundspülung)
- ☺ Afrikanischer Ton

2.17.27 Welche Lebensmittel helfen gegen Parkinson?

☺ Basische Lebensmittel (siehe Liste im Kap. 2.12)

☺ Bittere Lebensmittel, wie Grünkohl, Brokkoli und Co. (Kap. 2.11)

☺ Moringa

☺ Flavonoidenreiche Ernährung (Trauben, Apfel, Kirschen, Beeren, Birne, Pflaumen, Auberginen, Grünkohl, Zwiebel

☺ Rotes Obst kann nach wissenschaftlichen Studien Gehirn-Erkrankungen bis zu 40% reduzieren: Erdbeeren, Heidelbeeren, Himbeeren, Holunder und Preiselbeeren. Am bestens immer alle mischen.

☺ Kurkuma

☺ Kaffee

☺ Kakao (Bohne oder gemahlen)

☺ Juckbohnen

☺ Vocanga afrikana

☺ Papaya

☺ Ananas

☺ Gutes pflanzliches Ö (reichlich), wie Kokosöl, Olivenöl, Rapsöl, usw.

☺ Omega-3 Fettsäuren

☺ Kurkuma (Curucumin)

☺ Avocado

☺ Rosmarin

- ☺ Ingwer
- ☺ Ginseng
- ☺ Zwiebel
- ☺ Knoblauch
- ☺ Chili Schoten scharf

2.17.28 Welche Lebensmittel helfen gegen Muskel- und Nervenschmerzen und Rheuma?

☺ Basische Lebensmittel (siehe Liste im Kap. 2.12)

☺ Bittere Lebensmittel, wie Grünkohl, Brokkoli und Co. (Kap. 2.11)

☺ Moringa

☺ Omega-3 Fettsäuren (reichlich, sie können mit der Zeit sehr wirksam sein)

☺ Chili Schoten, sie enthalten Capsaicin, auch als Creme sehr wirksam gegen Muskelschmerzen

☺ Chili Schoten, Kaolin, Palmöl, (und /oder gemahlene Palmöl-Kerne, anderes gutes Öl, wie Kokosöl ist auch zu empfehlen): eine super Massagecreme, top Wärmetherapie bei Bewegungs-, Muskel- und Nervenbeschwerden. Nebenwirkungen (es brennt ein bisschen, Husten, lokale Hautirritationen) können erscheinen, aber sie gehen wieder vorbei.

☺ Gutes pflanzliches Öl, wie Olivenöl, Rapsöl, Kokosöl, Erdnussöl, Palmöl

☺ Affenbrot oder Frucht des Baobab Baums

☺ Fleisch

☺ Geflügel

☺ Lebensmittel reich an ätherischen Ölen und Kräuter

☺ Ingwer

...Muskel- und Nervenschmerzen und Rheuma?

- ☺ Knoblauch
- ☺ Ginseng
- ☺ Zwiebel
- ☺ Kolanuss
- ☺ Bitakola
- ☺ Kalium
- ☺ Löwenzahn
- ☺ Karite-Butter (Sheabutter) für Massage

2.17.29 Welche Lebensmittel helfen gegen Osteoporose?

- ☺ Basische Lebensmittel (siehe Liste im Kap. 2.12)
- ☺ Bittere Lebensmittel, wie Grünkohl, Brokkoli und Co. (Kap. 2.11)
- ☺ **Sorghumhirsen** (sehr wirksam)
- ☺ **Moringa**
- ☺ Lebensmittel reich an Calcium, Magnesium, Zink, Vanadium, Bor und weiteren Mineralstoffen
- ☺ Beinwell
- ☺ Maniokaprodukte
- ☺ Mango
- ☺ Ananas
- ☺ Papaya
- ☺ Gesundes und gutes pflanzliches Öl (reichlich)
- ☺ Hülsenfrüchte
- ☺ Nüsse
- ☺ Kochbanane
- ☺ Yamswurzel
- ☺ Grüne Kräuter, wie Petersilien, Schnittlauch
- ☺ Vitamine A und D

2.17.30 Welche Lebensmittel helfen gegen Stress?

- ☺ Basische Lebensmittel (siehe Liste im Kap. 2.12)
- ☺ Bittere Lebensmittel, wie Grünkohl, Brokkoli und Co. (Kap. 2.11)
- ☺ Vitamin B Komplex (Fleischprodukte, Kartoffeln oder Hülsenfrüchte, Brokkoli, Spinat oder Grünkohl), B1, B6 und B12
- ☺ Vitamin D
- ☺ Magnesium
- ☺ Zink
- ☺ Calcium
- ☺ Kalium
- ☺ Moringa
- ☺ Paranüsse, die Quelle von Selen
- ☺ Quinoa
- ☺ Amaranth
- ☺ Kochbanane
- ☺ Süßkartoffel
- ☺ Yamswurzel
- ☺ Maniokawurzel
- ☺ Kakao
- ☺ Ingwer
- ☺ Ginseng

Welche Lebensmittel helfen gegen...

- ☺ Ananas
- ☺ Zitrusfrüchte
- ☺ Kokosnuss-Fruchtfleisch
- ☺ Kokosnuss-Saft
- ☺ Omega-3 Fettsäuren
- ☺ Gutes pflanzliches Öl
- ☺ Kaolin
- ☺ Kolanuss
- ☺ Bitacola
- ☺ Palmwein
- ☺ Palmölkerne
- ☺ Mais
- ☺ Honig
- ☺ Banane

2.17.31 Welche Lebensmittel helfen gegen Übergewicht?

Verzicht auf Milchprodukte allein kann das Gewicht bemerkbar sinken lassen.

- ☺ Basische Lebensmittel (siehe Liste im Kap. 2.12)
- ☺ Bittere Lebensmittel, wie Grünkohl, Brokkoli und Co. (Kap. 2.11)
- ☺ Ingwer
- ☺ Ginseng
- ☺ Knoblauch
- ☺ Gemüse aller Art
- ☺ frisches Obst aus der Region, wie Apfel
- ☺ Chili Schoten scharf
- ☺ Kolanuss
- ☺ Zwiebel
- ☺ Mango (afrikanisch Irvingia gabonensis)
- ☺ Ananas
- ☺ Papaya
- ☺ Gutes Fett, wie Oliven, Rapsöl, Nussöle, Kokosöl, Palmöl
- ☺ Eier
- ☺ Vollkornprodukte
- ☺ Fische, wie Forelle, Zander, Seezunge, Rotzunge, Kabeljau, Barsch, Scholle, Seelachs
- ☺ Frische Kräuter und Gewürze

Welche Lebensmittel helfen gegen...

☺ Kartoffel

☺ Kochbanane

☺ Manioka

☺ Süßkartoffel

☺ Hülsenfrüchte wie Kidneybohnen, Kichererbsen, Erbsen, Linsen, Sojabohnen

☺ Quinoa

☺ Amaranth

☺ Hirse

☺ Afrikanischer Ton

Quelle : „Die Bibel zum Abnehmen 1: Das Geheimnis schöner Körper" von Dantse Dantse bei Amazon.

2.17.32 Welche Lebensmittel helfen gegen Übelkeit?

- ☺ Basische Lebensmittel (siehe Liste im Kap. 2.12)
- ☺ Bittere Lebensmittel, wie Grünkohl, Brokkoli und Co. (Kap. 2.11)
- ☺ Kaolin (Tonerde), sehr beliebt bei schwangeren afrikanischen Frauen, sehr wirksam gegen Übelkeit in der Schwangerschaft
- ☺ Moringa
- ☺ Salz
- ☺ Ingwer
- ☺ Ginseng
- ☺ Pfefferminze
- ☺ Chili Schoten
- ☺ Zitrusfrüchte
- ☺ Schafgarbe
- ☺ Kolanuss
- ☺ Bitacola
- ☺ Manioka
- ☺ Kochbanane (grün)
- ☺ Karotten
- ☺ Rotes Palmöl lecken, am bestens mit Salz und Pfeffer gemischt

2.17.33 Welche Lebensmittel helfen gegen Wechseljahrbeschwerden?

Vermindere deinen Konsum von Milchprodukten und Süßigkeiten.

☺ Basische Lebensmittel (siehe Liste im Kap. 2.12)

☺ Bittere Lebensmittel, wie Grünkohl, Brokkoli und Co. (Kap. 2.11)

☺ Yamswurzel

☺ Süßkartoffel

☺ Okra

☺ Ndole

☺ Gesundes und gutes pflanzliches Öl, reichlich

☺ Omega-3 Fettsäuren

☺ Mineralstoffreiche Lebensmittel

☺ Johanniskraut

☺ Maca

☺ Afrikanischer Ton

☺ Erde

2.17.34 Welche Lebensmittel fördern die Bildung von Muttermilch und verbessern ihre Qualität?

Wenn man Frauen und Fachleute fragt, was man essen sollte, um genug Milch zu produzieren, hört man oft nur „trinken": Tee trinken, Wasser trinken, Malzbier trinken, usw. Das stimmt, diese helfen sehr gut, aber auch andere, feste Lebensmittel unterstützen die Milchbildung.

- ☺ Basische Lebensmittel (siehe Liste im Kap. 2.12)
- ☺ Bittere Lebensmittel, wie Grünkohl, Brokkoli und Co. (Kap. 2.11)
- ☺ Gute Fette und Öle: sie sind absolut wichtig, damit Milch gebildet wird. Gute Öle spielen eine entscheidende Rolle beim Stoffwechsel. Palmöl, Olivenöl, Kokosöl sind dabei sehr gut
- ☺ Okraprodukte
- ☺ Moringa
- ☺ Vitaminreiche Lebensmittel
- ☺ Mineralstoffe, wie Kalzium Eisen, Magnesium
- ☺ Fenchel, bekannt für seine Fähigkeit die Milchbildung zu fördern.
- ☺ Ingwer, Ingwerkonfitüre usw. damit die Milch fließt
- ☺ Papaya, leicht grün. Nicht zu reif. Sie ist eine reiche Quelle an Enzymen, Vitaminen und Mineralstoffen, einschließlich der Vitamine A, B, C und E
- ☺ Avocado

Welche Lebensmittel fördern die Bildung von Muttermilch?

- ☺ Kokosnuss
- ☺ Vollkornprodukte
- ☺ Yamswurzel
- ☺ Maniokawurzel und Maniokablätter
- ☺ Obst, wie Apfel, Ananas, Papaya, Mango
- ☺ Hülsenfrüchte
- ☺ Trockenfrüchte
- ☺ Hafer
- ☺ Nüsse, wie Mandeln, Cashews und Macadamia helfen in der Stillzeit. Rohe Nüsse sind den gerösteten vorzuziehen
- ☺ Saftschorlen
- ☺ Bockshornklee
- ☺ Chicorée
- ☺ Löwenzahn
- ☺ Malz
- ☺ Sesam: Wird in Asien benutzt, um mehr Milch zu produzieren
- ☺ Aprikosen
- ☺ Rote Gemüse: Karotten, Rüben und Süßkartoffeln
- ☺ Getränke auf Malzbasis
- ☺ Tees: Kräuter, Fenchel-Anis-Kümmel, Stilltee, Brennnessel
- ☺ Lebensmittel mit hohem Gehalt an ätherischen Ölen
- ☺ Maisbrei

Welche Lebensmittel fördern die Bildung von Muttermilch?

☺ Dunkelgrünes Blattgemüse: Quelle für Vitamine, Mineralstoffe, Enzyme und Östrogene

☺ Würziges Essen mit Gewürzen und Kräuter

☺ Chili ist auch gut gegen die Schwangerschaftsübelkeit

☺ Knoblauch in Maßen. Es scheint, als ob Kinder sich mehr an die Brust ihrer Mutter hängen und viel Milch saugen, wenn diese zuvor Knoblauch gegessen hat. Er ist Bestandteil der Ernährung stillender Frauen in Kamerun

☺ Erde

☺ Das Baby so oft wie möglich anlegen

2.17.35 Welche Lebensmittel sind wichtig für schwangere Frauen und ihre Babys

Alle Lebensmittel des Kapitels 2.16.34 und zusätzlich folgende:

☺ Folsäurehaltiges Obst, wie Erdbeeren, Orangensaft, Kartoffeln, Spinat, Kohl

☺ Erde

2.17.36 Welche Lebensmittel sind das Beste für das geborene Baby?

☺ Muttermilch: Diese Milch ist komplett und enthält alles, was das Baby braucht, sie schützt das Kind auch später gegen Übergewicht und andere Krankheiten

3. ZUGABE: 2 Programme zum Abnehmen ohne Diät und ohne zu hungern

Die afrikanischen Naturrezepte kennen keine konkreten Mengenangaben, da jeder Körper unterschiedlich ist und individuell reagiert. Du musst die für dich passende Menge selbst herausfinden und einteilen, so dass dein individueller Körper das für dich beste Ergebnis erreicht. Du musst deine individuellen Bedürfnisse kennen. Die Menge, die du brauchst musst du selbst bestimmen. Deswegen sind schon diese Diäten, die dir eine bestimmte Menge vorschreiben, nicht gut. Du wirst das nicht langfristig halten können. Menschen haben unterschiedliche Stoffwechsel und verarbeiten die Energie unterschiedlich.

> **Essen, so viel wie du willst? Aber nicht alles, was du willst! Nicht die Menge an Essen allein, sondern die (falsche) Zusammensetzung des Essens macht dick.**

Aber du musst auch wissen, dass viel nicht immer besser ist. Deswegen iss am besten nur so viel, wie du brauchst, um deinen Hunger zu stillen.

Gesundes pflanzliches Öl ist sehr gut für den Körper. Es regt die Verdauung an und ist ein wichtiger Geschmacksträger, man hat auch schneller ein Gefühl der Sättigung und das bedeutet, dass du weniger essen wirst. In Afrika werden pflanzliche Öle sogar als Abführmittel genutzt, das heißt sie helfen, die ungesunden Stoffe aus dem Körper auszuscheiden.

Ich verstehe immer noch nicht, warum in den westlichen Ländern solch eine Angst vor Speiseöl herrscht, obwohl es eines der wichtigsten Elemente zum Abnehmen ist. Komisch, nicht wahr?! Ja, das ist für mich die erste Fehlinformation in der Ernährung. Gesunde Öle helfen sogar beim Abnehmen, da Fett in einem gewissen Rahmen satt macht.

Scharfes vertreibt den Appetit und regt den Körper an und baut Fett ab

Chilis und Pfeffer, besonders frischer Pfeffer, heizen dem Stoffwechsel tüchtig ein. Dieser Effekt ist seit Jahrhunderten in Afrika und Asien bekannt und wird nun auch in der Wissenschaft als Thermogenese bekannt. Das heißt: Ein Teil der aufgenommenen Kalorien wird in Form von Wärme wieder freigesetzt.

Würziges Essen mit Ingwer, Zwiebeln, Petersilie und Knoblauch ist sehr gut für den Körper. Diese Zutaten helfen sehr die Energie zu regulieren und sie heizen dem Stoffwechsel ein.

Bitteres Essen und Tee sind gut. Sie verringern das Hungergefühl und Tee entwässert den Körper und hilft somit ebenfalls dem Ausscheiden von Schadstoffen.

Frisch gepresster, ungesüßter Grapefruitsaft und Zitronen helfen beim Abnehmen. Drücke die Zitronen aus und mische sie mit Wasser und trinke dies am besten vor den Mahlzeiten.

Aber Kalorien allein machen nicht dick oder krank. Du kannst Kalorien zählen aber Kalorien zählen nicht. Sie sind zum Beispiel unwichtig um abzunehmen. Wichtig ist die Wahl der Lebensmittel und die Art der Zubereitung.

Wiegen alleine reicht nicht, um zu wissen, ob man abgenommen hat oder nicht. Du kannst gut abnehmen aber gleichzeitig schwerer werden als zuvor, weil du schöner und straffer geworden bist und sich mehr Muskeln aufgebaut haben und bekanntlich sind Muskel schwerer als Fett Du siehst dünner aus aber schwerer. Das kennt man zum Beispiel bei Sportlern.

3.1 So nimmst du garantiert und nachhaltig ab

Vorschlag 1 für Menschen, die ein geregeltes Programm wollen: Was kann ich essen am Morgen, am Mittag, am Abend, am Spezialtag und zwischendurch, wenn der Hunger anklopft?

Wer schnell, gesund und nachhaltig abnehmen möchte, braucht dafür keinesfalls teure Diätprodukte, wochenlange Hungerkuren und Entsagungen.

Essen muss schmecken, damit der Körper sich freut abzunehmen.

Entgegen aktueller Trends, werde ich dir keinen strikten Essensplan vorschreiben, welcher deine Entscheidungsfreiheit und Wünsche nicht beachtet. Ich zeige dir nur den Weg und einige Beispiele und du entscheidest selbst, was du essen willst. Das ist das Beste an meiner Methode und deswegen haben Menschen, die meinen Tipps folgen, mehr Spaß am Leben und sind glücklich beim Abnehmen.

Was essen am Morgen, am Mittag, am Abend, am Spezialtag und zwischendurch?

Ich wurde hier sehr von meiner Freundin inspiriert, von der die Idee stammt und ihre Erfahrungen halfen mir sehr dabei, anderen Frauen zu helfen.

AM MORGEN, DAS FRÜHSTÜCK:

Die Naturvölker und die Menschen in Afrika und in Asien, wie die Chinesen kannten schon dieses Geheimnis. Morgens warm essen. Das hilft den Körper sofort, die Kalorien in Wärme freizusetzen und das hält das Hungern fern.

Es ist zu empfehlen zumindest die ersten beiden Wochen nach dem Beginn des Abnehmens nur warme bzw. gekochte Mahlzeiten einzunehmen.

Beispiele für das Frühstück:

☺ **Haferflockenvariationen**

Haferflockenbrei erhält man durch das Kochen von Haferflocken in Milch, Hafermilch oder Sojamilch oder auch in Wasser. Für den besseren Geschmack kannst du Vanilleschoten oder Biovanille hinzufügen. Verzichte bitte in den ersten Wochen auf Milch. Wenn die Lust dich aber übermannt, greif zu Soja- oder Biosojamilch. Nach dem Kochen kannst du Bio-Fruchtsauce darauf gießen und essen. Es schmeckt mir persönlich sehr gut. Man kann es auch variieren mit verschiedenen Obstsorten, die man verträgt und mag.

Es gibt viele Rezepte mit Haferflocken. Finde die, welche dir am besten schmecken.

Haferflocken werden gern als gesunder Kalorienlieferant beim Bodybuilding verwendet. Haferflocken bauen Muskeln auf. Haferflocken liefern jede Menge Energie und regulieren den Blutzucker, senken das Cholesterin und stimulieren die Lust auf Sex.

Haferflocken sind das ideale Nahrungsmittel, wenn man Gewicht verlieren möchte.

Haferflocken helfen bei Magen-Darm-Beschwerden

Haferflocken gelten bis heute als bewährtes Hausmittel. Vor allem bei Magen-Darm-Krankheiten können sie Beschwerden lindern. Die in den Haferflocken enthaltenen unverdaulichen Ballaststoffe halten den sauren Magensaft von der Schleimhaut wie eine Schutzschicht fern. Auch der Anteil am LDL-Cholesterin im Körper kann durch den Verzehr von Haferflocken gesenkt werden. Darüber hinaus kurbelt aufgekochter Haferbrei mit Wasser oder Milch (zuerst auf Milch verzichten) die Verdauung an.

Keine Sorge. Haferflocken machen nicht dick, auch wenn sie viele Kalorien enthalten.

Sie liefern viel Energie und machen lange satt. Das liegt an den enthaltenen Ballaststoffen. Die pflanzlichen Fasern haben viele helfende Eigenschaften: Sie helfen bei der Regulierung der Verdauung, dämpfen den Hunger und halten den Blutzucker- und Cholesterinspiegel in Schach.

Hafer kann mit einer Reihe von Variationsmöglichkeiten auftrumpfen: Haferflocken, Haferbrei, Haferkleie, Haferbrot und Haferkekse. Die Möglichkeiten dieser Getreideart für die Ernährung sind vielfältig.

Hafer macht auch die Haut gesund.

Die in den Haferflocken enthaltenen B-Vitamine sorgen nicht nur für mehr Power, sondern zusammen mit Spurenelementen wie Zink, Mangan und Kupfer auch für starke Fingernägel und reine, gesunde und schöne Haut.

☺ **Hirse: Warmes Hirsefrühstück**

Hirse gehört, wie die meisten Getreideprodukte, zu den "süßen" Gerichten. Mit ihnen reduziert der Körper die Lust auf weißen Zucker. Hirse ist sehr bekömmlich und stärkt auch die Verdauung. Empfehlenswert ist schnellkochende Hirse. Diese ist schnell fertig und braucht nicht lange quellen. Hirse ist relativ leicht zuzubereiten. Sie wird einfach mit der doppelten Menge Flüssigkeit gekocht. Danach lässt man sie eine Weile köcheln und schaltet die Platte ab, damit sie aufquillt. Du kannst sie dann mit Obst, wie Birnen und Äpfeln oder mit Nüssen, wie Walnüssen essen. Gedünstetes Obst ist auch in Ordnung, wenn es dir besser bekommt. Zusätzlich kann man ein Stück Ingwer beim Kochen mit in den Topf legen.

Es gibt mehrere Variationen der Zubereitung und Mischung, auch pikante Variationen sind sehr gut. Zum Beispiel gekochte Hirse in Zwiebeln und Eiern gebraten. Es schmeckt köstlich.

Welche Menge brauchst du für dein Frühstück? Das musst du selbst herausfinden. Für mich reicht eine Tasse aus.

Hirse ist ein gesundheitsförderndes Nahrungsmittel. Hirse enthält hochwertiges Eiweiß, komplexe Kohlenhydrate und liefert verschiedene Vitamine: Vitamin B1, Vitamin B2, Niacin, Pantothensäure, Vitamin B6, Biotin, Folsäure, Mineralstoffe und Spurenelemente.

Die Hirse stärkt das Bindegewebe (enthält Silizium), ist ein Nährstoff für Nägel und Haare und enthält Eisen, das gut für das Blut ist.

Hirse regt den Stoffwechsel an.

☺ Am besten isst du als Frühstück den erwärmten Rest vom Vortag.

☺ Eier: Ein oder zwei hartgekochte Eier können immer guttun. Sie schmecken sehr lecker mit Bio Basilikum Pesto. Eiweiß tut gut. Was ich sehr gerne beim Sonntagsfrühstück esse, ist gebratenes Ei mit vielen Zwiebeln, Pfeffer, wahlweise Tomaten, Brot oder mit gekochten Salz- oder Pellkartoffeln, Süßkartoffeln, Kochbananen oder Nudeln. Das macht satt für den ganzen Tag und ist gesund.

Mit der Zeit überlegst du dir selbst, was du für dein warmes Frühstück benutzen kannst. Und das am besten ohne Milch!

AM MITTAG: MITTAGESSEN

Hier ist es auch wichtig warm zu essen.

Du musst mittags nicht essen. Ich persönlich bin ein Mensch, der mittags nicht isst, weil ich danach müde werde. Ich bevorzuge einfach einen Apfel, oder Nüsse mit getrocknetem Obst, oder selten mal eine leichte Suppe. Aus Gewohnheit habe ich mittags keinen Hunger, wenn es aber dazu kommt, dass ich doch Hunger habe, esse ich etwas wie zum Beispiel eine dicke Suppe.

Vorschlag 1: Das geregelte Programm

Wenn du jemand bist, der mittags richtig Hunger hat, aber trotzdem abnehmen will, dann empfehle ich für den Mittag Suppen. Dann aber Suppen, die auch satt machen und/oder die auch viele Ballaststoffe enthalten.

Es gibt tausende Arten von Suppen: püriert oder nicht püriert, flüssig oder dickflüssig usw.

Beispiel einer pürierten Suppe, die mir unheimlich gut schmeckt:

Eine pürierte Mango-Kartoffel-Karotte-Suppe mit Salz, Bio-Brühe, Ingwer, Zwiebel, Knoblauch, frischem echtem Pfeffer (Chili) oder regulärem Pfeffer und zuletzt mit frischem Basilikum und Petersilie bestreut, schmeckt unheimlich lecker, ist gesund und macht satt. Viele Zwiebeln und Ingwer stören nicht, im Gegenteil. Du kannst alle Zutaten auf einmal in einen Topf werfen und mit reichlich Wasser kochen. Wasser muss so viel vorhanden sein, dass nach dem Kochen und Pürieren die Suppe die Konsistenz von flüssiger Sahne hat. Aber auch hier ist es Geschmackssache. Einige mögen es flüssiger, andere lieber fester. Du kannst auch zuerst Zwiebeln, Knoblauch und Ingwer kurz in Öl (nicht Butter) anbraten und erst dann den Rest hinzutun, weiter kurz anbraten und dann Wasser dazu gießen. Anstatt Wasser kannst du Kokosmilch nehmen oder auch 50/50. Würze, wie es dir schmeckt, aber fade sollte es nicht sein. Fades Essen tut dem Körper und der Laune nicht gut.

Du kannst die Suppe auch wieder mit verschiedenen Lebensmitteln variieren, zum Beispiel statt Karotten einen Kürbis verwenden, oder die Mango mit Kürbis/Kartoffel/Karotte austauschen und mit ein bisschen Honig versüßen, einen Apfel mitkochen, oder lieber Süßkartoffeln nehmen anstatt Kartoffeln. In die Suppe können auch andere Zutaten kommen, wie zum Beispiel Rettich, Lauch oder Sellerie. Experimentiere einfach! So wirst du viele

Rezepte kennenlernen und immer neue Geschmacksrichtungen in deinem Mund haben. Es wird dir also nie langweilig.

Beispiel einer nicht pürierten Suppe, die mir unheimlich gut schmeckt:

Eine Suppe mit weißen Bohnen oder Erbsen, Süßkartoffeln, Fenchel, Möhren, Blattspinat, Zwiebeln, Knoblauch, Ingwer, Lauch, Lauchzwiebel, Pfeffer (Chili), Brühe und Salz. Du schneidest alle Zutaten klein und dann kannst du, wie bei der pürierten Suppe, alles zusammen kochen oder zuerst Zwiebel, Knoblauch, Ingwer und Lauch anbraten und den Rest hinzufügen. Auch hier würzt du so, dass es dir schmeckt.

Du kannst auch hier variieren wie du willst. Je nach Belieben können mehr Zutaten oder weniger, mehr Kräuter oder weniger verwendet werden.

Tipp 1: Du kannst zu der Suppe auch ein Stück Brot nehmen. Auch gerne Weißbrot aber erst einigen Wochen nach Beginn.

Tipp 2: Koche immer in großen Mengen und stelle die Reste einfach in den Kühlschrank oder friere sie ein bis zum nächsten Mal, wenn du erst einmal genug davon hast.

Tipp 3: Benutze gesundes und gutes Öl und scheue dich nicht davor „genug" in den Topf zu geben. Koche möglichst immer mit Öl. Das hilft sehr bei der schnellen Verdauung, Freisetzung von Energie und Sättigung.

Tipp 4: Salat ist auch sehr gut, aber die Sauce ist oft das Problem. Verzichte dabei auf fertige Saucen, egal ob sie Bio oder konventionell sind. Auch hier keine Joghurtsauce. Gut ist eine Mischung aus Essig, Olivenöl und Gewürzen.

Tipp 5: Ein Stück Fleisch, Fisch, oder Geflügel ist auch willkommen.

AM ABEND: ABENDESSEN

Entgegen dem was viele Leute glauben, macht das Abendessen nicht dick, sonst würden alle Afrikaner und Asiaten dick sein. In Afrika findet man nur abends die Zeit, gemeinsam zu essen. Erst am Abend gibt es ein großes Essen für die ganze Familie, aber die Leute sind deswegen nicht dick.

Es mag logisch klingen, was in den westlichen Ländern verbreitet wird, aber der Körper arbeitet nicht immer nach der Logik. Bei der Verdauung und Umsetzung der Energie geht es mehr darum, was der Körper den gesamten Tag zu sich genommen hat. Der Zeitpunkt der Zufuhr ist nicht wichtig.

Was stört ist nicht, dass man dick wird, vielmehr ist es die Tatsache, dass man müde wird, wenn man spät isst, da man sich dem Ins-Bett-Gehen-Zeitpunkt nähert. Auch im Schlaf verarbeitet der Körper das Essen weiter.

Wie gesagt, du musst mehr auf die gesamte Tagesmenge achten und nicht unbedingt nur auf den Zeitpunkt, wann du gegessen hast.

Was kann ich am Abend essen?

Am Abend kannst du ganz normal kochen und alles essen was du willst, außer Milchprodukte wie Sahne, Milch, Käse, Butter oder fertiges und verarbeitetes Essen, künstlich gezuckertes Essen, Fast Food, Pizza, Süß-Sauer beim Chinesen, sowie Lasagne (diese Nahrungsmittel sind nur an ihrem Spezialtag erlaubt).

Sonst kannst du alles essen. Du kannst ganz normalen Reis mit frisch gebratenem Gemüsen essen, oder mit Erdnüssen, Nudeln mit Tomatensauce, in Öl frittierte natürlich süße Kochbananen – eine echte Delikatesse. Du darfst auch Fleisch und Fisch essen.

Du kannst ganz normal grillen, aber benutze dafür nur geeignete Dips ohne chemische Zutaten.

Die Menschen haben immer noch mehr Bedenken wegen eines gebratenen Huhns als wegen einer Jägersauce, einer Sahnesauce, einer Sauce mit Mehl oder Sauce Hollandaise, nur weil sie das Fett mit bloßem Auge nicht sehen. Die letzteren sind schlimmer für das Gewicht und das Huhn, wenn mit gesundem Öl gebraten, ist gut für den Körper und schmeckt auch gut.

Benutze die Zutaten und Kräuter am Ende dieses Kapitels. Die Liste der Zutaten ist eigentlich noch viel länger. Informiere dich im Internet!

Willst du in einem Restaurant essen sag bei der Bestellung ganz klar, was du nicht im Essen haben willst.

Tipp 1 Immer alles gut würzen und Fleisch durchkochen/ braten/ grillen

Tipp 2 Ingwer nicht schälen. Deswegen sollte Ingwer ganz frisch sein. Die Kraft des Ingwers, wie bei vielen Lebensmitteln liegt in der Schale.

Tipp 3 Benutze als Sauce, Dip oder Gewürz die „Makossa hotrotic Sauce", das Rezept findest du in Kapitel 2.9.1. Das ist eine unheimlich leckere Sauce, die zu allem passt und sehr gesund ist. Zum Beispiel einfach Reis oder Nudeln kochen und die Sauce dazu, schon ist das Gericht fertig. Oder einfach Karotten oder Paprika hinein dippen und genießen.

Tipp 4 Als Nachtisch ist Obst, wie Ananas, Papaya oder Apfel sehr gut und hilft bei der Verdauung. Braeburn ist eine sehr gute Apfelsorte.

Besonders Papaya und Ananas helfen sehr beim Abnehmen.

Mit Ananas hast du eine bessere Verwertung von Nahrungsmittel, eine bessere Verdauung und eine bessere Fettverbrennung. Sie helfen beim Ausscheiden von Gewebewasser.

Ananas enthält ein Enzym mit dem Namen Bromelain. Bromelain aktiviert und vitalisiert Zellstoffe, fördert die Verdauung, entspannt die Muskulatur, wirkt entzündungshemmend, unterstützend beim Abnehmen und beim Figur Halten, es ist entwässernd, entschlackend, entsäuernd, verjüngend und wirkt antibakteriell.

Ananas stärkt das Bindegewebe und stärkt die Elastizität des Bindegewebes durch die Vermehrung von Elastin.

Hautverhärtungen und abgestorbene Hornteilchen werden gelöst.

Ananas und ihre Enzyme reinigen und entschlacken und zusammen mit Papaya ist sie gut gegen schnelle Alterung.

Immer mehr jüngere Studien bestätigen die Sichtweise der Afrikaner und weisen nach, dass ungesalzene Nüsse trotz ihrer Kalorien und Fette sogar einen günstigen Einfluss auf den Blutzucker haben.

SPEZIALTTAG: SONNTAG

Ein Spezialtag muss sein. Sonntag ist dafür willkommen, aber es kann auch ein anderer Tag sein. Das ist ein Tag an dem alles erlaubt ist. Aber trotzdem wird weiter auf die Menge geachtet. So ein Tag ist wichtig, weil er eine Belohnung und eine Motivation für den Körper und die Seele ist. „Du hast eine Woche durchgehalten, das ist deine Belohnung". So ungefähr wirkt es.

Aber mit diesem Tag solltest du erst mindestens zwei Wochen nach dem Beginn des Abnehmens anfangen. Auf jeden Fall erst, wenn ersichtlich ist, dass du schon einiges an Gewicht und Volumen verloren hast.

An diesem Tag erlaubst du dir alles, was du nicht durftest, aber alles in Grenzen. Wenn du irgendwann einmal das Gefühl hast, dass du nun alles im Griff hast, kannst du diesen Tag auf zwei Tage erweitern.

Lass dir bei besonderen Anlässen nicht die Stimmung ruinieren. Du darfst etwas aus der Reihe tanzen, aber dafür am Spezialtag einiges genießen.

Was tun, wenn der Hunger zwischen den Mahlzeiten stärker wird?

Noch ein wichtiger Tipp für das Essen zwischendurch. Das Essen zwischendurch musst du unbedingt abstellen. Zwischen Hauptmahlzeiten ständig Kleinigkeiten zu essen ist sogar schlimmer als das große fettige Essen. Das ist Gift für die Bemühung, das Gewicht zu reduzieren oder zu halten, aber auch dann muss man nicht verhungern.

Es gibt ein paar Leckereien, die du zu dir nehmen kannst, ohne Angst zu haben: Nüsse.

Ja, Nüsse helfen Gewicht zu halten. Bei Nüssen gehen die Expertenmeinungen etwas auseinander. Da Nüsse viele Kalorien und Fett haben, denken manche Experten, dass sie zu vermeiden seien. Immer mehr jüngere Studien bestätigen aber die Sichtweise der Afrikaner und weisen hingegen nach, dass ungesalzene Nüsse, trotz ihrer Kalorien und Fette, sogar einen günstigen Einfluss auf den Blutzucker haben.

Nüsse wie Mandeln mit Pflaumen oder anderen Früchten sind sehr geeignet für die Mahlzeit zwischendurch.

ALLGEMEIN: Die Gerichte von Mittag und Abend können hin und her getauscht werden. Ich meine zum Beispiel, wenn man mittags eine Suppe gegessen hat und am Abend eine volle Mahlzeit, kann der nächste Tag umgekehrt sein. Manchmal möchte man lieber am Mittag eine volle Mahlzeit und am Abend eine Suppe. Das geht auch ohne Probleme, da es am Ende des Tages nicht darum geht, wann etwas gegessen wurde, sondern darum, welche Menge man gegessen hat.

Du kannst dir auch weitere Anregungen im folgenden Vorschlag 2 holen, und deinen Körper mit einem Sportprogramm noch schöner, straffer und fester machen. Du kannst auch da das Low Day Prinzip in dein Programm integrieren. Es wirkt noch besser und du nimmst noch schneller ab.

3.2 Das LOW DAY PRINZIP: So nimmst du garantiert und nachhaltig ab und baust Muskeln auf.

Vorschlag 2, für Menschen, die sich nicht an ein festes Programm binden wollen und dabei Muskeln aufbauen, fester werden oder sich super fit halten und ihren Körper effektiv verschönern wollen. Abnehmen, ohne dass die Haut hängt.

Vorschlag 2: Das LOW DAY PRINZIP

Das Beste bei diesem Programm ist, dass du den Sport einfach in deinen Alltag integrieren kannst und du nicht immer einen Termin finden oder dir große Zeit nehmen musst, um all das umzusetzen.

Dieser Vorschlag 2 basiert auf einer alten kamerunischen Erkenntnis, wie sich die Krieger in Zeiten des Friedens fit halten mussten. Sie sollten fit bleiben und ständig ihr Gewicht unter Kontrolle halten. Abnehmen oder fit bleiben waren schon seit jeher eine Sorge des Menschen. Als Kinder hörten wir, wie meine Eltern uns sagten, „heute wird weniger gegessen, damit der Körper sich erholt". Erst Jahre später habe ich diese Logik verstanden, denn meine Schwestern handelten auch so, um ihr Gewicht zu kontrollieren. Sie aßen an manchen Tagen viel und dann an manchen Tagen weniger, aber Diät machten sie nie. Nun übe ich selbst diese Methode seit fast zwei Jahren aus.

Meine Freundin hält sich damit auch fit und hat dazu ein Sportprogramm gefunden. Sie hat mich somit auch sehr inspiriert, weil es wirkt. Ich sage ihr hier Danke!

Dieser konkrete Vorschlag ist das, was ich selbst derzeit praktiziere. Ich habe mich noch nie so gut und fit gefühlt. Mit weit über 40 fühle ich mich, wie 25 und das nicht nur mental. Das ist weit mehr als ein Gefühl. Mein Körper allein beweist es den anderen und mir auch.

Mit diesem Vorschlag verlierst du nachhaltig, langsam und sicher Gewicht, dabei bauen sich Muskeln und Kraft auf und Du verlierst viele Zentimeter Umfang. Das ist erstaunlich. Bei manchen fängt es mit dem Umfang an und sie merken noch nichts am Gewicht. Aber sie sehen, wie enge Hosen und Kleider wieder passen, sie fühlen sich gut, fitter und können mit viel Kraft den Alltag bewältigen. Du bemerkst, dass du abnimmst aber man kann es am Gewicht nicht erkennen? Das hat damit zu tun, dass das

Fett gerade durch Muskeln ersetzt wird und Muskeln schwerer als Fett sind. Dieser Fall tritt oft bei Menschen ein, die schon sehr viel Fett im Körper angesammelt haben. Aber irgendwann merkst du auch an der Waage die Überraschung. Dann kommt eine lange Zeit, in der das Gewicht konstant bleibt aber du siehst, wie du dennoch abnimmst, wie dein Po kräftiger wird, deine Bauchmuskeln härter, wie dein Oberschenkel, wie die Arme wieder mehr Kraft bekommen und wie deine Ausdauer besser wird. Dein Körper ist allgemein fester und du fühlst dich wohl. Die Treppen hochgehen wird leichter. Das sind Beweise, dass du weiter abnimmst, auch ohne Gewicht zu verlieren. Du kannst wieder alte Sachen anziehen und deine Laune wird immer besser. Plötzlich kommt auf der Waage die nächste Überraschung. Du hast wieder kräftig an Gewicht verloren. Nun kann dich nichts mehr aufhalten und du willst immer noch mehr und auf einmal liebst du Sport und Bewegung.

Der Vorschlag hier ist so simpel und ist derzeit mein Favorit für meinen Körper.

In diesem Programm geht es darum, einen Kompromiss zu finden zwischen dem normalen Essen, der Kalorienmenge und dem Sport (der Bewegung) im Alltag, ohne schnell die Lust zu verlieren, ohne sich an einen festen Essensplan zu halten und ohne ins Fitnessstudio zu gehen: Das bedeutet, ohne viel Zeit zu verlieren und mit vollem Appetit. Dieses Programm ist sehr effektiv, um Gewicht zu verlieren, ohne dass die Haut herunter hängt, denn du wandelst viel Fett in Muskeln um. Das Programm ist wunderbar, wenn man schon eine schöne Figur hat und sie behalten möchte und dabei ein paar Muskeln aufbauen und sich noch fitter halten will.

Das Grundprinzip hier ist es, an zwei oder drei Tagen der Wochen nur die 1/3 oder die 1/2 Portion an Essen zu sich zu nehmen, wie man es normalerweise getan hätte. Menschen, die Zahlen mögen, sollten die Idee meiner Freundin übernehmen und an Low Tagen höchsten 800 Kal. zu sich nehmen. Der Mensch nimmt normalerweise ca. 2000 Kal. am Tag zu sich.

Das LOW DAY PRINZIP

Ich nenne diese zwei Tage **die low days oder mild days.** Dazu, wenn du noch Muskel aufbauen und schneller abnehmen willst, solltest du ein kleines Sportprogramm – auch gerne zu Hause – von 15-25 Minuten absolvieren (mindestens 5 mal pro Woche) und vielleicht am Sonntag 20-30 Minuten joggen gehen.

Da ich sowieso ca. 4 Mal pro Woche jogge, ist Sport schon mit integriert.

Bei mir sind Montag und Dienstag meine low days. An diesen Tagen essen ich sehr gesund, nur Gemüse und Fisch, sei es als Salat oder gebraten mit viel Öl, Ingwer, Knoblauch, Zwiebeln und ein bisschen scharfem, frischem Pfeffer aus dem Afroshop oder Asienladen. Meine Lieblingsgemüsearten sind:

- ☺ frischer oder gefrorener Blattspinat
- ☺ Brokkoli
- ☺ Rosenkohl
- ☺ Blumenkohl
- ☺ Gemüsemischungen pur Natur, tiefgefroren aus Mais, Karotte, Erbsen, Bohnen usw.

Ich brate auch einen Fisch dazu (oft frische Lachssteaks mit Haut, Zander, Viktoriabarsch, Heilbutt mit Haut oder ganzer Fisch vom Afroshop oder Asiashop).

Das heißt, ich esse entweder einen gemischten Salat oder gebratenes Gemüse mit einem gebratenen Fisch.

Das ist für mich im Vergleich die Hälfte, auch an Kalorien (nicht unbedingt an Menge) von dem, was ich normalerweise esse.

Du musst es nicht machen wie ich. Wenn du genau weißt, was du am Tag isst, zum Beispiel zum Frühstück zwei Scheiben Brot, zum Mittag eine Pizza, abends ein Abendbrot, dann versuche, davon an deinen low days nur die Hälfte zu essen. Du musst keine Kalorien zählen. Nur immer ungefähr schätzen reicht aus!

> **Auf jeden Fall esse ich so viel, bis ich satt bin und jogge jeden zweiten Tag je nach Lust und Laune 30-60 Minuten inkl. Gymnastikübungen. Das ist mein Geheimnis für meinen fitten Körper.**

Manche denken ich würde Leistungssport machen oder ins Fitnessstudio gehen, um die Muskeln zu halten. Nein, ich war noch nie in einem Fitnessstudio und habe auch noch nie eine Diät gemacht.

Ich gehe davon aus, dass du das ganze Buch lesen wirst, bevor du mit meinen Tipps anfängst. Das ist sehr wichtig, denn auch in diesem Programm ist es wichtig Lebensmittel zu vermeiden, die nicht gut sind bzw. diese nur in kleinen Mengen zu essen. Allgemein sind Milchprodukte für die erste Wochen zu vermeiden.

Vorschlag 2: Das LOW DAY PRINZIP

Keine Sauce mit Sahnen und Milch, Käse nur in minimalen Portionen (ich würde hier vielleicht nur noch an einem Tag der Woche Käse essen, wenn es nötig ist) keine fertigen Produkte, wenig Wasser aus Plastikbehältern, Cola, Fanta, Limonade vermeiden, Bier reduzieren und morgens lieber etwas Warmes als Kaltes essen. Kuchen und Süßigkeiten kann man ab und zu essen. Es bringt nichts, beim Geburtstag der Omi keinen Kuchen zu essen, weil man aufpasst. Aber danach musst du das wegarbeiten. Das bedeutet, wenn du zum Beispiel weißt, dass du am Sonntag zum Geburtstag eingeladen bist und davon ausgehst, dass du sicher Sachen mit Milch, (Kuchen, Süßigkeiten) und schweres Essen zu dir nehmen wirst, dann machst du sofort am Montag deinen low day und ein Sportprogramm. So gibst du deinem Körper Zeit in Ruhe und ohne Hast die Mehrkalorien vom Sonntag abzuarbeiten. Mache nicht den Fehler, dann deine Ration an nicht low days zu erhöhen. Deswegen ist dieses Protokoll, das du am Anfang gemacht hast, wichtig, in dem du deine Wochenration an Kalorien ermittelt hast, zu beachten.

Welches Sportprogramm ist gut? Das ist immer eine Frage, die viele Menschen mir stellen. Für mich ist joggen der beste Sport. Ich jogge zwischen 30 und 45 Minuten und mache dann jedes zweite Mal Gymnastik. Der Tag, an dem ich Gymnastikübungen mache, laufe ich weniger, maximal 30 Minuten und dann 15 Minuten Übungen im Freien. Es gibt Zeiten, in denen ich keine Lust habe, lange zu joggen und Übungen zu machen. Dann laufe ich 25-45 Minuten und es reicht mir und ich gehe nach Hause. Manchmal gehe ich 3 Mal hintereinander joggen und dann mehrere Tage nicht, manchmal wochenlang alle zwei Tage. Der Tag, an dem ich am meisten esse in der Woche ist der Sonntag.

Das bedeutet ein ausgiebiges warmes Sonntagsfrühstück mit meiner Familie, dann kommen oft am Nachmittag meine großen Kindern zu Besuch, das bedeutet dann Kuchen oder Salat und gemeinsam am Abend groß und warm essen. Das heißt, dass ich damit ein längeres Sportprogramm ca. 60 Minuten vor mir haben werde. Das heißt, dass ich flexibel bin, aber diszipliniert bleibe. Da Sonntag viel gegessen wird, ist mein erster low day Montag. Das tut wirklich so gut und ich freue mich richtig darauf.

Suche dann dein richtiges Sportprogramm, das dir Spaß macht. Sei dabei kreativ. Du kannst mit einem leichten Programm anfangen und dich dann steigern. Das ist zu empfehlen, um keine Lust zu verlieren.

Ich habe ein sehr effektives Sportprogramm von meiner Freundin für dich für zu Hause. Sie ist sehr sportlich, flexibel und innovativ. Sie probiert immer etwas Neues und dann entdeckte sie das Wunderprogramm. Bis dahin kannte ich es nicht. Ich hatte noch nie davon gehört. Sie sprach mit mir darüber und ich testete es. Es dauert nur ca. 20-25 Minuten mit Wunderwirkungen. 25 Minuten ist nicht viel und du kannst es einfacher in deinen Tagesablauf integrieren und mit einer Matte in deinem Zimmer machen. Die Kinder können dir 25 Minuten schenken und beschäftigen sich derweil mit etwas anderem. Da es nur 25 Minuten dauert und du es zu Hause machen kannst, hast du überhaupt keinen Zeitdruck.

Dieses Programm, von dem ich Dank meiner Freundin erfuhr, ist von Jillian Michaels und heißt 30 Day Shred, Level 1 bis 3, für Männer und Frauen. Dieses kannst du kostenlose auf Youtube anschauen. Für das erste und für Menschen, die Sport nicht mögen und sich nicht draußen bewegen wollen, ist 30 Day Shred das Richtige. Ich habe es getestet und ich mache es sehr gerne, wenn ich keine Zeit habe, joggen zu gehen oder wenn ich unterwegs bin. Einfach in einem Hotelzimmer, weit weg von zu Hause zum Beispiel und das wirkt sehr bei mir.

Zusammen mit deinen low days wirst du bald eine super Figur haben, ohne zu viele Anstrengungen zu ertragen.

Wie gesagt, sei kreativ und diszipliniert. Geduld ist sehr wichtig am Anfang. Das Sportprogramm kannst du immer erweitern. Im Internet findest du viele Möglichkeiten. Klar kannst du beide Vorschläge 1 und 2 anpassen, ergänzen, mischen usw. Es muss nicht Jillian Michaels sein. Es kann von X oder Y sein. Hauptsache, das Programm passt zu dir und zu deinen Zielen.

Du bleibst Meister deiner Wahl und deine Entscheidungen bringen dich weiter.

Auswertung nach 3, 6, und 12 Monaten

Nach dem du meinen Tipps gefolgt bist, ist es nach drei Monaten Zeit, eine erste Auswertung durchzuführen.

Nun nimmst du dir dein Ernährungs- und Gesundheitstagesbuch vor und vergleichst die Werte. Führe alle drei Monate eine Auswertung durch. Auf der nächsten Seite siehst du ein Beispiel, wie das aussehen könnte.

Du wirst sehen, wo es du erfolgreich warst und wo du dich noch mehr anstrengen solltest.

Bei Schwierigkeiten kannst du mich kontaktieren und in einem Coaching besprechen wir das Problem und finden Lösungen.

Auf jeden Fall hartnäckig sein, weiter dran bleiben, da der Körper manchmal lange braucht, bis er Veränderungen annimmt.

Auswertung nach 3, 6 und 12 Monaten

	0 Monate	3 Monate	6 Monate	12 Monate
Körpermaße				
Gewicht	80 kg	75 kg		
Bauchumfang	105 cm	95 cm		
...				
Meine sportlichen Aktivitäten	1x/Monat schwimmen	1x/Woche schwimmen		
Meine sexuellen Aktivitäten	Schwache Potenz	Bessere Erektion		
Meine körperliche Verfassung				
Ausdauer (1-10)	5	7		
Kraft (1-10)	6	7		
...				
Meine psychische Verfassung				
Konzentrationsfähigkeit (1-10)	4	6		
Stimmung (1-10)	3	6		
...				
Meine Beschwerden				
Migräne (1-10)	7	5		
Erkältungen (1-10)	8	3		
...				
Meine Haut (1-10)	3	5		
Meine Medikamente	2 Schmerztabletten/ Tag	2 Schmerztabletten/ Woche		

Das Leben des Autors

Anders sein, anders sehen, anders handeln, damit etwas Erfrischendes herein kommt.

Mein Name ist Dantse Dantse, ich bin gebürtiger Kameruner und Vater von fünf Kindern, die zum Teil schon studieren. Meine Hobbys sind schreiben, joggen, träumen, und Gott und alles, was er gemacht hat bewundern und lieben.

Als ältester Sohn einer afrikanischen „Truppe" von 8 Kindern meiner Mutter und als Drittältester Sohn und siebtes aller Kinder meines verstorbenen Vaters, der insgesamt 25 Kinder mit drei amtlich verheirateten Frauen hatte, war mein Leben immer ein spannender Film, seit ich ein Kind war. Alle Kinder und alle Frauen wohnten zusammen in einer Anlage, die Kinder in einem Haus und der Vater und seine Frauen in einem separaten Haus. Wir aßen alle zusammen, spielten zusammen. Eine Frau kochte für alle Kinder. Wir Kinder haben immer eine Ansprechpartnerin gehabt, denn jede einzelne Frau war unsere Mutter. Wenn die eigene Mutter verreist war, kümmerte sich die andere Mutter um dich. Diese Erfahrung muss man machen. Das ist etwas Besonderes, man lernt zu teilen, zu lieben, mit 24 gleichwertigen anderen. Automatisch ist die Definition von wichtigen Werten, wie Geben, Teilen, Gefühle, Liebe, Eifersucht, Geduld, Verständnis zeigen uvm. anders als bei Kindern einer sogenannten „normalen" Familie. Wenn du aus so einer Familien komme, trägst erfährst du so viele Sachen, die dich im Leben weiterbringen. Du lernst viel, weil du schnell lernen musst, um nicht runterzufallen.

Mein Leben ging auch im Erwachsenenalter spannend weiter, nicht nur, weil ich Vater von fünf Kindern von unterschiedlichen, schönen Frauen aus unterschiedlichen Kulturen bin, sondern auch, weil ich Grenzerlebnisse hatte, seien sie gut oder schlecht, die mich geformt haben. Ich habe viele Menschen verloren und viele dazu gewonnen. Ich habe so viele schöne Dingen erlebt, aber auch sehr schmerzhafte Erfahrungen gemacht. Ich habe in meinem Leben fast alles probiert, denn ich bin ein Mensch, der ständig das Neue sucht und vor Risiken keine Angst hat, der bereit ist, bis zum Ende zu gehen, um zu wissen, was aus etwas wird.

Frauen waren und sind immer meine Leidenschaft gewesen, auch heute noch, wenn auch nicht mehr in diesen Mengen. Ein kleiner Star war ich immer gewesen, mein Star. Ich brauchte nicht den Erfolg von Robbie Willams, um bei den Frauen anzukommen. Frauen haben somit mein Leben sehr geprägt. Wichtig dabei ist, dass ich mich nicht verloren habe, sondern im Gegenteil mich stetig weiterentwickelt habe. Viele kennen mich als jemanden, der unkonventionell denkt und lebt, der sehr positiv ist, der ein guter Vater ist, dem die Freiheit (die innere und die äußere) fundamental wichtig ist, der an das Gute im Menschen glaubt, trotz mancher unschöner Vorfälle, der hilfsbereit ist und gerne verzeiht, kurz, als eine Person, die glücklich ist, wie sie ist, aber dennoch weitermacht.

Beruflich passierte sehr viel, vom Studium bis heute. Ich habe unterschiedliche Dinge gemacht, und dabei habe ich nicht immer die Rahmenbedingungen beachtet, denn die bremsen meistens. Ich lebe und arbeite seit über 25 Jahren in Deutschland und arbeite heute als Erfolgs-Coach und Marketingberater. Ich berate Menschen und Firmen, wenn sie nicht mehr wissen, wie es weitergeht! Vor dem Coaching gab es, wie gesagt, noch vieles anderes: Studium, Geschäftsführer, Außenhandel, Firmengründer, Internet, PR, und, und, und…

Die Idee zu schreiben habe ich schon als Kind gehabt, aber erst die Erfahrungen aus meiner Tätigkeit als Berater und Coach brachten mich dazu, mein Hobby in die Tat umzusetzen. Da mein afrikanisch-inspiriertes Coaching gerade immer mehr Deutsche anspricht und ihnen hilft, habe ich mich auf Anraten einer Kundin entschlossen, meine Erfahrungen und Ratschläge in Büchern weiterzugeben.

Meine Begeisterung für alles, was mit Menschen zu tun hat ist fast selbstverständlich:

1. Seit 23 Jahren bin ich Vater und Erzieher von mehreren Kindern aus verschiedenen Kulturkreisen, dem afrikanischen und dem europäischen. Das macht für mich als Vater die Erziehung jedes Kindes anders und spannend, aber auch herausfordernd. Durch diese Kinder habe ich außerdem viele anderen Kinder und Eltern kennengelernt.

2. Durch meine Erziehung habe ich gelernt, dass Werte und Persönlichkeit sehr wichtig sind. Mein Vater, der beruflich sehr aktiv war als Politiker und hoher Beamter des Landes, fand immer Zeit am Wochenende, um uns Geschichten zu erzählen und Lieder beizubringen. Wir saßen dann stundenlang im Dunkel auf der Wiese vor unseren Häusern (dem Haus der Eltern und dem Haus der Kinder) und hörten ihm

zu, seine Geschichte hatte immer mit etwas zu tun, was uns beschäftigte oder was uns als Individuum stärken würde. Er konnte aus einem Zitat aus der Bibel eine herzliche Geschichte erzählen. Diese Geschichten sind Jahrzehnte später immer noch in meinem Kopf. In Afrika sagt man, erst ein starker Mensch als Individuum macht eine starke Gesellschaft. Anders herum ist es ungesund. Die Gesellschaft wäre zwar stark, aber die Menschen darin kaputt und krank. Deswegen sollte jedes Kind seinen eigenen Weg suchen und finden und sich nicht immer dem Diktat der Allgemeinheit beugen. Alleine dastehen bedeutet nicht, dass die anderen Recht haben und auf Seite der Wahrheit stehen, nur weil sie viele sind. Du kannst Recht haben und sie alle nicht. Man sollte keine Angst haben, den Weg zu nehmen, den kein anderer nimmt. Man kann es Sonderweg nennen. Dein Weg aber ist der richtige für dich.

Die Kinder, sagte mein Vater, müssen mit Werten und Liebe zur Selbständigkeit und Unabhängigkeit erzogen werden. Kinder müssen so erzogen werden, dass sie aus eigenen Kraft das Gute vom Schlechten trennen können, erkennen können, was ihnen gut tut, damit sie der Gesellschaft auch Gutes tun können. Die Kinder müssen so erzogen werden, dass sie glücklich sind und das Vertrauen haben, dass sie auch nach schwierigen Zeiten, die immer im Leben eines Menschen kommen, trotzdem weiter glücklich sein werden. Solche Lehre begleitete mich, und mit der Zeit war ich auch immer mehr davon überzeugt, dass das wichtig ist. Wir sehen in den westlichen Ländern, wie die Gesellschaft stark ist, aber viele Menschen schwach und krank sind.

In einer solchen Großfamilie musst du bestimmte Eigenschaften und Strategien entwickeln, um auf dich aufmerksam zu machen, ohne den anderen zu schaden. Vieles das dich sehr beschäftigt, passiert schon in sehr frühem Alter, unter anderem ist der Kampf um die Gerechtigkeit und Gleichheit zwischen allen Geschwistern gegenüber den Eltern sehr bedeutend. Da die Eltern nicht so viel Zeit für dich haben, wie in einer Familie mit nur zwei Kindern, musst du sehr aufmerksam sein und mancher deiner Probleme alleine lösen. Das bedeutet, dass du schon als Kind Philosoph, Psychologe und Therapeut bist.

Als ältester Sohn musste ich, nach der afrikanischen Kultur, schon sehr früh praktisch die Funktion eines Erziehers (hier Vater und Mutter) übernehmen. Dafür wurde ich auch speziell geschult. Das Beste dabei war, dass man die ältesten Kinder geschlechtsneutral ausbildete, damit sie gleichzeitig die Funktion von Papa und Mama übernehmen können. Das heißt, dass ich Papa und Mama bin, seitdem ich 10 war. Und heute freue ich mich sehr, diese Erfahrungen gemacht zu haben, und dass ich die Chance hatte, meine jüngeren Geschwister mit zu erziehen und viel daraus für mich zu lernen. All das hat mir sehr bei der Erziehung von meinen eigenen Kindern geholfen. Aus diesen Erfahrungen habe ich sehr viel gelernt und viel Wissen gesammelt, das man kaum aus Büchern lernen kann.

3. Als Coach und Berater habe ich viele Menschen, Frauen, Männer, Paare, Kinder aus unterschiedlichen Kontinenten, Kulturen, sozialen und beruflichen Kreisen betreut.

Ich schreibe, wie ich bin. Ich schreibe vielseitig, weil mein Leben auch vielseitig ist und keinen "normalen und üblichen und planmäßigen" Weg, wie die Menschen ihn gewohnt sind, genommen hat. Das wollte ich auch nie so haben. Ich war und bin die Art von Mensch, die man üblicherweise Lebenskünstler nennt. Unkonventionell, frei in meiner Person und in meiner Denkweise, unabhängig von Etabliertem, das ich aber voll respektiere. Meine Werte sind Liebe, Gerechtigkeit, Verzeihen können, Kulanz, Optimismus, Freigiebigkeit, Verantwortung tragen, Freiheit mit mir selbst und mit anderen und dazu noch guter Vater sein.

Fast alle meine Bücher beruhen auf wahren Begebenheiten. Ich schreibe Bücher über moderne Themen, die die Menschen und die Gesellschaft bewegen, Bücher über schwere Schicksale, Tabuthemen, Ethik und Moral, über Erziehung, über das Glück. Ich schreibe auch Ratgeberbücher und Kinderbücher mit interkulturellem Hintergrund, da meine Kinder in interkulturellen Verhältnissen leben. Ich bringe Erfahrungen aus zwei unterschiedlichen Kulturen mit, die ich vereinen musste, um meinen Kindern das Bestmögliche zu geben.

Dieses Wissen und diese Erfahrungen waren für Menschen, die meinen Rat gesucht haben, stets eine große Bereicherung.

Meine afrikanisch-inspirierten Tipps und Tricks helfen in allen Lebensbereichen von Kindererziehung über Partnerschaft, Sexualität, Gesundheit, Ernährung bis zum Glücklichsein. Auch noch so harte Nüsse können weichgekocht werden und das alles mit Liebe, Geduld, Konsequenz und Gerechtigkeit. Dafür ist es sehr wichtig sich selbst zu kennen, zu lieben und sich selbst zum Glücklichsein zu erziehen.

Mein Schreibstil ist authentisch und angenehm zu lesen. Die Wortwahl ist einfach, unkompliziert, verständlich, sowie deutlich. Meine Bücher sollen neugierig und nachdenklich machen und Spaß und Lust am Lesen wecken. Ich möchte meinen Stil unbedingt beibehalten, damit die Leser mich so kennen, so akzeptieren und durch ihn auch erkennen, dass ich kein gebürtiger Deutscher bin. Das ist mein Anreiz, auf Deutsch zu schreiben.

Lies meine Bücher, und du wirst verstehen, was ich über mich geschrieben habe.

Gerne können wir weiter streiten, diskutieren und ausdiskutieren und Frieden schließen. Gerne lese ich auch dein Lob.

Meine Autorenseite ist:
www.dantse-dantse.com
E-Mail: Leser@dantse-dantse.com

Meine Coachingseite ist:
www.mycoacher.jimdo.com
E-Mail: mycoacher@yahoo.de

Quelleangaben

Der größte Teil meiner Quellen sind meine Lehre aus Afrika, meine eigenen Erfahrungen und Studien.

Aber ich habe auch in vielen Büchern, Webseiten und Studien weltweit recherchiert, die viele meiner Kenntnisse und Erkenntnisse bestätigten und neuen Erkenntnisse beitrugen. Hier nenne ich die Quelle dazu:

Internetquellen

http://www.zentrum-der-gesundheit.de/

http://www.zentrum-der-gesundheit.de/alzheimer-naturheilverfahren-ia.html#ixzz3OvOJTmvW

http://www.zentrum-der-gesundheit.de/oelziehen.html

Sarao Carol. „Papaya for digestion"
http://www.zentrum-der-gesundheit.de/pdf/papaya_06.pdf

„Papaya Extract Thwarts Growth of Cancer Cells in Lab Tests"
http://www.zentrum-der-gesundheit.de/pdf/papaya_07.pdf

http://voceuniversale.myblog.it/archive/2013/07/27/la-pianta-che-combatte-il-cancro-e-di-cui-nessuno-parla-5535319.html

plantesmedicinals de coted´ivoire :
http://horizon.documentation.ird.fr/exl-doc/pleins_textes/pleins_textes_5/pt5/travaux_d/06894.pdf

http://www.afriquebio.com/pages/des-remedes-par-maladie/plantes-contre-cancer-et-leucemie.html

http://asso-arec.fr/le-manioc-une-plante-meconnue/

http://www.foretcommunale-cameroun.org/download/fichetechdjansang.pdf

http://www.plantes-et-sante.fr/article/encyclopedie-phytotherapie-le-sorgho.html

http://www.guide.mboa.info/gastronomie/les-aliments/fr/visiter/rubrique/2350,la-kola-la-noix-aux-effets-miracles/1476,top-visiter.html

https://de.lifestyle.yahoo.com/avocado-ist-sie-ein-lebensretter-083000953.html

Clinical efficacy of a specifically targeted antimicrobial peptide mouth rinse: targeted elimination of Streptococcus mutans and prevention of demineralization.
http://www.ncbi.nlm.nih.gov/pubmed/21860239

http://www.ms-life.de/ms-leben/alltag/ernaehrung/enzuendungshemmend/

http://www.aerzteblatt.de/nachrichten/27670/Fettarme-Milch-als-Fertilitaetsrisiko

Dr. Dietmar Kowertz http://www.fid-gesundheitswissen.de/loewenzahn-tut-ihrer-haut-gut/105010383/

Gräber R. „Entzündungen: Ursachen, Symptome, Therapien und Hausmittel"
http://www.naturheilt.com/Inhalt/Entzuendung.allg.htm

„Inflammation: The Real Cause of All Disease and How to Reduce and Prevent It"
http://bodyecology.com/articles/inflammation_cause_of_disease_how_to_prevent.php#.VOHQRSy9HzY

„Health Benefits of Coconut Oil" https://www.organicfacts.net/health-benefits/oils/health-benefits-of-coconut-oil.html

Mann, Denise. „Berries May Contain Potent Weapon vs. Parkinson's" http://www.webmd.com/parkinsons-disease/news/20120405/berries-may-contain-potent-weapon-vs-parkinsons?page=2

http://www.pflanzenfreunde.com/heilpflanzen/rosmarin.htm

„10 Top Foods that Cause Inflammation in Your Body" http://bodyecology.com/articles/top_ten_foods_that_prevent_inflammation.php#.VLgtayuG8y8

http://www.whfoods.com

http://faostat3.fao.org/home/E

„Anti-hypertensive substances in fermented soybean, natto" http://link.springer.com/article/10.1007%2FBF01088165

http://www.focus.de/gesundheit/ratgeber/herz/ernaehrung/scharfes-wirkt-wie-medizin-chili-schuetzt-das-herz-zweifach_aid_729720.html

http://www.dr-feil.com/lebensmittel/chili.html

https://www.ugb.de/serotonin/serotonin-schokolade-fischoel-kohlenhydrate/

Bfr.de

Galab.com

Öko-Test.de

Rapunzel.de

Bfr.de

Würzige Alzheimer-Therapie
http://www.wissenschaft.de/home/-
/journal_content/56/12054/1110828/

http://salicylatesensitivity.com/about/food-guide/

http://de.wikipedia.org/wiki/Juckbohne

http://www.lepoint.fr/sante/une-plante-africaine-contre-les-maladies-d-alzheimer-et-de-parkinson-10-08-2014-1852738_40.php

Geyer, H. Deutsche Sporthochschule Köln - Institut für Biochemie (Hrsg.): *Ginseng*.
http://www.dopinginfo.de/rubriken/07_info/Ginseng.pdf

http://therenegadepharmacist.com/wp-content/uploads/2015/05/coke1hr3.jpg

http://www.blisstree.com/2010/06/23/mental-health-well-being/what-happens-to-your-body-if-you-drink-a-coke-right-now/

Bücher

Biedinger, Nadja. *Die Welt der Tropenpflanzen*. DuMont, 2000.

Biesalski, H. K., Köhrle, J., Schümann, K. *Vitamine, Spurenelemente und Mineralstoffe. Prävention und Therapie mit Mikronährstoffen*. Georg Thieme Verlag, 2002.

Biesalski, H. K., Fürst, P., Kasper, H. et al. *Ernährungsmedizin. Nach dem Curriculum Ernährungsmedizin der Bundesärztekammer*. Georg Thieme Verlag, 2004.

Davis, William. *Wheat Belly*. Rodale Press, 2011.

Dingermann, T., Hiller, K., Schneider, G., Zündorf, I. *Schneider Arzneidrogen*. Elsevier Verlag, 2004.

Herold, Gerd. *Innere Medizin*. Gerd Herold Verlag, 2008.

Heseker, Helmut und Beate Heseker. Die Nährwerttabelle. 2. Aufl. Umschau Buchverlag, 2012.

Hiller, K. und M.F. Melzig. *Lexikon der Arzneipflanzen und Drogen*. Spektrum Akademischer Verlag, 2010.

Königs, Peter. *Das Kokos Buch*.

Leitzmann, C. et al. „Vitamin D" in dies. *Ernährung in Prävention und Therapie*. Hippokrates Verlag, 2009.

Madejsky, M. *Lexikon der Frauenkräuter*. AT Verlag, 2012.

Onwueme, I.C. *The Tropical Tuber Crops*. John Wiley and Sons, 1978.

Richter, W. O., Taschenbuch der Fettstoffwechselstörungen. Wiss. Verlagsges. 2004

Lenarz Th, Boenninghaus H-G: HNO. Hals-Nasen-Ohren-Heilkunde, 14. Auflage, Berlin Springer Verlag 2012

Rätsch, Christian. *Enzyklopädie der psychoaktiven Pflanzen. Botanik, Ethnopharmakologie und Anwendungen*. AT Verlag, 1998.

Servan-Schreiber, David. *Das Antikrebs-Buch. Was uns schützt: Vorbeugen und Nachsorgen mit natürlichen Mitteln*. Goldmann Verlag, 2012.

Simonsohn, Barbara. *Papaya – Heilen mit der Zauberfrucht. Ein ganzheitliches Gesundheitsbuch*. Windpferd Verlag, 2011.

Stekovics, E., J. Kospach, P. Angerer. *Atlas der erlesenen Chilis und Paprika*. Löwenzahn Verlag, 2014.

Tannis, Allison. *Feed Your Skin, Starve Your Wrinkles: Eat Your Way to Firmer, More Beautiful Skin.* Fair Winds Press, 2009.

Walker, Norman W. *Frische Frucht- und Gemüsesäfte: Gesund und lecker!* Natura Viva Verlag, 2001.

Watzl, Bernhard und Claus Leitzmann. *Bioaktive Substanzen in Lebensmitteln.* Hippokrates Verlag, 2005.

Wissenschaftliche Artikel

Ahmad N et al. „Antimicrobial Activity of Clove Oil and its Potential in the Treatment of Vaginal Candidiasis" *J Drug Target*,13(10): 555-61, 2005.

Akbalary, T.N. et al. „Dietary Pattern and Depressive Symptoms in Middle Age" *Br J Psychiatry*, 195(5): 408-13, 2009.

Bhui, K. et al. „Bromelain inhibits nuclear factor kappa-B translocation, driving human epidermoid carcinoma A431 and melanoma A375 cells through G(2)/M arrest to apoptosis" *Mol Carcinog*, 51(3): 231-43, 2012.

M. Bousquet, M., et al. „Beneficial Effects of Dietary Omega-3 Polyunsaturated Fatty Acid on Toxin-Induced Neuronal Degeneration in an Animal Model of Parkinson's Disease" *FASEB J*, 22(4): 1213-25, 2008.

Fink, W. und G. Haidinger. „Die Häufigkeit von Gesundheitsstörungen in 10 Jahren Allgemeinpraxis" *Z Allg Med*, 83(200): 102–108, 2007.

Gómez-Pinilla, F. „Brain foods: the effects of nutrients on brain function" *Nat Rev Neurosci*, 9(7): 568-78, 2008.

Graßmann, Johanna, Renate Spitzenberger, Susanne Hippeli, Renate Vollmann, Erich F. Elstner. „Etherische Öle aus der Latschenkiefer" *Naturwissenschaftliche Rundschau*, 58(3): 127–133, 2005.

Hahn, A. und A. Ströhl. „Omega-3-Fettsäuren" *Chemie in Unserer Zeit*, 38: 310-18, 2004.

Haidvogl, M., Schuster, R., Heger, M. „Akute Bronchitis im Kindesalter. Multizentrische-Studie zur Wirksamkeit und Verträglichkeit des Phytotherapeutikums Umckaloabo" *Zeitschrift für Phytotherapie*, 17: 300-313, 1996.

He, J. et al. „Effect of Soybean Protein on Blood Pressure: A Randomized, Controlled Trial" *Ann Intern Med*, 143(1): 1-9, 2005.

König, I. „Naturnahe Atemwegstherapie: Von der Umckloabo-Droge zur Therapie von Atemwegsinfektionen" *Therapiewoche*, 19: 1123-1126, 1995.

Lee, V. et al. „Vitamin D Rejuvenates Aging Eyes by Reducing Inflammation, Clearing Amyloid Beta and Improving Visual Function" *Neurobiol Aging*, 33(10): 2382-9, 2012.

Morales, E. *et al.* „Maternal Vitamin D Status in Pregnancy and Risk of Lower Respiratory Tract Infections, Wheezing, and Asthma in Offspring" *Epidemiology*, 23(1): 64-71, 2012.

Paul, G. *et al.* „ Vitamin D and Asthma" *Am J Respir Crit Care Med*, 135(2): 124-32, 2012.

Salvatore, M.F., et al. „*Helicobacter Pylori Infection Induces Parkinson's Disease Symptoms in Aged Mice* " Presentation at the 111th General Meeting for the American Society for Microbiology. May 22, 2011, New Orleans.

Stringham, J.M. et al. „The Influence of Dietary Lutein and Zeaxanthin on Visual Performance" *J Food Sci*, 75(1): R 24-9, 2010.

Vogiatzoglou, A., Smith, A.D., Nurk, E. et al. „*Dietary Sources of Vitamin B-12 and Their Association With Plasma Vitamin B-12 Concentrations in the General Population: The Hordaland Homocysteine Study*" *Am J Clin Nutr*, 89(4): 1078-87, 2009.

Weitere Bücher des Autors bei indayi edition
(Auszug)

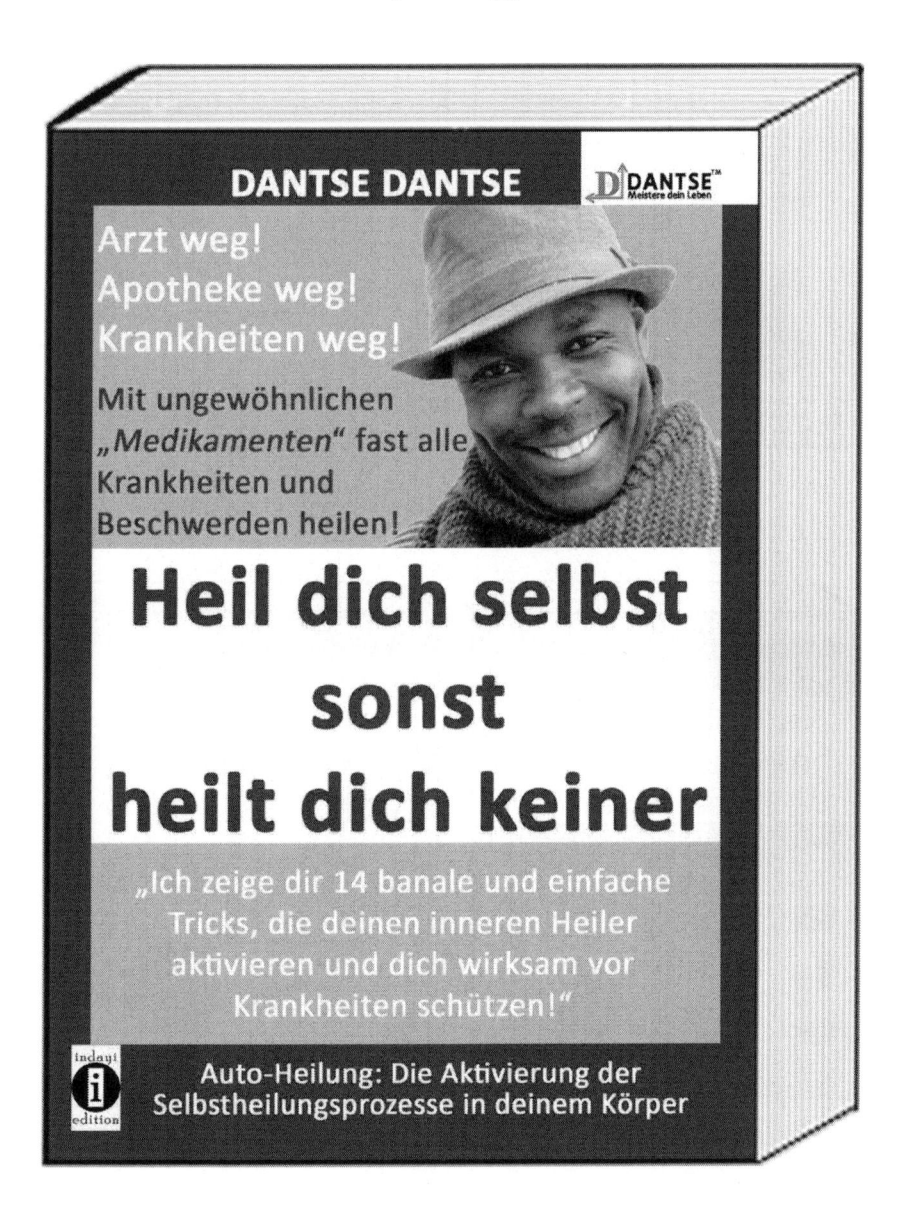

DANTSE DANTSE

Arzt weg!
Apotheke weg!
Krankheiten weg!

Mit ungewöhnlichen „*Medikamenten*" fast alle Krankheiten und Beschwerden heilen!

Heil dich selbst sonst heilt dich keiner

„Ich zeige dir 14 banale und einfache Tricks, die deinen inneren Heiler aktivieren und dich wirksam vor Krankheiten schützen!"

Auto-Heilung: Die Aktivierung der Selbstheilungsprozesse in deinem Körper

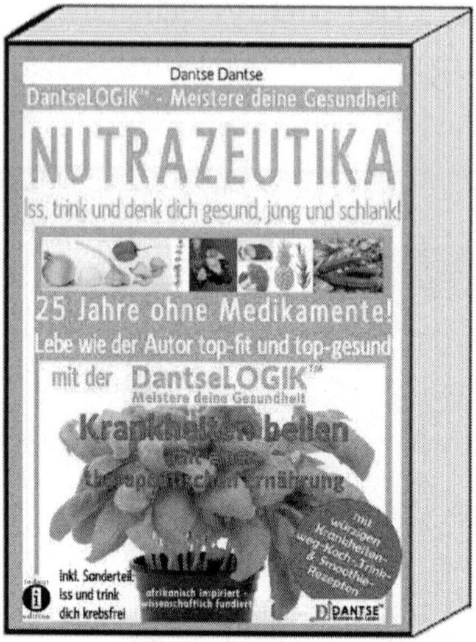
Dantse Dantse
DantseLOGIK™ - Meistere deine Gesundheit
NUTRAZEUTIKA
Iss, trink und denk dich gesund, jung und schlank!
25 Jahre ohne Medikamente!
Lebe wie der Autor top-fit und top-gesund
mit der DantseLOGIK™
Meistere deine Gesundheit
inkl. Sonderteil: iss und trink dich krebsfrei
afrikanisch inspiriert - wissenschaftlich fundiert
DANTSE

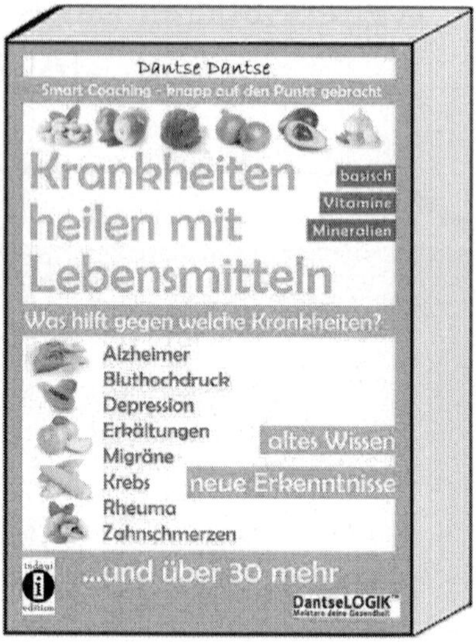
Dantse Dantse
Smart Coaching - knapp auf den Punkt gebracht
Krankheiten heilen mit Lebensmitteln
basisch
Vitamine
Mineralien
Was hilft gegen welche Krankheiten?
Alzheimer
Bluthochdruck
Depression
Erkältungen
Migräne
Krebs
Rheuma
Zahnschmerzen
altes Wissen
neue Erkenntnisse
...und über 30 mehr
DantseLOGIK™

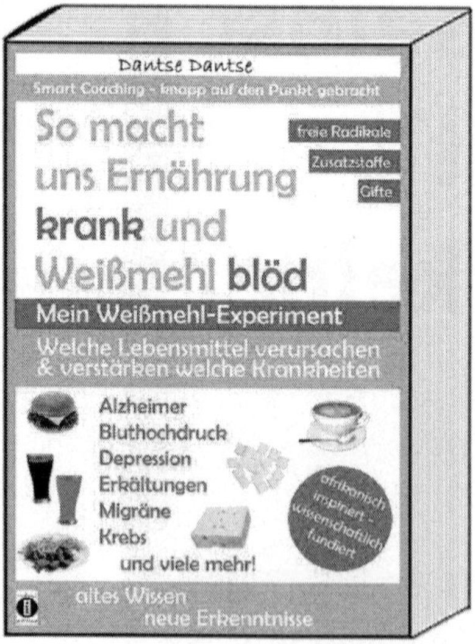
Dantse Dantse
Smart Coaching - knapp auf den Punkt gebracht
So macht uns Ernährung krank und Weißmehl blöd
freie Radikale
Zusatzstoffe
Gifte
Mein Weißmehl-Experiment
Welche Lebensmittel verursachen & verstärken welche Krankheiten
Alzheimer
Bluthochdruck
Depression
Erkältungen
Migräne
Krebs
und viele mehr!
afrikanisch inspiriert - wissenschaftlich fundiert
altes Wissen
neue Erkenntnisse

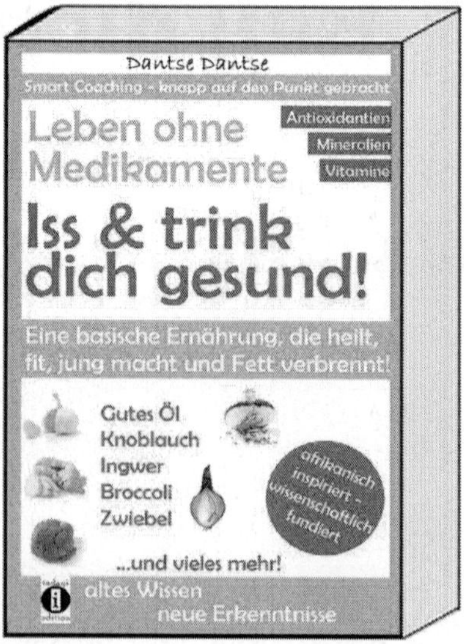
Dantse Dantse
Smart Coaching - knapp auf den Punkt gebracht
Leben ohne Medikamente
Antioxidantien
Mineralien
Vitamine
Iss & trink dich gesund!
Eine basische Ernährung, die heilt, fit, jung macht und Fett verbrennt!
Gutes Öl
Knoblauch
Ingwer
Broccoli
Zwiebel
...und vieles mehr!
afrikanisch inspiriert - wissenschaftlich fundiert
altes Wissen
neue Erkenntnisse

Buch 1

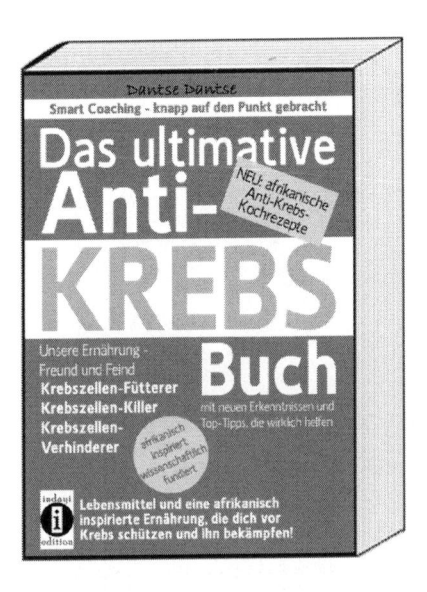

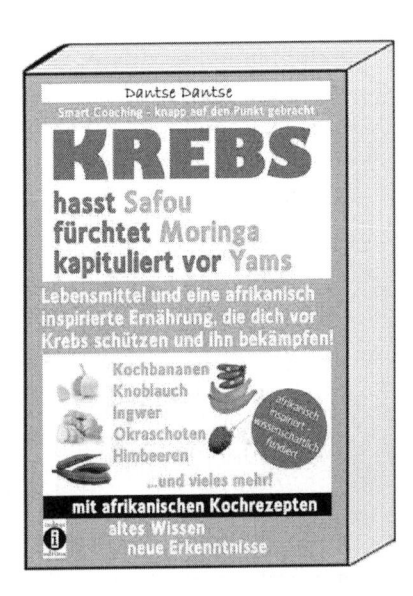

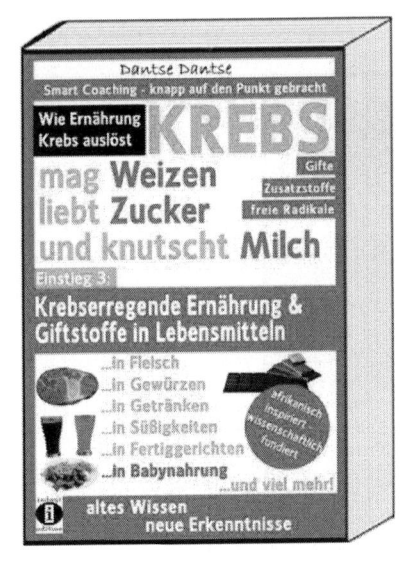

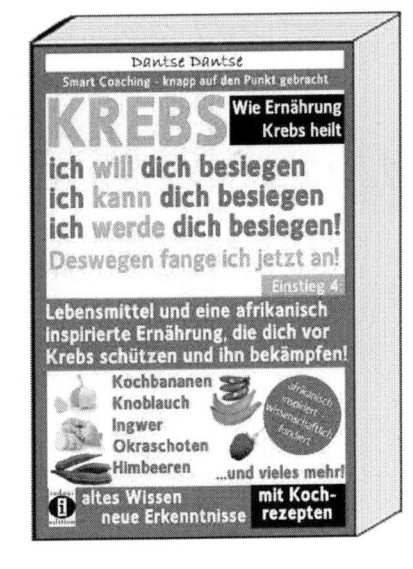

Dantse Dantse
Smart Coaching – knapp auf den Punkt gebracht

Das ultimative Anti-KREBS Buch

NEU: afrikanische Anti-Krebs-Kochrezepte

Unsere Ernährung –
Freund und Feind
Krebszellen-Fütterer
Krebszellen-Killer
Krebszellen-Verhinderer

mit neuen Erkenntnissen und Top-Tipps, die wirklich helfen

afrikanisch inspiriert – wissenschaftlich fundiert

indayi edition

Lebensmittel und eine afrikanisch inspirierte Ernährung, die dich vor Krebs schützen und ihn bekämpfen!

Buch 2

Dantse Dantse
Smart Coaching – knapp auf den Punkt gebracht

KREBS
hasst Safou
fürchtet Moringa
kapituliert vor Yams

Lebensmittel und eine afrikanisch inspirierte Ernährung, die dich vor Krebs schützen und ihn bekämpfen!

Kochbananen
Knoblauch
Ingwer
Okraschoten
Himbeeren
...und vieles mehr!

afrikanisch inspiriert – wissenschaftlich fundiert

mit afrikanischen Kochrezepten
altes Wissen
neue Erkenntnisse

Buch 3

Dantse Dantse
Smart Coaching – knapp auf den Punkt gebracht

KREBS
Wie Ernährung Krebs auslöst

mag **Weizen**
liebt **Zucker**
und knutscht **Milch**

Gifte
Zusatzstoffe
freie Radikale

Einstieg 3:
Krebserregende Ernährung & Giftstoffe in Lebensmitteln

...in Fleisch
...in Gewürzen
...in Getränken
...in Süßigkeiten
...in Fertiggerichten
...in Babynahrung
...und viel mehr!

afrikanisch inspiriert – wissenschaftlich fundiert

altes Wissen
neue Erkenntnisse

Buch 4

Dantse Dantse
Smart Coaching – knapp auf den Punkt gebracht

KREBS
Wie Ernährung Krebs heilt

ich **will** dich besiegen
ich **kann** dich besiegen
ich **werde** dich besiegen!
Deswegen fange ich jetzt an!

Einstieg 4:
Lebensmittel und eine afrikanisch inspirierte Ernährung, die dich vor Krebs schützen und ihn bekämpfen!

Kochbananen
Knoblauch
Ingwer
Okraschoten
Himbeeren
...und vieles mehr!

afrikanisch inspiriert – wissenschaftlich fundiert

altes Wissen
neue Erkenntnisse

mit Kochrezepten

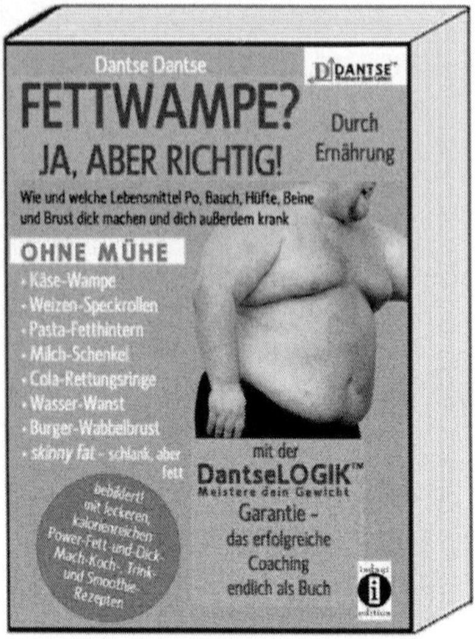
Dantse Dantse
DANTSE
FETTWAMPE?
JA, ABER RICHTIG!
Durch Ernährung
Wie und welche Lebensmittel Po, Bauch, Hüfte, Beine und Brust dick machen und dich außerdem krank
OHNE MÜHE
- Käse-Wampe
- Weizen-Speckrollen
- Pasta-Fetthintern
- Milch-Schenkel
- Cola-Rettungsringe
- Wasser-Wanst
- Burger-Wabbelbrust
- skinny fat - schlank, aber fett
bebildert! mit leckeren, kalorienreichen Power-Fett-und-Dick-Mach-Koch-, Trink- und Smoothie-Rezepten
mit der
DantseLOGIK™
Meistere dein Gewicht
Garantie -
das erfolgreiche Coaching endlich als Buch
indayi edition

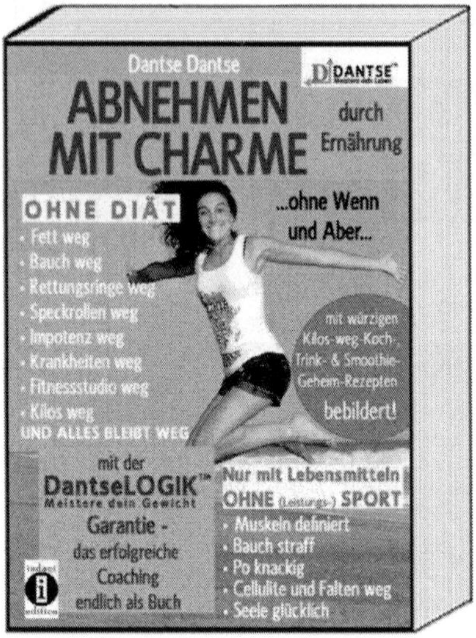
Dantse Dantse
DANTSE
ABNEHMEN MIT CHARME
durch Ernährung
OHNE DIÄT
- Fett weg
- Bauch weg
- Rettungsringe weg
- Speckrollen weg
- Impotenz weg
- Krankheiten weg
- Fitnessstudio weg
- Kilos weg
UND ALLES BLEIBT WEG
...ohne Wenn und Aber...
mit würzigen Kilos-weg-Koch-, Trink- & Smoothie-Geheim-Rezepten
bebildert!
mit der
DantseLOGIK™
Meistere dein Gewicht
Garantie -
das erfolgreiche Coaching endlich als Buch
Nur mit Lebensmitteln
OHNE (Leistungs-) SPORT
- Muskeln definiert
- Bauch straff
- Po knackig
- Cellulite und Falten weg
- Seele glücklich
indayi edition

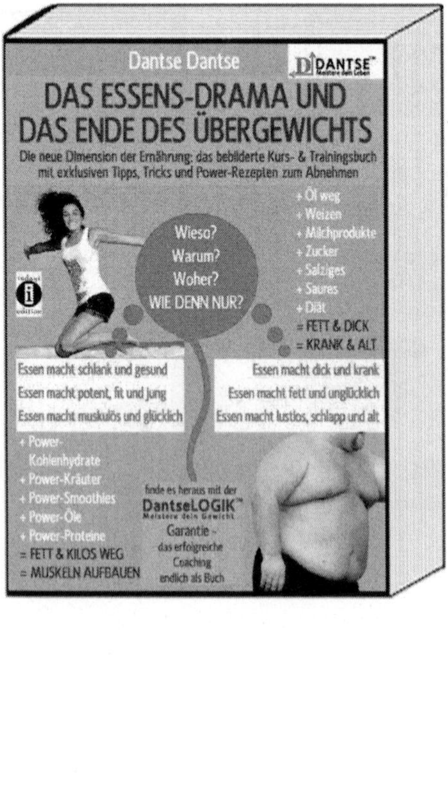
Dantse Dantse
DANTSE
DAS ESSENS-DRAMA UND DAS ENDE DES ÜBERGEWICHTS
Die neue Dimension der Ernährung: das bebilderte Kurs- & Trainingsbuch mit exklusiven Tipps, Tricks und Power-Rezepten zum Abnehmen
+ Öl weg
+ Weizen
+ Milchprodukte
+ Zucker
+ Salziges
+ Saures
+ Diät
= FETT & DICK
= KRANK & ALT
Wieso?
Warum?
Woher?
WIE DENN NUR?
indayi edition
Essen macht schlank und gesund
Essen macht potent, fit und jung
Essen macht muskulös und glücklich
Essen macht dick und krank
Essen macht fett und unglücklich
Essen macht lustlos, schlapp und alt
+ Power-Kohlenhydrate
+ Power-Kräuter
+ Power-Smoothies
+ Power-Öle
+ Power-Proteine
= FETT & KILOS WEG
= MUSKELN AUFBAUEN
finde es heraus mit der
DantseLOGIK™
Meistere dein Gewicht
Garantie -
das erfolgreiche Coaching endlich als Buch

Dantse Dantse

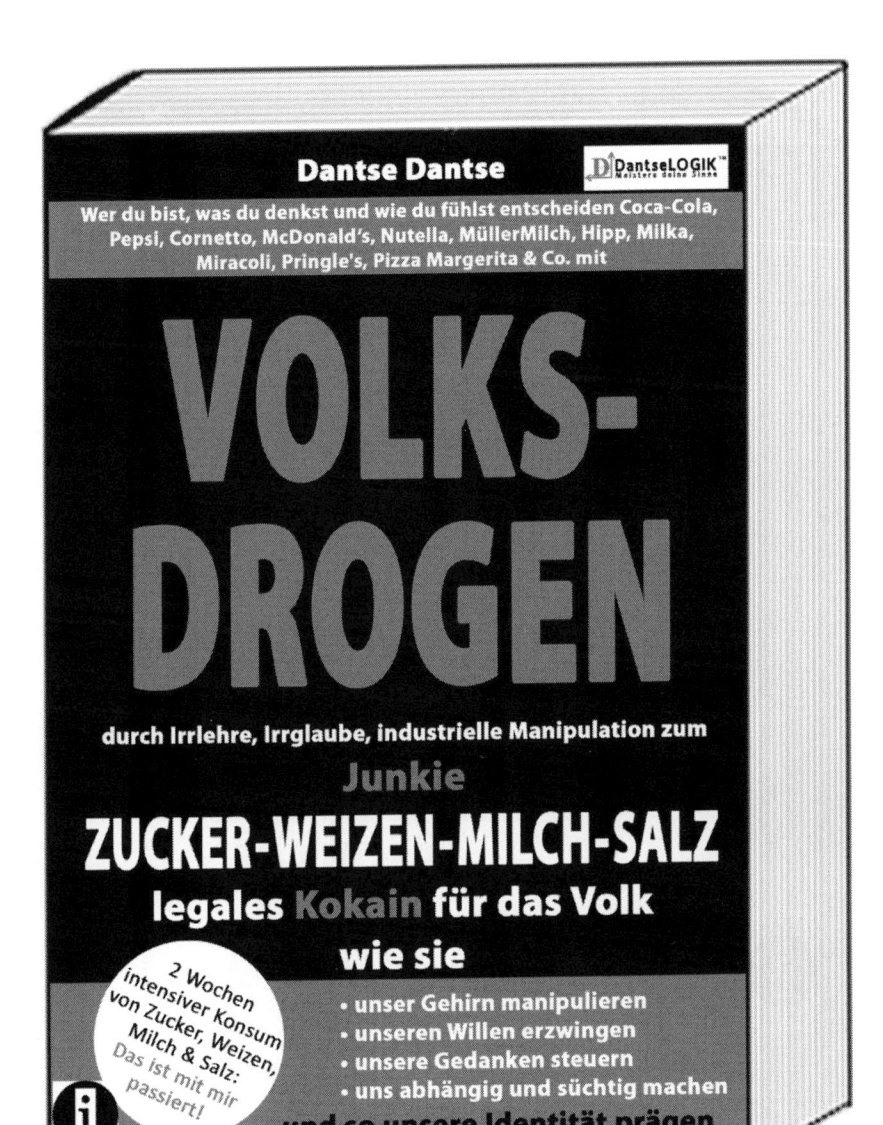

DantseLOGIK

Wer du bist, was du denkst und wie du fühlst entscheiden Coca-Cola, Pepsi, Cornetto, McDonald's, Nutella, MüllerMilch, Hipp, Milka, Miracoli, Pringle's, Pizza Margerita & Co. mit

VOLKS-DROGEN

durch Irrlehre, Irrglaube, industrielle Manipulation zum
Junkie
ZUCKER-WEIZEN-MILCH-SALZ
legales Kokain für das Volk
wie sie

2 Wochen intensiver Konsum von Zucker, Weizen, Milch & Salz: Das ist mit mir passiert!

- unser Gehirn manipulieren
- unseren Willen erzwingen
- unsere Gedanken steuern
- uns abhängig und süchtig machen

und so unsere Identität prägen

Dantse Dantse

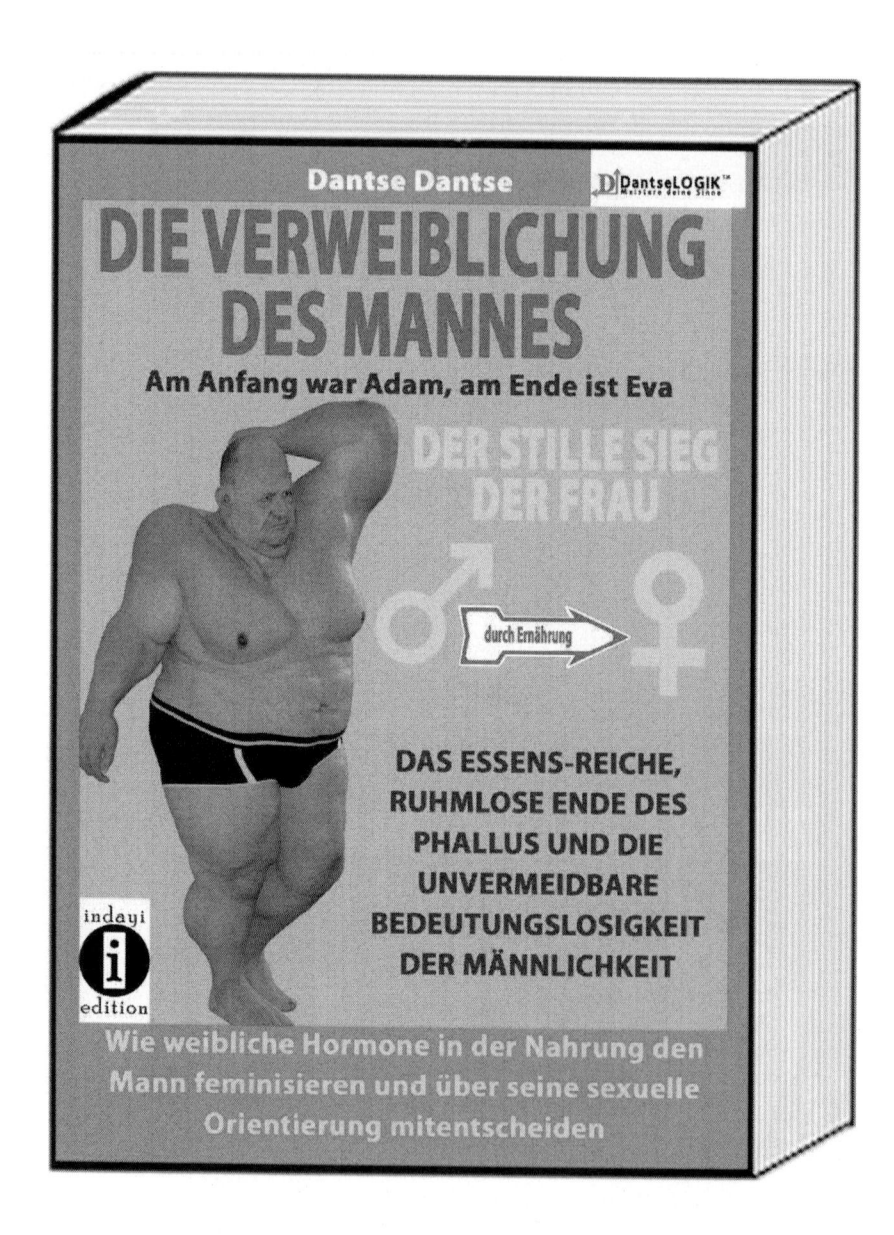

DantseLOGIK

DIE VERWEIBLICHUNG DES MANNES
Am Anfang war Adam, am Ende ist Eva

DER STILLE SIEG DER FRAU

♂ durch Ernährung → ♀

DAS ESSENS-REICHE, RUHMLOSE ENDE DES PHALLUS UND DIE UNVERMEIDBARE BEDEUTUNGSLOSIGKEIT DER MÄNNLICHKEIT

Wie weibliche Hormone in der Nahrung den Mann feminisieren und über seine sexuelle Orientierung mitentscheiden

indayi edition

Dantse Dantse — EGO-ELTERN

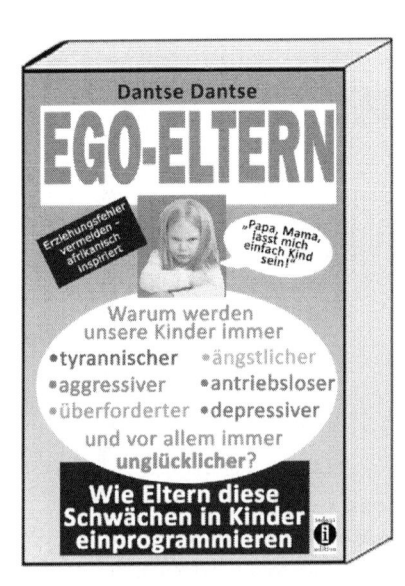

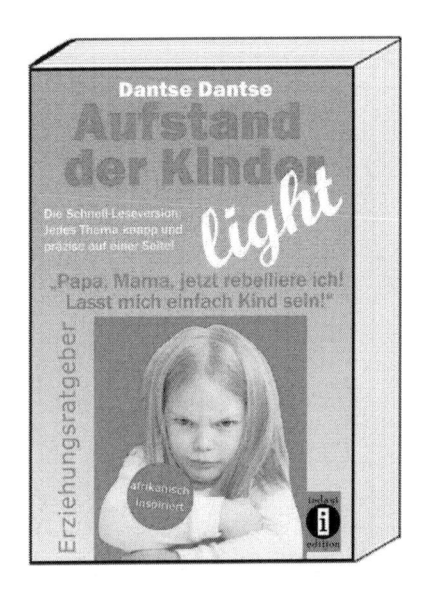

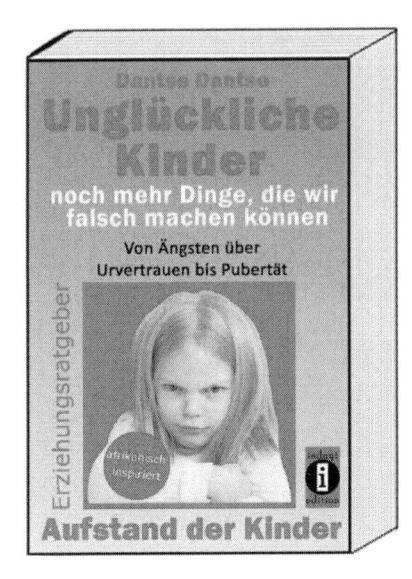

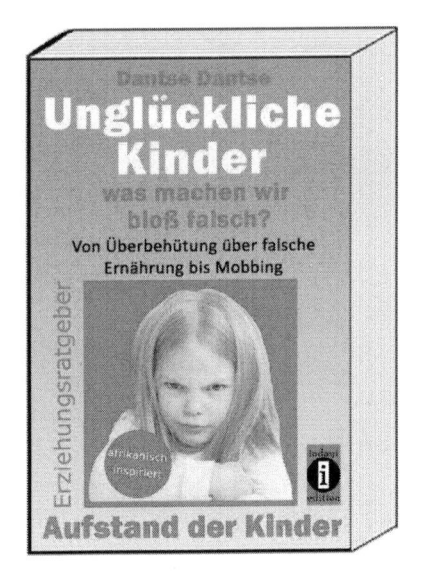

Erziehungsfehler vermeiden – afrikanisch inspiriert

"Papa, Mama, lasst mich einfach Kind sein!"

Warum werden unsere Kinder immer
- tyrannischer
- ängstlicher
- aggressiver
- antriebsloser
- überforderter
- depressiver

und vor allem immer unglücklicher?

Wie Eltern diese Schwächen in Kinder einprogrammieren

Dantse Dantse — Aufstand der Kinder *light*

Die Schnell-Leseversion. Jedes Thema knapp und präzise auf einer Seite!

„Papa, Mama, jetzt rebelliere ich! Lasst mich einfach Kind sein!"

Erziehungsratgeber — afrikanisch inspiriert

Dantse Dantse — Unglückliche Kinder

noch mehr Dinge, die wir falsch machen können

Von Ängsten über Urvertrauen bis Pubertät

Erziehungsratgeber — afrikanisch inspiriert

Aufstand der Kinder

Dantse Dantse — Unglückliche Kinder

was machen wir bloß falsch?

Von Überbehütung über falsche Ernährung bis Mobbing

Erziehungsratgeber — afrikanisch inspiriert

Aufstand der Kinder

Die 4 Glückssäulen der Primitiven:

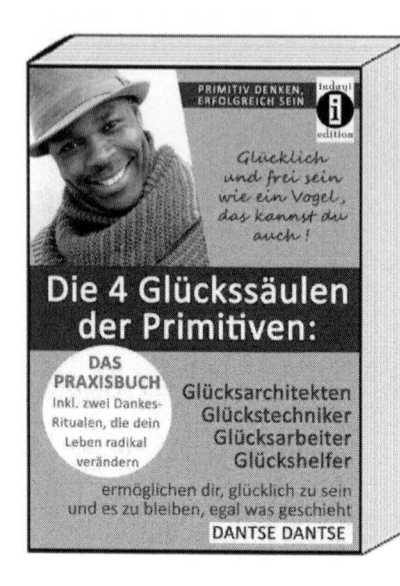

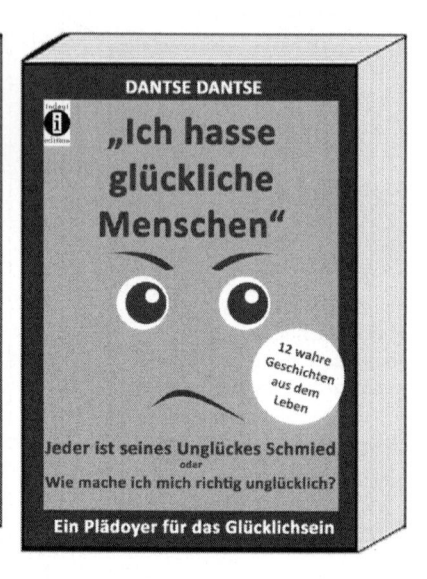

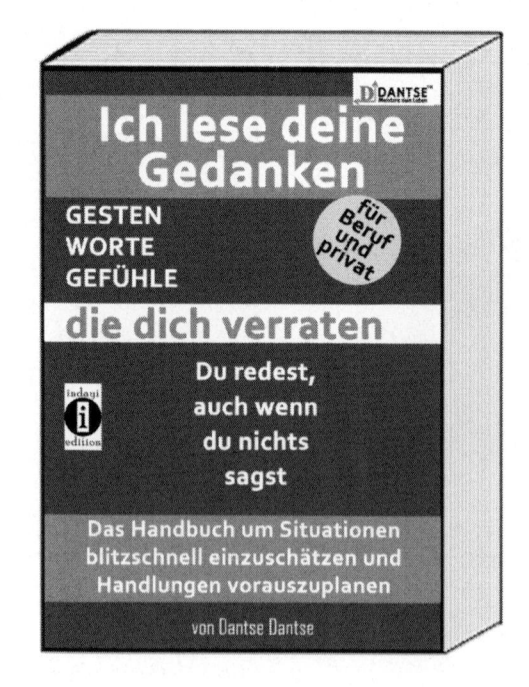

PRIMITIV DENKEN, ERFOLGREICH SEIN

Glücklich und frei sein wie ein Vogel, das kannst du auch!

DAS PRAXISBUCH
Inkl. zwei Dankes-Ritualen, die dein Leben radikal verändern

Glücksarchitekten
Glückstechniker
Glücksarbeiter
Glückshelfer

ermöglichen dir, glücklich zu sein und es zu bleiben, egal was geschieht

DANTSE DANTSE

DANTSE DANTSE

„Ich hasse glückliche Menschen"

12 wahre Geschichten aus dem Leben

Jeder ist seines Unglückes Schmied
oder
Wie mache ich mich richtig unglücklich?

Ein Plädoyer für das Glücklichsein

Ich lese deine Gedanken

GESTEN WORTE GEFÜHLE

für Beruf und privat

die dich verraten

Du redest, auch wenn du nichts sagst

Das Handbuch um Situationen blitzschnell einzuschätzen und Handlungen vorauszuplanen

von Dantse Dantse

Weitere Bücher von indayi edition
(Auszug)

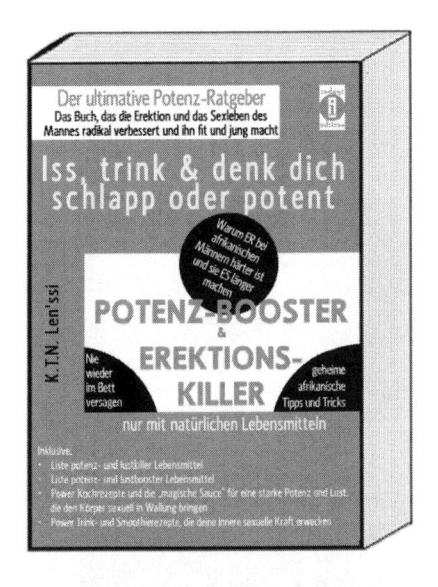

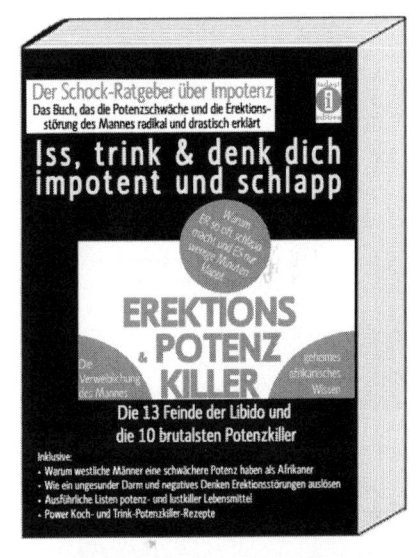

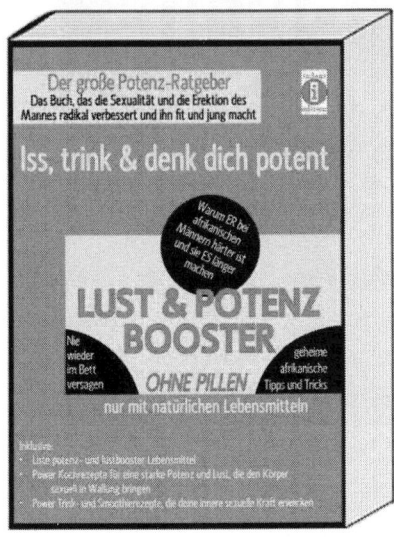

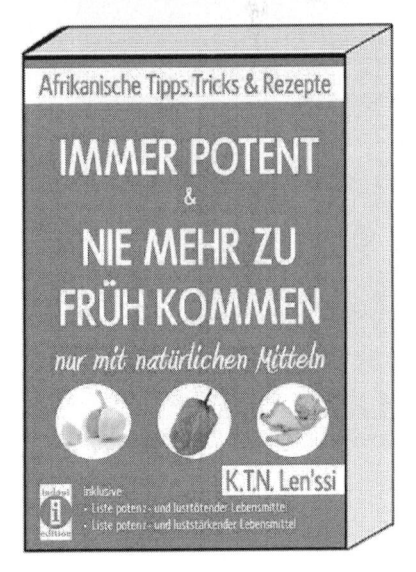

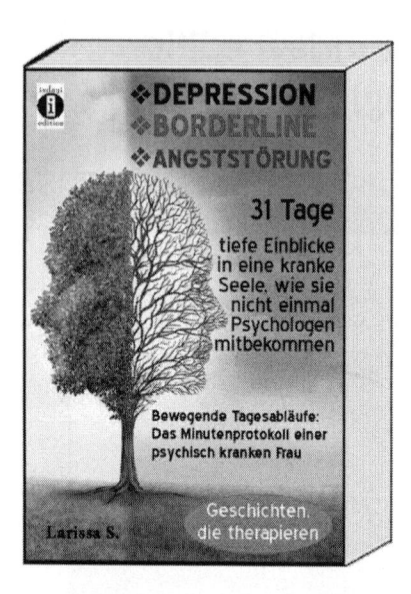

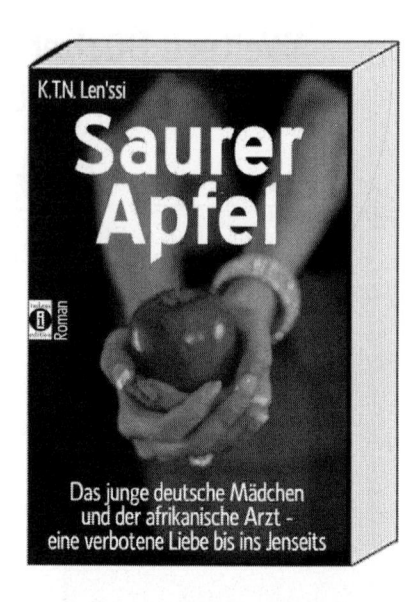

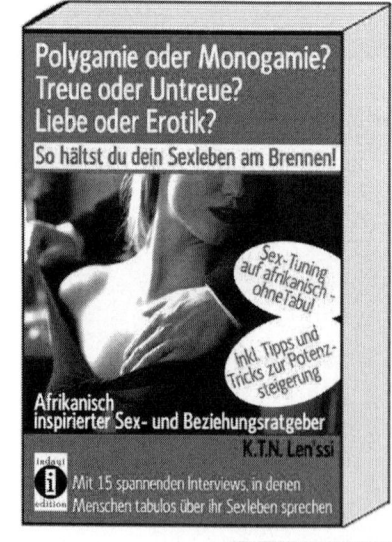

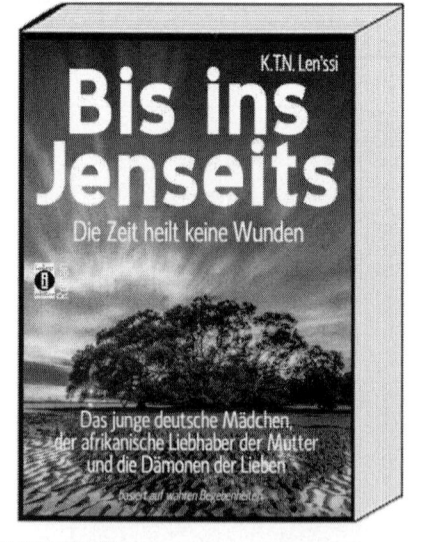

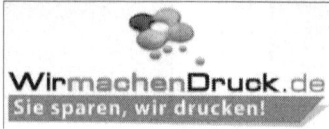